中华传统医学养生丛书

中老年膳食营养

养生全说

代敏◎编著

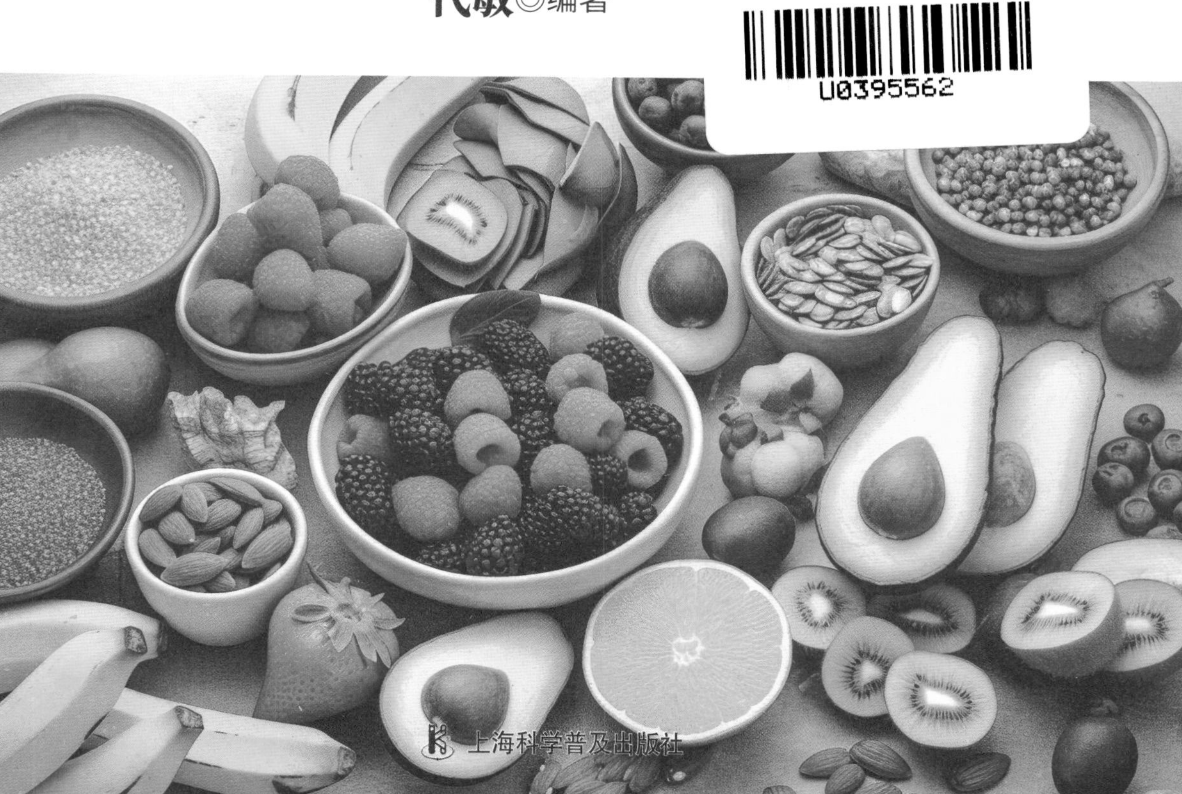

上海科学普及出版社

养生全说系列

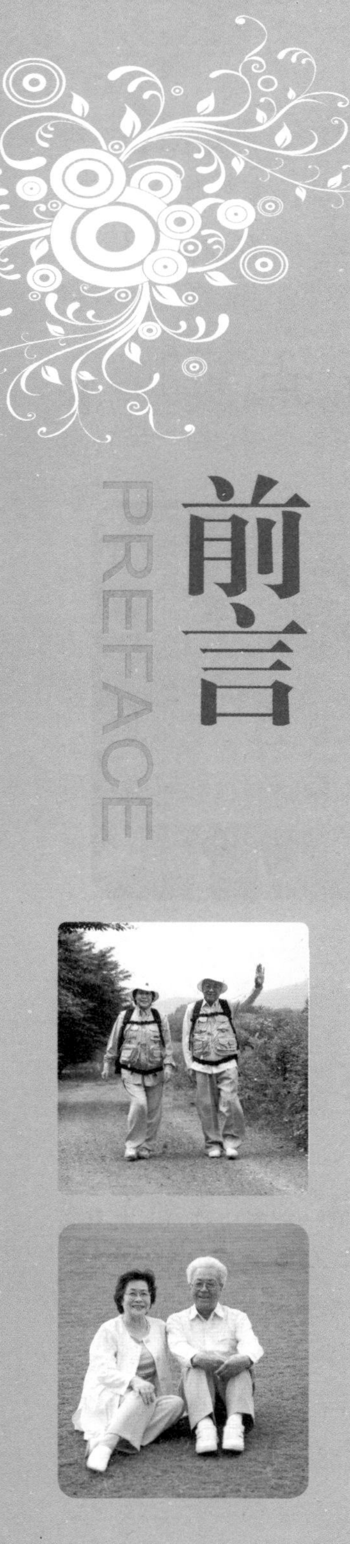

前言

PREFACE

民以食为天，善处得天年。合理的饮食，对养生健身、延缓衰老、延年益寿是至关重要的。饮食是供给机体营养的物质源泉，是维护人体生长发育、维持生理功能、保证生命生存不可缺少的物质条件，也是维持思维能力、创新智慧和境界追求的物质条件。

人类在吃什么、怎么吃、吃多少的问题上进行着长期的探索研究，在实践中积累了丰富的知识和宝贵的经验，总结了众多科学的养生之道，把饮食变成了一门保养生命、延续生命、繁衍生命的大科学，形成了各具特色的饮食养生理论，在保障人类健康方面发挥了巨大作用。作为一门新兴的学科，中老年膳食营养学近几年有了较大的发展。

但现阶段的情况是：中老年人的营养问题并没有得到人们，包括中老年人自身足够的重视。我国大部分中老年人都或多或少地存在营养问题，最主要的影响因素就是中老年人的生理特点，以及相当一部分中老年人在饮食营养方面存在误区，致使很多中老年人营养状况不佳。

本书从各种营养素对中老年人的重要作用，中老年人的平衡膳食与营养保健，中老年人的饮食宜忌、不同疾病的饮食调养等方面为中老年人提供合理且科学的膳食建议。希望本书的内容对我国日益增多的中老年朋友保持健康和延年益寿有所补益。

编者

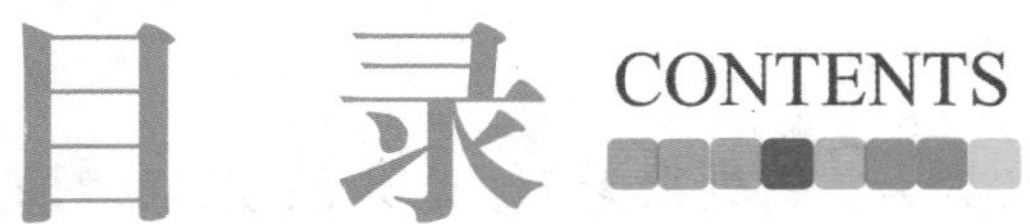

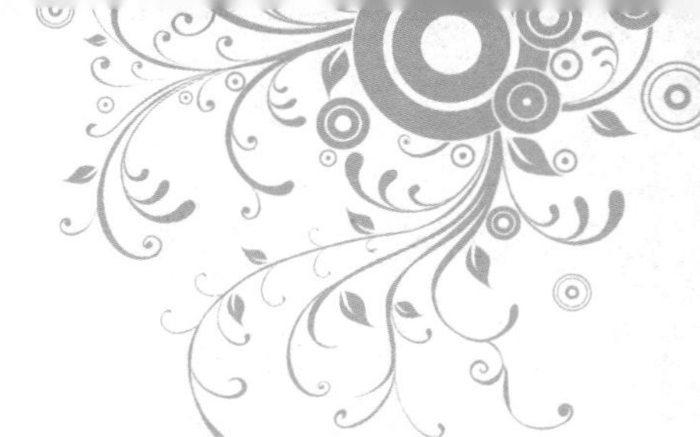

目录 CONTENTS

Part 1 中老年人的生理特点

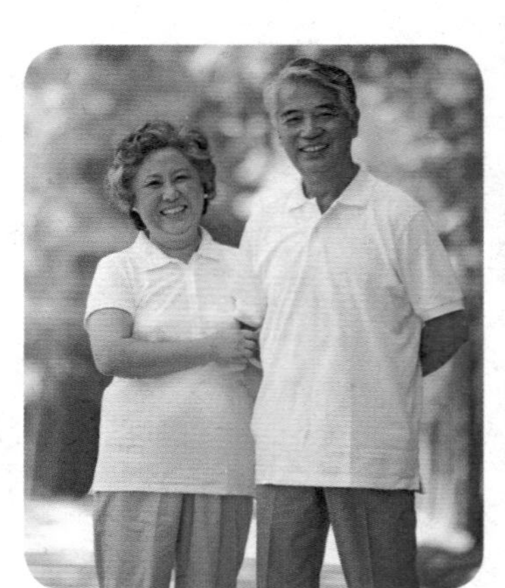

Part 2 中老年人的营养需求

Part 3

中老年人的膳食原则

Part 4

中老年人的饮食宜忌

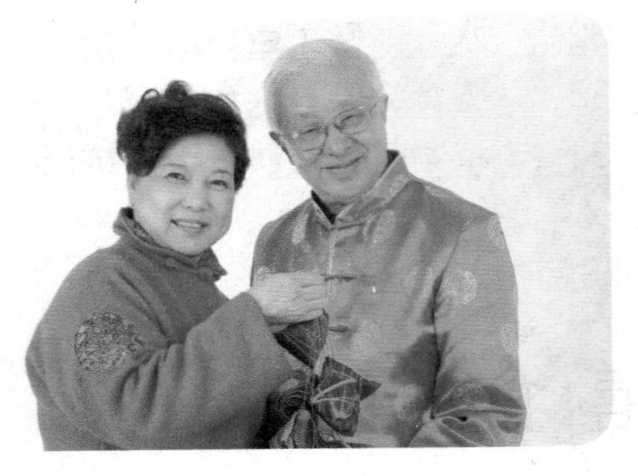

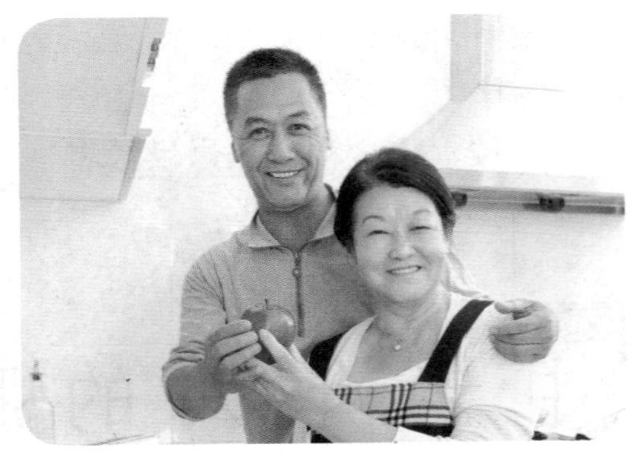

Part 5

中老年人的长寿饮食

Part 6

中老年常见病的中医食疗

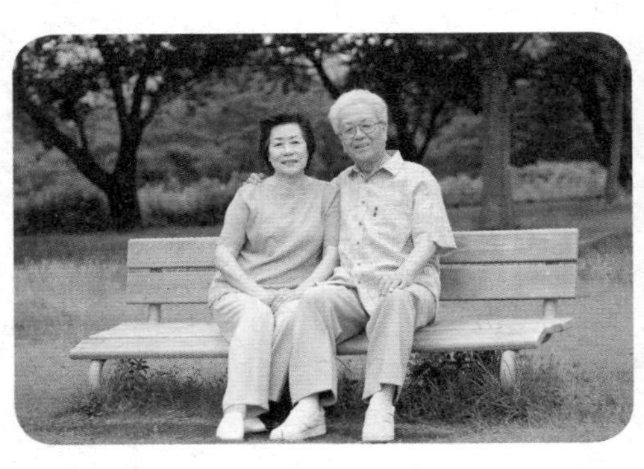

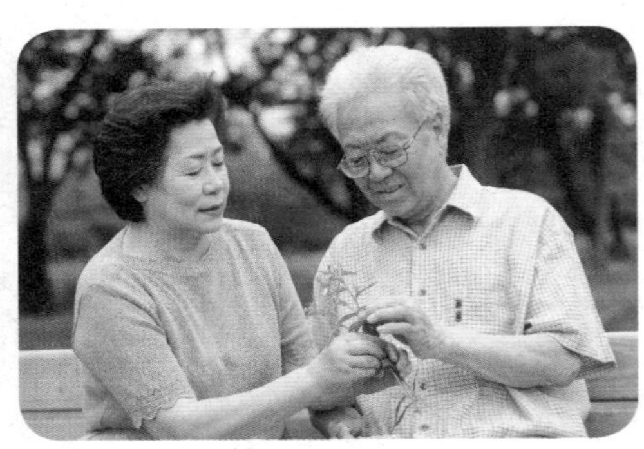

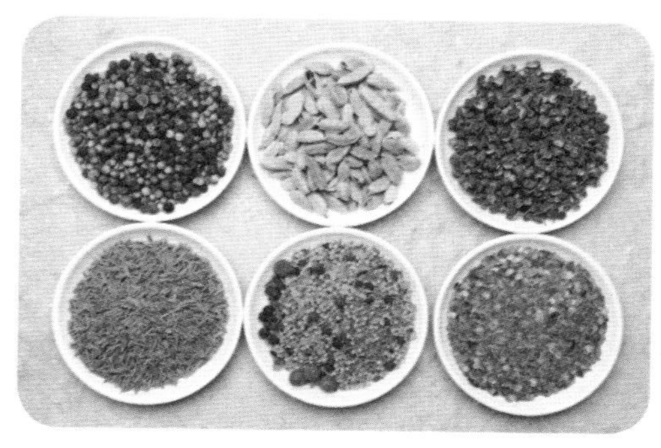

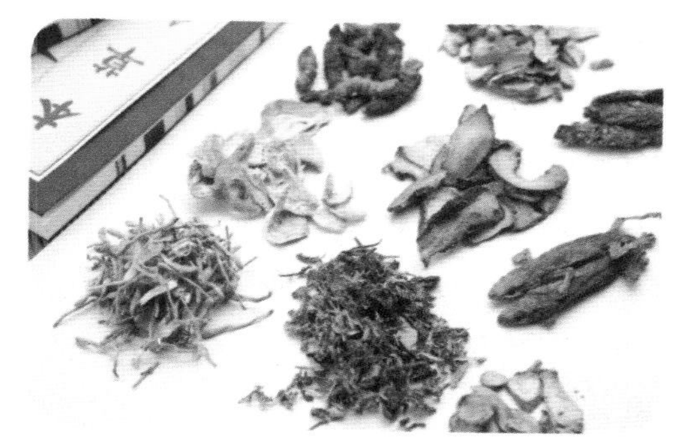

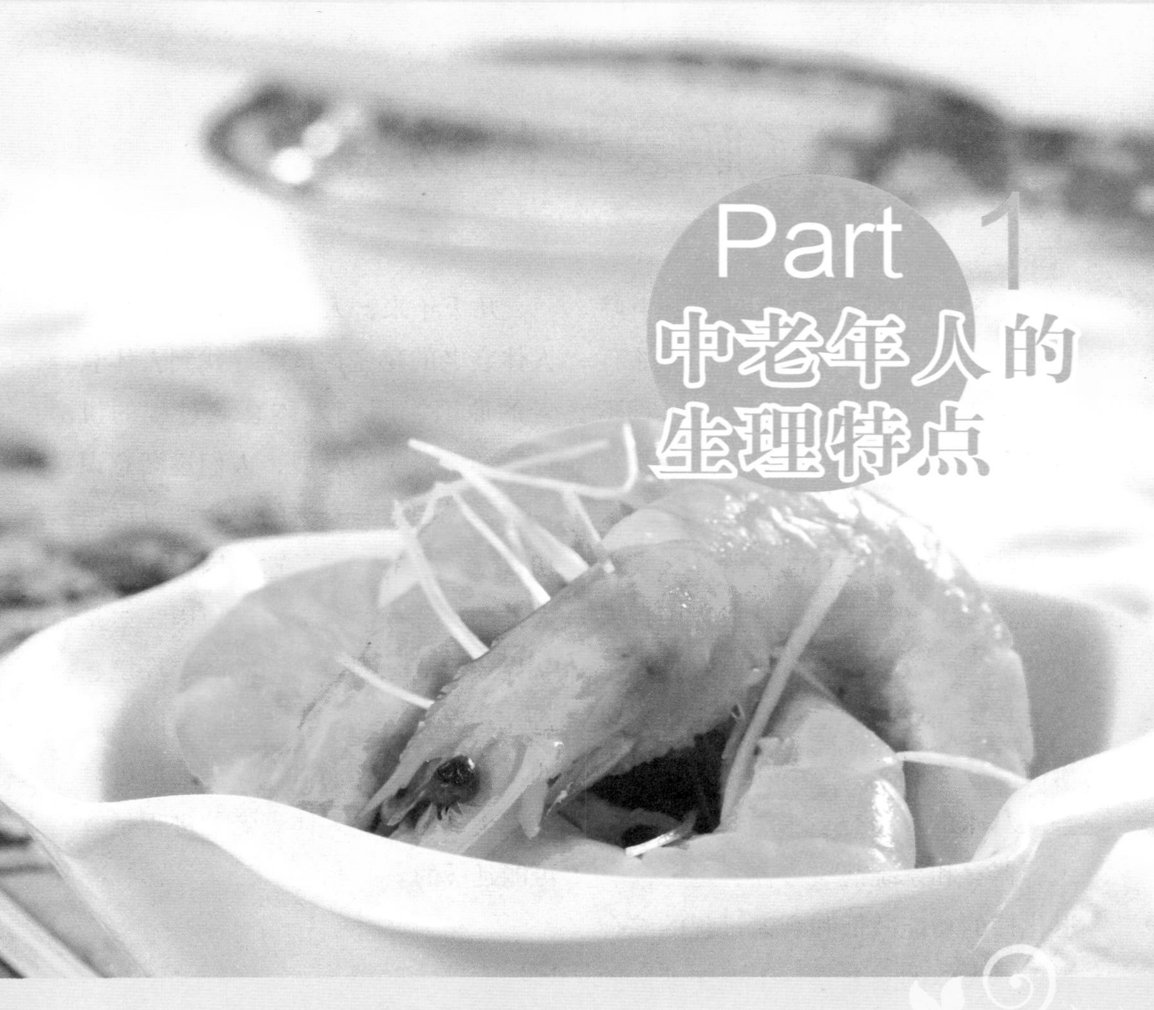

Part 1 中老年人的生理特点

古人把年事高称为“老”，《太平御览》谓“六十曰老”，即把60岁称为老年期的界限。世界卫生组织将45岁以下称为青年人，45～59岁称为中年人，60～74岁称为年轻老年人，75～89岁称为中年老年人，90岁以上称为长寿老人。我国是目前世界上中老年人最多的国家。根据我国国情，从护理学角度，我国把老年年龄划分为四个年龄段：青年老年期（60～69岁）、中年老年期（70～79岁）、老年期（80～89岁）、长寿老年期（90岁以上）。

了解衰老的秘密

伴随着呱呱坠地时的第一声啼哭，人的生命旅程开始了。这一旅程是一个不可逆转的过程，每个人都不可避免地慢慢走向衰老，靠近旅途的终点。

自人类出现之日起，为什么人会衰老直至死亡这个问题就成为困扰人们的难题。人们一直希望能对抗和延缓衰老，而要达到这一目的，首先要搞清楚衰老是怎么发生的。

人体的衰老是指全身细胞、组织、器官和系统的缓慢性、进行性、退化性的功能减低和衰退过程的综合表现。人体的衰老是一个循序渐进的过程，很难确切地说是从哪一天开始发生的。衰老影响着身体的每一个细胞、每个组织和每一个器官。在进入老年前期以后，人体可逐渐出现灰发、白发、脱发、秃顶，全身皮肤松弛、弹性下降，出现皱褶、老年斑，牙齿松动、脱落，身高下降，体重减少，动作缓慢，反应迟钝，性格情绪改变，性欲降低等。

几千年来，人们一直在不断探索人体衰老的秘密，试图寻找到人体衰老的原因，明确人体衰老过程的机制。随着科学的发展，人们逐渐意识到有多种因素与衰老的发生和发展密切相关。总的来说，这些因素包括两大方面：一是人体自身的原因，二是外界环境的原因。来自疾病、环境、营养状况、精神等先天和后天因素。如果可以有效预防和减少上述促进衰老发生的因素，人体衰老的进程是有可能延缓的。

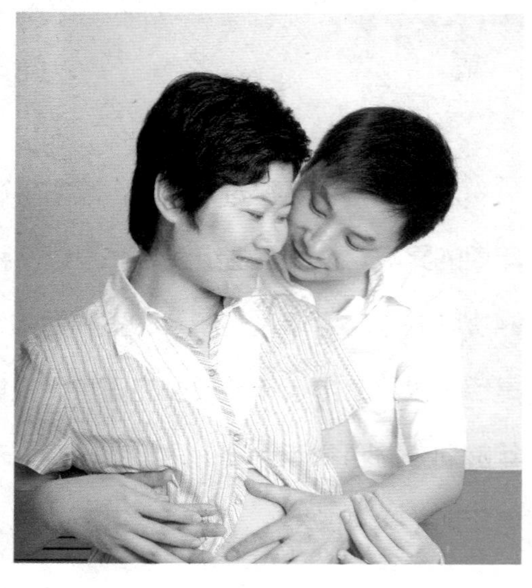

健康饮食、适当运动和精神愉快是公认的预防和延缓衰老的三大原则。由于营养素存在于食物中，食物是人体物质的来源，因此提高中老年人的生活质量应该从改善中老年人的营养状况着手，注重饮食与营养是维持生命、延年益寿的重要因素。

中老年人身体各系统的特点

中老年人在身体形态和功能方面均发生了一系列变化。中老年人生理上的主要特点是代谢功能渐渐失调，基础代谢大约降低20%，合成和分解代谢失去平衡，从而导致细胞功能下降。整体来讲，衰老的机体有共同的生理特点，如衰老过程中存在组织更新修复能力明显低下，器官生理功能逐渐减退，机体代谢变得缓慢，免疫功能下降，应急能力日渐减弱等现象。

消化系统功能减退影响营养吸收

如果你能活65岁或更长，你的一生中将要吃7万多顿饭，也就是说，你那神奇的身体将会处理掉50多吨食物。你的消化系统经过这样日复一日、年复一年地运转，慢慢地，就感觉承受不住了。所以当人觉得自己老了的时候，最明显的感觉就是越来越没有胃口了，常常感到消化能力下降。

中老年人的牙齿随年龄增长而磨损和逐渐脱落，咀嚼功能大为减弱；口腔黏膜随年龄增长而角化增加，唾液腺萎缩、唾液（包括黏液和浆液）分泌减少，吞咽困难；舌和咬肌萎缩，出现运动功能障碍，咀嚼无力。舌乳头上的味蕾数目减少，使味觉和嗅觉降低，以致影响食欲。每个舌乳头含味蕾平均数，儿童为248个；75岁以上老人减少至30～40个，其中大部分人还会出现味觉、嗅觉异常，影响

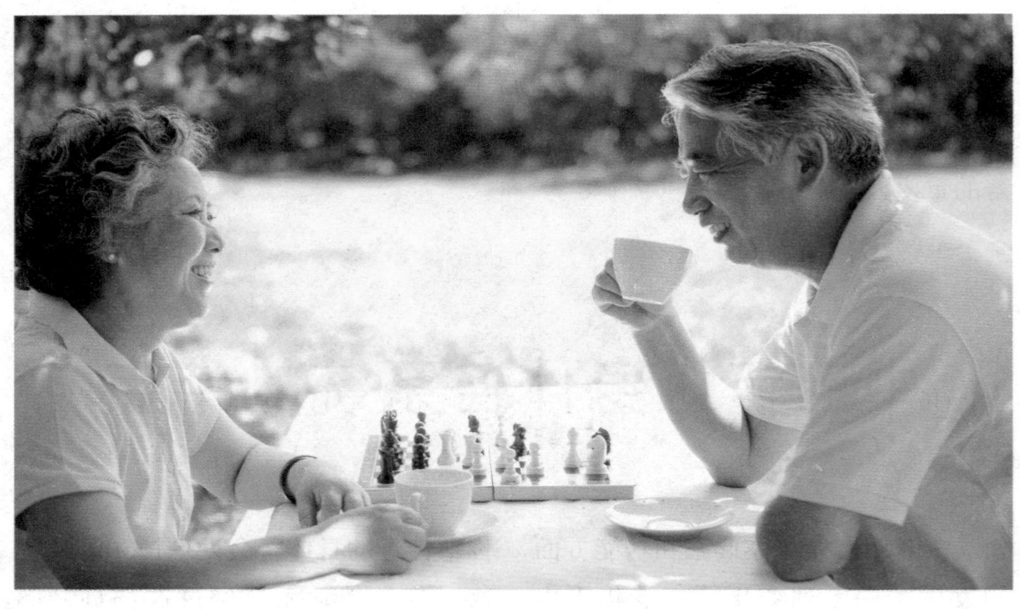

食欲。

随年龄增长食管上段的横纹肌和下段的平滑肌层变薄，收缩力减弱，食管蠕动幅度变小，甚至停止，每次吞咽动作的持续时间和食物通过食管的时间延长。胃、肠平滑肌层随年龄增长而变薄或萎缩，收缩力降低，使得胃肠蠕动减弱，排空延迟，故中老年人不仅消化能力下降，而且常伴有便秘。

人到50岁以后，胃肠黏膜都有些萎缩，有10%～30%的中老年人患有萎缩性胃炎，胃酸分泌量减少。肝、胆、胰腺等体积缩小，重量减轻，所分泌的各种消化酶量都减少，如60～70岁老年人的脂肪酶是青年人的1/3，胰蛋白酶的活力下降66%以上，胰脂肪酶减少20%～30%，严重影响

专家提示

正常人肠道内有一些对机体有益的细菌，它们能分解食物中的成分，生产一些维生素，如维生素K。中老年人肠道内不利的细菌往往过度增生，抑制有益细菌的生长，从而影响营养素的合成。

淀粉、蛋白质和脂肪等的消化和吸收。食物消化不完全，吸收程度自然差，脂肪消化吸收减少，与脂肪相关的脂溶性维生素如维生素A、维生素D、胡萝卜素等也相应减少。另外，与维生素D相关的钙吸收减少。由于胃酸量减少，使铁的吸收量下降。

呼吸系统效率下降影响营养代谢

呼吸即人体与外环境间进行气体交换的过程，也是人维持生命的重要基础。人活一口气，没有气，生命也就终止了。呼吸系统的主要作用是吸进氧气和呼出二氧化碳，以此来完成营养物质的合成和分解。机体有氧才能进行蛋白质、脂肪和糖类（碳水化合物）的分解代谢，产生热量，维持生命。而这些营养物质分解时产生的二氧化碳若不能及时排出体外，则溶解在血液中形成碳酸，使血液酸度增加，导致机体酸中毒，使所有的反应都不能正常进行。

中老年人从鼻腔到肺泡的整个呼吸系统都有明显变化。中老年人鼻软骨弹性丧失，鼻塌、下垂，鼻腔黏膜萎缩变薄，鼻道变宽；咽喉黏膜和咽淋巴环退行性萎缩，咽腔扩大，喉软骨钙化，黏膜变薄；呼吸道黏膜上皮及腺体退行性改变，纤毛活动减弱，弹性减退，通气量下降，同时细支气管功能普遍损伤，动脉血氧饱和度随年龄增长而下降。咽喉淋巴系统退行性改变，呼吸道免疫功能下降，极易发生感染，引起肺炎等疾病，进一步加重呼吸系统的负担。

中老年人肺泡壁变薄，泡腔扩大，弹性降低，肺组织重量减轻，呼吸肌萎缩，肺弹性回缩力降低，导

中老年人健康状况

30%的中老年人身心基本健康，70%的中老年人患有不同程度的躯体和心理疾病，42%的中老年人同时患有两种以上的疾病。10%的中老年人患有抑郁症。有25%的中老年人因慢性病而导致残疾，生活需要照顾；5%的中老年人的日常生活完全需要人帮助和照料。

致肺活量降低，残气量增多，咳嗽反射及纤毛运动功能退化，中老年人咳嗽和反射功能减弱，使滞留在肺的分泌物和异物增多，易感染。人到40岁以后的肺活量开始逐渐减少，到80岁时只为年轻人的50%左右；呼吸频率增高，20～29岁男性每分钟呼吸14.4±0.9次，而70～79岁增至19.1±0.6次；常见呼吸节律不齐，甚至短暂的呼吸暂停；呼吸效率的减弱使中老年人容易缺氧，同时体内的二氧化碳排出不畅，导致堆积。

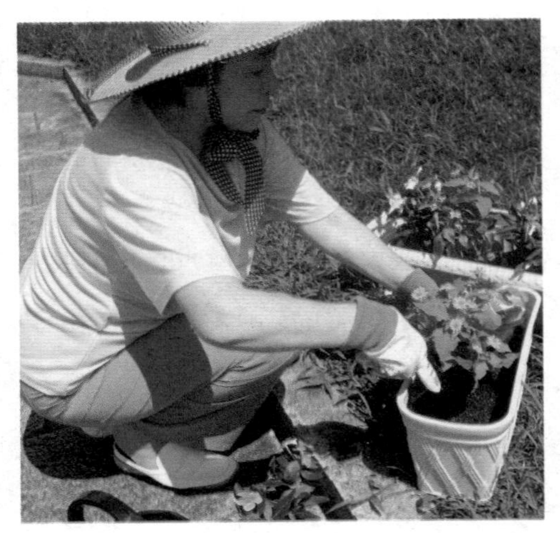

血液及循环系统功能下降影响营养运转

骨髓是成年人的主要造血组织。成年后骨髓减少，45岁以后更显著，造血组织逐渐被脂肪和结缔组织代替，60岁以后，骨髓造血细胞可减至青年人的一半，造血能力降低，易出现贫血。

中老年人血液中纤维蛋白原和凝血因子含量增多，血沉增快，血黏度增高，血小板聚集和黏附活性增高，因此中老年人的血液处于高凝状态，易发生血栓。

随着年龄增长，中老年人血管壁的硬化逐渐明显，血管弹性减退，血管壁脂质沉积，脆性增加，易发生高血压和出血性疾病。

中老年人心脏肌肉体积缩小，心肌收缩力减弱、推动力下降，血流速度受影响，组织器官缺血，细胞得不到营养物质，同时代谢终产物也不能被运走。老化的心脏通过增加心脏体积来尽量保持供血。心肌收缩力以每年1%的速度下降，心率缓慢，反应慢，体力活动后增加的速度慢，恢复的速度也慢。

上述改变会使机体各组织器官供血不足，从而影响所有营养素的吸收和利用。

泌尿系统功能下降影响代谢废物的排出

人体在新陈代谢过程中，总是要产生各种代谢产物，这些产物分别以一定形式、通过一定途径排出体外。泌尿系统就是途径之一。

肾是最重要的排泄器官，可以随机体的不同状况改变尿的质和量来调节水、电解质的平衡和酸碱平衡，从而维持内环境的相对稳定。而人的肾脏功能随年龄增长而减退。中老年人的肾脏体积变小，80岁时的肾功能仅相当于40岁时的一半，而且肾单位数量减少，肾血管硬化，肾小球滤过率下降，尿液浓缩和稀释、排泄代谢废物和调节酸碱平衡的功能均降低，所以中老年人易发生水和电解质平衡失调、血中尿素氨升高、肾功能不全。中老年人的膀胱肌萎缩，肌层变薄，纤维组织增生，尿道纤维化而变硬，常发生尿频和尿失禁。

中老年人肾脏组织衰变，活性维生素D的生成减少，影响肠道钙吸收，也影响机体钙、磷等的代谢，甚至导致一些癌症的发生。

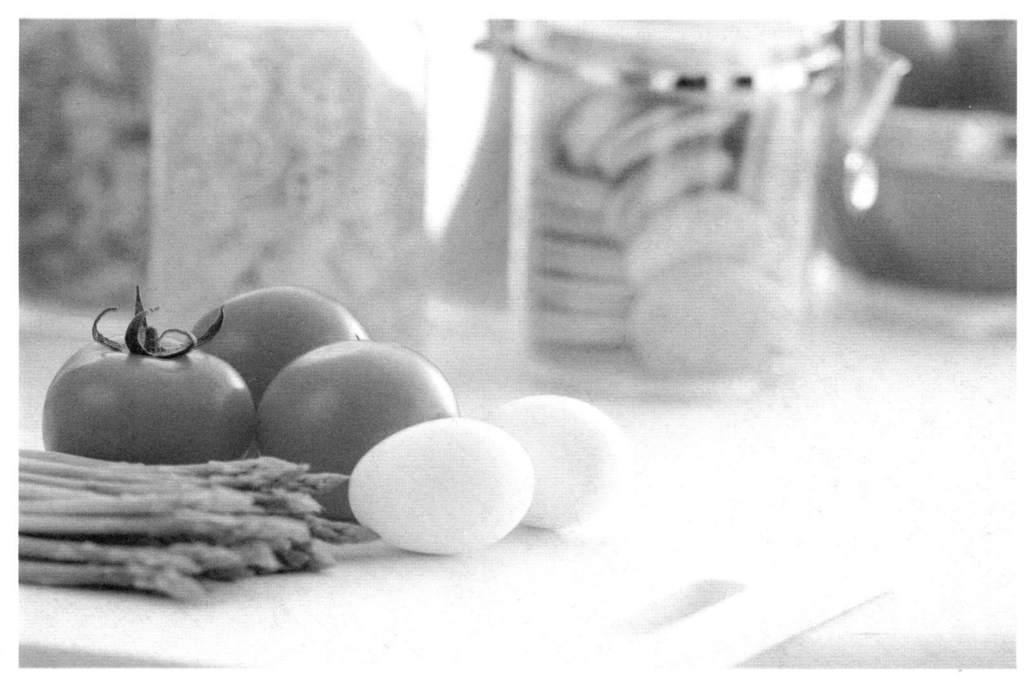

内分泌系统功能下降降低营养利用率

人体为了适应内外环境的变化，必须要有灵敏而有效的“调节机构”，这就是神经系统和它的得力助手——内分泌系统。中老年人内分泌系统普遍出现衰退性变化，各种内分泌腺体萎缩，分泌的激素减少。

如性激素的分泌，男性40岁时达到高峰，以后逐渐减低，到了老年，性功能下降，并出现前列腺肥大；妇女到了50岁左右，卵巢功能减退，逐渐停止排卵和终止月经，卵巢随老化而缩小、变轻。特别是老年妇女因雌激素减少而影响骨质成分，尿钙排出增加，骨质逐渐变得疏松。

中老年人甲状腺功能下降，甲状腺激素分泌减少，因此基础代谢降低，并出现心跳缓慢、皮肤干燥、怕冷、倦怠、便秘等症状；同时，血胆固醇升高，动脉硬化加重。如果饮食量不变，体重就容易增加甚至发生肥胖，并容易出现怕冷、皮肤干燥、心跳缓慢、疲倦等。

中老年人肾上腺重量减轻，肾上腺皮质储备能力弱，因而对外伤、感染等反应能力较差。随年龄增长，胰岛功能减退，胰岛素分泌减少，血糖容易偏高，因而糖尿病的发病率增高。高血压和某些肿瘤的发生也与中老年人内分泌变化有关。

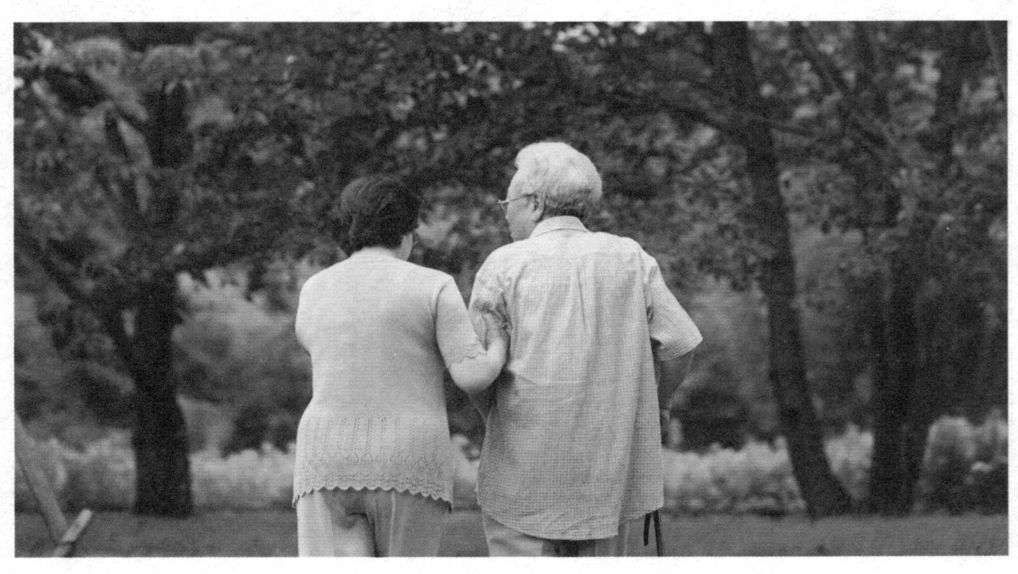

从以上情况看出，中老年人脑下垂体功能的减弱，不仅影响着基础代谢，也常影响整个代谢。由于基础代谢降低，中老年人膳食热量摄取量要减少，这样才能维持比较恒定的体重而不致肥胖。当机体过负载时，就难以动员体内脂肪，以支持热量代谢，从而使得需要更多的葡萄糖和糖原并生，以致引起蛋白质分解代谢的加强。蛋白质的分解代谢常大于合成代谢，蛋白质消耗增多，因而必须供给丰富的优质蛋白质，以延缓中老年人体力的衰退。

免疫系统功能下降使微量营养素需求增加

中老年人的免疫系统和其他系统一样，随年龄的增长而发生生理性衰退，免疫器官萎缩和免疫功能下降，是人体衰老的重要表现。

胸腺最早发生老化且最明显。胸腺在12岁以后逐渐萎缩，在20岁时胸腺急剧减重，老年期胸腺显著萎缩，其重量仅为儿童的1/10，故中老年人血中胸腺素浓度极度下降，使T细胞分化、成熟和功能表达均相应极度降低。由于胸腺素水平低和白细胞介素2产生减少，故T淋巴细胞在抗原刺激下，转化为致敏淋巴细胞的能力明显减弱，对外来抗原的反应减弱。B淋巴细胞对抗原刺激的应答随年龄增长而下降；抗原和抗体间的亲和力下降；需要T细胞协助的体液免疫应答也随年龄增长而下降。中老年人自身免疫功能大大降低，免疫细胞的识别能力随年龄增长而减弱，除攻击外来病原体外，还会攻击自身组织，引起机体衰老或死亡。

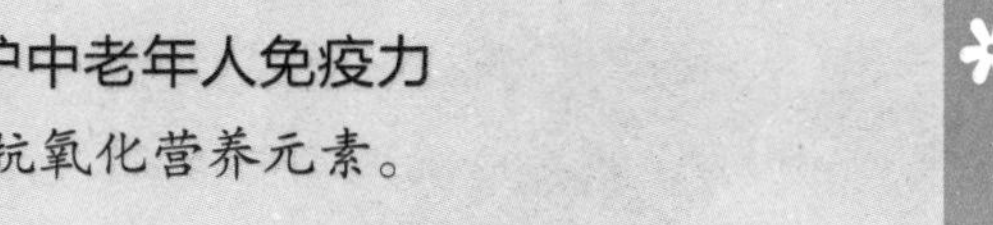

五招保护中老年人免疫力

- 多吃抗氧化食物，补充抗氧化营养元素。
- 保证膳食均衡。
- 保持积极乐观的心理状态。
- 养成良好的生活习惯，起居有常，劳逸结合。
- 保持适当运动。

营养素是维持人体免疫功能的物质基础。已证明营养素可以提高中老年人的免疫反应，例如维生素B_6、锌和低剂量维生素E，但高剂量维生素E可损伤免疫功能。一些研究也表明，维生素和微量元素联合应用也可提高免疫功能，如联合补充维生素A、维生素C和维生素E，或维生素C、维生素E和胡萝卜素都能增加淋巴细胞的活力，可见中老年免疫功能下降与营养状况有关。预防性调整膳食，并且每日补充足量的营养素，可以改善免疫反应、减少疾病和延缓衰老。

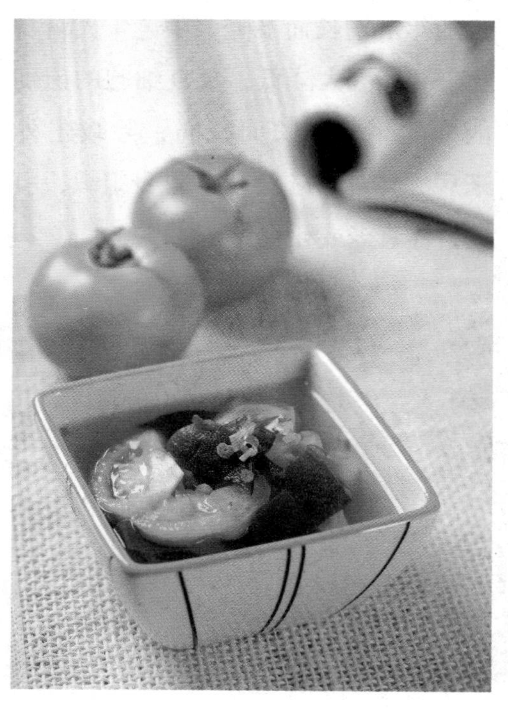

感觉器官功能性减退影响摄食量

食物的色、香、味、形是影响食欲的重要因素，不但影响进食量，也影响消化吸收功能。人是通过眼、耳、鼻、口和舌等器官来感受食物色、香、味、形的。这些器官的感觉功能决定了对食物的选择，也就决定了个体的膳食结构。通过味觉和嗅觉品出食物的滋味，才能使人觉得吃饭是一种享受。

中老年人由于晶状体弹性减退和眼肌调节能力降低，出现近视力减退，发生老花眼，晶状体混浊而发生白内障；对光线敏感度减弱；暗适应力明显减弱。

50岁以后，嗅黏膜逐渐萎缩，嗅觉较迟钝；60岁以后约20%失去嗅觉；70岁以后嗅觉急剧衰退，80岁以后，仅22%老年人嗅觉正常。

中老年人舌黏膜上的舌乳头逐渐消失，舌表面光滑，味蕾明显减少，60岁以上老年人约有一半味蕾萎缩。75岁以上老人与儿童比较，味蕾几乎丧失80%。故中老年人味阈升高，味觉障碍，对酸、甜、苦、辣的敏感性减退，对咸味尤其迟钝。

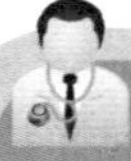

专家提示

在60岁以上老人中，听力减退者占27.4%，男性发生率高于女性。中老年人各种频率的平均纯音阈增高，大多数60岁以上中老年人均丧失了对频率为4000赫兹（指音叉振动次数）以上的高频音的有效听力；而对频率为250～1000赫兹的声音，通常到90岁尚可听到。

随着年龄的增长，中老年人的感觉器官功能逐渐减退，影响食欲和进餐时对食物的感觉。中老年人经常说嘴里没什么味，如果感到食物闻起来或尝起来不香，就会没有食欲，不愿意吃则进食量减少。

为避免因感觉器官功能下降导致食物摄入量下降而影响机体营养状态，中老年人应多尝试一些新的食物品种。

运动系统功能减退需注重营养摄入

人的运动功能通常在20岁时达到最佳水平，20岁以后运动生理功能随年龄增长而逐渐减退。

中老年人由于内分泌等因素的影响，出现骨老化，骨质吸收超过骨质形成，骨皮质变薄，骨髓质增宽，骨胶质减少或消失，骨内水分增多，骨内碳酸钙减少，骨密度降低，使骨质疏松，骨脆性增加，易发生骨折。

随着年龄的增长，关节软骨含水量和亲水性黏多糖减少，软骨素减少，关节囊滑膜沉积磷灰石钙盐或焦磷酸盐而僵硬，滑膜萎缩变薄，基质减少，滑膜液分泌减少，加重关节软骨变性。关节软骨发生退行性改变，其边缘常出现骨质增生，易形成骨刺，发生颈椎病。

青年肌肉总重量约为体重的50%，而中老年人肌肉总重量可减少至其体重的25%。中老年人的肌肉萎缩、弹性降低、肌力减弱，如双手的握力、拉力、扭转力，腿部肌肉张力也下降，肌肉易于疲劳。再加上中老年人脊髓和大脑功能衰退，活动减少，因此，肌肉动作反应迟钝、笨拙，行动迟缓。

蛋白质摄入不足或过量都对钙的平衡和骨钙含量起负性调节作用，但我国中老年人膳食结构中蛋白质过量者少见。低蛋白质饮食会通过减少胰岛素样生长因子I（IGF–I）而影响骨骼的完整性。IGF–I在钙、磷代谢中起重要作用，对骨小梁和骨皮质的形成亦有重要的促进作用。我国习惯膳食属低钙食谱，钙来源主要依靠谷类及蔬菜，中老年人牙齿缺失较多，蔬菜、水果、瘦肉不易咀嚼，摄入量减少，呈现“负钙平衡”。

血磷含量与年龄呈明显负相关，中老年人由于血磷降低，使Ca/P比值增大，导致成骨作用的降低。另外，维生素K缺乏可影响骨钙素的羧化，未羧化的骨钙素的升高，可加快骨量丢失。为延缓中老年人运动系统的功能衰退，中老年人要注意蛋白质、钙、磷、维生素及微量元素的摄入。

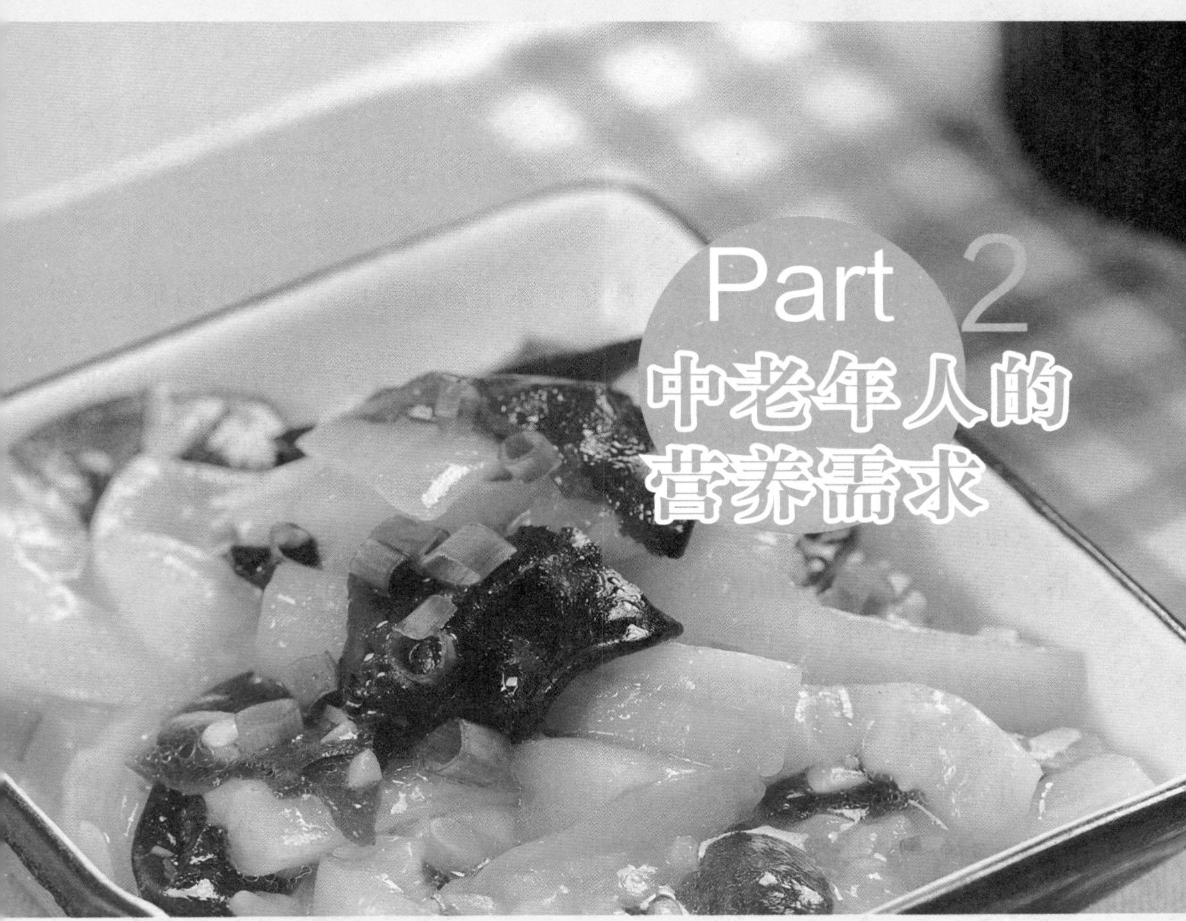

各种食物的资源不同，不同民族的饮食结构存在差异，但人类对营养素的需要是共同的。

营养素，是指食物中能维持生命并促进机体生长发育和健康的化学物质。人体在生命过程中，营养素的供给和消耗应达到动态平衡，以维持人体的生长发育和良好的健康状态。

营养素在体内的功能主要有三个方面：一是作为能源物质，供给热量，维持体温，满足生理活动和工作劳动的需要。二是构成和修补肌体组织，满足生长、发育和自我更新的需要。三是作为调节物质，维持正常的生理功能。各种营养素相互联系与配合，错综复杂地完成体内的各种生理活动。

中老年人营养代谢的改变，会影响中老年人对营养的消化吸收。这些变化包括牙齿的丢失，唾液减少与咀嚼能力的下降，胃酸减少和消化能力的衰退，肠道运转与消化、吸收能力下降，排便能力降低。

中老年人的生理特点决定了中老年人对饮食与营养有特殊的要求，因此中老年人必须选择符合自己生理状况的各种营养素。

热量，生命活动的动力

热量，虽然不是营养素，却是机体生命过程中不可缺少的重要营养因素。

人体维持心脏跳动、血液循环、肺部呼吸、腺体分泌、物质转运、肌肉收缩、神经传导及食物的消化、吸收等重要的生命活动和从事体力活动等都需要消耗热量，这些热量必须每天从各种食物中取得。蛋白质、脂肪和碳水化合物是三种极为重要的营养素，它们进入机体后，通过生物氧化，将内在的化学潜能转变成热量并释放出来，因此将蛋白质、脂肪与碳水化合物称为三种产热营养素，又称供热营养素。

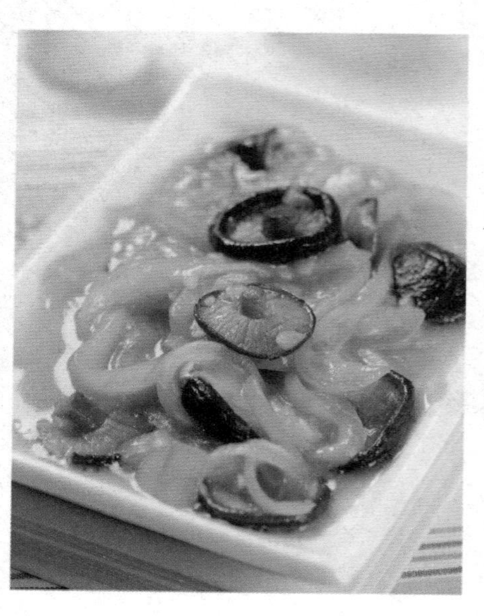

中老年人基础代谢比青壮年普遍降低15%左右，而且体力活动也明显减少，总的热量消耗量下降，身体内的脂肪组织比例却增加，对热量的需要量自然会减少。俗话说，“有钱难买老来瘦”，“腰带越长，寿命越短”，所以，对中老年人来讲，适当限制总热量是有益的。

一句话指导

中老年人的热量供给应以能维持理想体重为宜。

热量摄入量与消耗量以能保持平衡，并维持正常体重为宜。热量摄入过多，会发生超重和肥胖，增加慢性病危险；热量供给不足，易发生营养不良。那么，中老年人一天要吃多少东西才能刚好满足一天的需要？一般按每千克标准体重每日需要30～35千卡（1千卡=4.18千焦）热量进行计算。营养学的热量表示单位是“千卡”，是指使1000毫升的水从15℃提高到16℃所需的热量。每克蛋白质可供热4千卡，每克脂肪供热9千卡，每克碳水化合物供热4千卡。营养学家推荐，我国居民所需热量，10%～15%应由蛋白质供给，70%左右应由碳水化合物供给，20%～25%应由脂肪供给，脂肪供热量不宜超过30%。

老年人因体力活动减少，基础代谢率降低，热量也需要相应下降。一般情况下，老年人的日常活动水平是轻度的，具体热量摄入量见表（1）。

表（1） 中国老年人膳食热量推荐摄入量（单位：千卡）

年龄	轻度体力		中等体力	
	男	女	男	女
60～69	1900	1800	2200	2000
70～79	1900	1700	2100	1900
80～	1900	1700	—	—

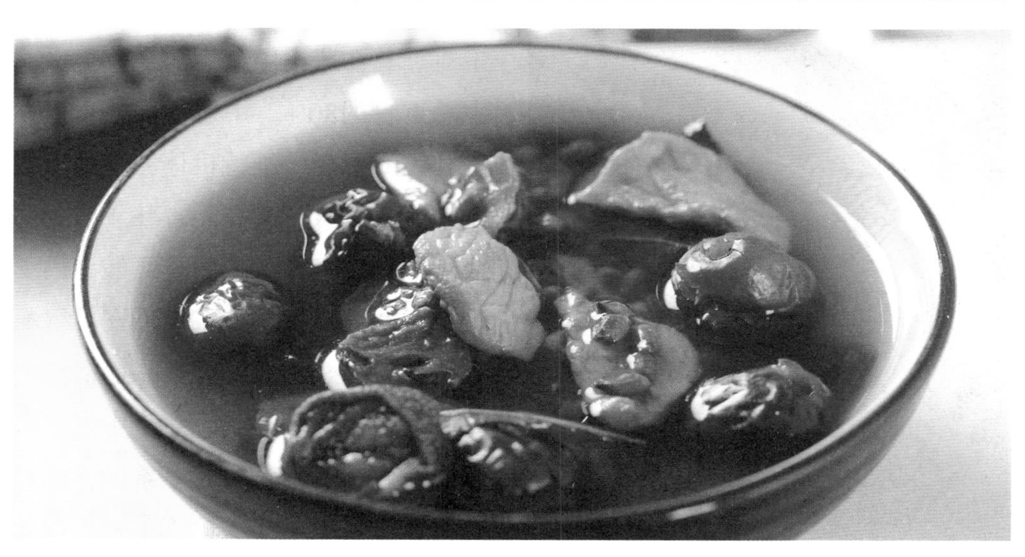

蛋白质，生命的物质基础

蛋白质是一切生命现象的物质基础，从原始的单细胞到人体的组织器官，无不存在蛋白质。细胞和组织的主要成分是蛋白质，体内许多有重要生理作用的物质亦是由蛋白质组成的，如红细胞中输送氧气和携带二氧化碳的血红蛋白，参与机体免疫防御功能的抗体，促进体内生物化学反应的酶，调节机体代谢的激素，传递遗传信息的基因等。蛋白质几乎参与了人体的每一项正常的生理活动。

氨基酸是组成蛋白质的基本单位。在人体以及自然界中常见的氨基酸约有20多种。氨基酸分为必需氨基酸和非必需氨基酸两类。必需氨基酸是指在人体内不能合成，或合成的量极微，不能满足机体需要，必须由食物供给的氨基酸，包括缬氨酸、亮氨酸、异亮氨酸、苏氨酸、蛋氨酸、苯丙氨酸、色氨酸、赖氨酸和组氨酸共9种。非必需氨基酸指的是可在人体内合成或者可由其他氨基酸转变而成，也可由食物供给的氨基酸，包括精氨酸、天冬氨酸、谷氨酸、甘氨酸、脯氨酸、丝氨酸、酪氨酸等。

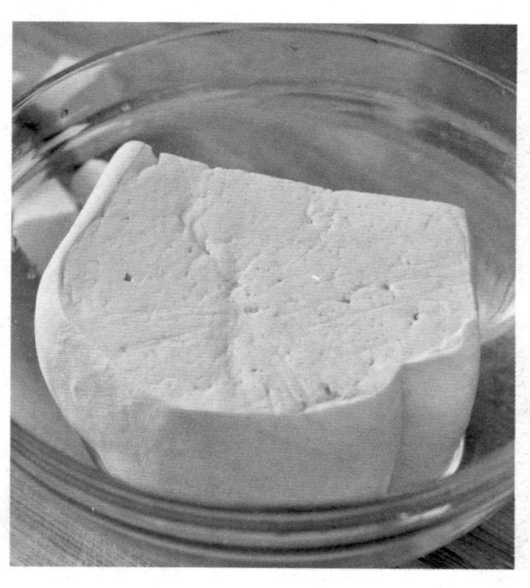

蛋白质占成人体重的16%～19%，一个65千克体重的人，约有蛋白质13千克。其在肌肉中所占的比重更大，占总重量的80%。中老年人对蛋白质的利用率下降，维持机体氮平衡所需要的蛋白质数量要高于青壮年时期，而且中老年人血液中的甘氨酸、丙氨酸明显低于年轻人，精氨酸、组氨酸、色氨酸含量也下降，从而需要补充更多的优质蛋白质。对于中老年人来说，蛋白质是各种营养素的中心性物质，也是中老年人饮食中比较薄弱的环节。因为中老年人可以因各种原因使摄入的蛋白质的量难以达到要求，但是中老年人体内每天损失蛋白质的量是持续的，这些损失是体内细胞的衰亡和各种代谢不可避免而丢失的蛋白质，当摄入蛋白质不足时，内脏器官的蛋白质合成代谢和更新就会受影响，从而影响内脏的功能。如果缺少蛋白质及其氨基酸的补充，人体的内脏器官就容易发生衰老。因此，中老年人补充足够蛋白质极为重要，蛋白质对于维持中老年人机体正常代谢，补偿组织蛋白消耗，增强机体抵抗力，均具有重要作用。

我国规定老年人每日蛋白质摄入量一般不低于青壮年时期，依据劳动强度不同，设置了不同的标准，具体见表（2）。

表（2） 中国老年人蛋白质推荐摄入量

年龄（岁）	摄入量	
	男	女
60～69	70～80克	60～70克
70～79	65～70克	55～60克
80～	60克	55克

老年人所需蛋白质的量大致相当于每日每千克体重供给蛋白质1～1.5克，蛋白质热量相当于总热量的12%～18%，而且要求蛋白质供给中有一半来自优质蛋白，即来自动物性食品和豆类食品蛋白质。

中老年人对必需氨基酸的需要量与青年人基本相同，由于赖氨酸在粮谷类主食中的含量很少，苏氨酸、蛋氨酸的含量亦低，而我国膳食构成以植物性食物为主，蛋白质的质量及消化率较差，故中老年人每日膳食中除粮谷类主食外，应适量进食奶、蛋、肉、鱼、大豆等含有优良蛋白质的动物性食品，以满足机体对必需氨基酸的需要。

脂肪，人体的"燃料库"

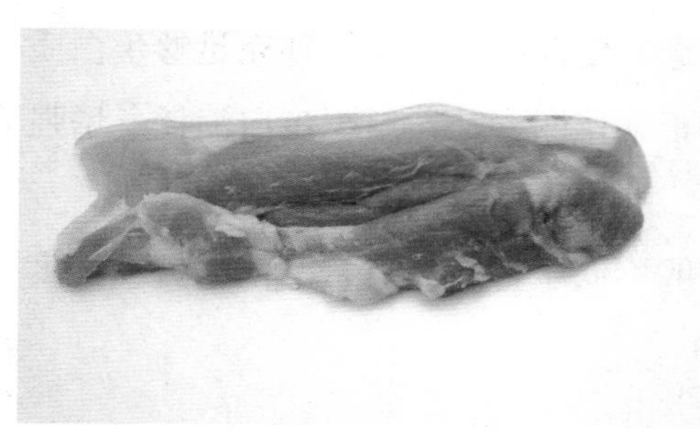

脂类是人体必需营养素之一，它与蛋白质和碳水化合物是产能的三大营养素，在供给人体热量方面起着重要作用；脂类也是构成人体细胞的重要成分，如细胞膜、神经髓鞘都必须有脂类参与构成；脂类在血浆中的运输情况与人体健康有着密切关系。膳食中的脂类主要为三酰甘油、少量磷脂和胆固醇。脂类一般可以分为脂肪和类脂两大类。日常人们所关注的脂肪仅指狭义的脂肪，也就是三酰甘油。我们食用的豆油、菜油、花生油、芝麻油等植物油和猪油、牛油、羊油等动物油的主要成分也是三酰甘油。

三酰甘油是体内重要的热量来源，发热量高，每克脂肪在体内可供给9千卡热量。脂肪酸是生命细胞的重要热量来源，脂肪酸经氧化后可有节奏地释放热量，供生命细胞应用。一般膳食中所含的总热量有17%～30%来自脂肪。由于脂肪富含热量，所以是一种比较浓缩的食物，可缩小食物的体积、减轻胃肠道负担。脂肪在胃中停留时间较长，因此富含脂肪的食物具有较高的饱腹感；脂肪还可促成菜肴的美味。脂肪是维生素A、维生素D、维生素E、维生素K及β-胡萝卜素的良好溶剂。脂肪贮存在人体脂肪组织的脂肪细胞内，是机体贮存热量最好的形式，当需要时，可随时提供热量。皮下脂肪等人体脂肪组织还有隔热保温及支持、保护体内各种脏器和关节、缓冲机械撞击的作用。脂肪还可供给人体必需脂肪酸，必需脂肪酸只来源于膳食脂肪。

中老年人不应像年轻人那样摄入过多的脂肪。首先是因为中老年人的胰脂肪酶减少，影响了对脂肪的吸收；第二是中老年人活动量减少，较多地摄入脂肪会使热量过高。但脂肪能够改善食物的适口感，因此在减少碳水化合物摄入的同时，相应地摄入一些脂肪，以保持热量均衡，也是必要的。根据每个人的饮食习惯，中老年人的脂肪摄入量应控制在总热量的30%以下。

膳食中的脂肪，主要来自动物性食物与植物性食物。如肉类、蛋类、奶类、硬果类等食物，以及从动植物性食物中分离出来的脂肪，如猪油、黄油、豆油、花生油等。我国居民膳食中脂肪的来源主要是肉类和烹调用油。人们普遍认为动物油脂中含饱和脂肪酸多，多食动物油脂容易引起胆固醇过高。其实，偏食植物油也有一定的害处。过量食用植物油，不饱和脂肪酸易在体内氧化生成过氧化物，容易引起癌症。

动物脂肪也是人体需要的营养素之一，它能为人体提供热量，能促进脂溶性维生素的吸收。至于动物油脂中的胆固醇，并非对人体有害，它对人体具有一定的生理作用。中老年人体内若胆固醇水平过低，是由于体质弱或营养不良等疾病所致。在生活水平不断提高的同时，应以植物油为主，适当食用动物油，两者比例以2：1为宜。胆固醇可由食物摄取或在体内合成，所以，中老年人从食物中摄入的胆固醇一般每天在300毫克以下为宜。在所有脂肪中ω-多不饱和脂肪酸具有降低血中三酰甘油、胆固醇含量，改善血管弹性，防治动脉硬化、冠心病，延缓大脑衰老，防治老年痴呆，降血压、血脂的功效，中老年人要注意加强这种营养成分的摄入。

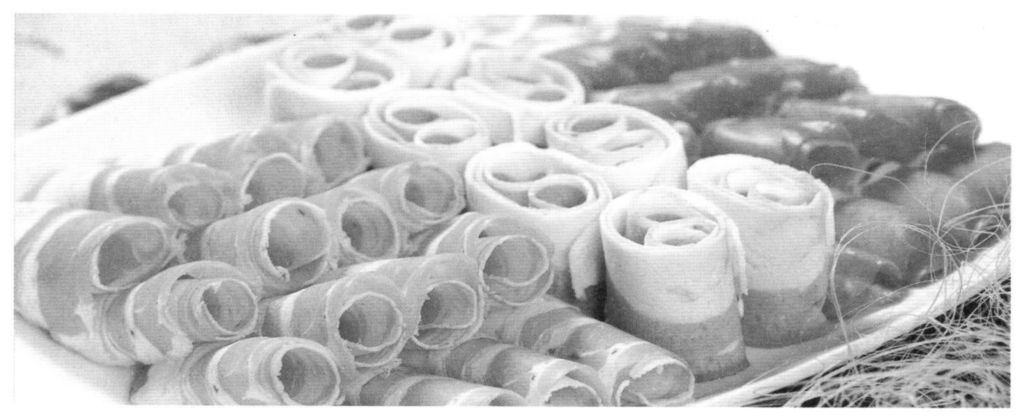

维生素，抗衰生力军

维生素是维持人体正常生理功能所必不可少的一类低分子有机化合物。它们在体内既不供应热量，也不构成肌体组织，人体对其需要量很少，却对人体正常生长发育和生理过程具有重要作用。

维生素天然地存在于食物中，通常不能由人体合成；或合成量太少，必须由饮食提供。由于食物中的维生素含量极微，所以常以毫克或微克计量。

维生素的种类很多，通常按溶解性质将维生素分为脂溶性和水溶性两大类（表3）。脂溶性维生素大部分储存在脂肪组织中，主要有维生素A、维生素D、维生素E、维生素K四大类。水溶性维生素有B族维生素和维生素C两大类。

表（3） 脂溶性维生素和水溶性维生素的特性

脂溶性维生素	水溶性维生素
分子中含有碳、氢、氧元素	分子中含碳、氢、氧，还含有钴、硫等
溶于脂肪，不溶于水	溶于水，不溶于脂肪
有维生素前体	一般无前体
与脂类物质一同吸收	易吸收
通过胆汁缓慢排出体外，在体内有蓄积性，过量引起中毒	不在体内储存，多余的排出体外

有关维生素作用的新发现表明，维生素不仅是防止多种缺乏病的必需营养素，而且也具有预防多种慢性退化性疾病的保健功能。机体衰老的一些表现常与某些维生素缺乏症症状近似，如上皮组织干燥、增生、过度角化，肌肉萎缩，消化系统功能减退，对疾病的抵抗力减弱，神经内分泌调节紊乱等，所以说维生素对中老年人十分重要。

中老年人对各种维生素的需要量都有所减少。但是，由于吸收不良或排泄增加等原因，中老年人往往有维生素缺乏的现象。许多老年性多发病与维生素摄入量不足有关。因此，中老年人应多吃富含维生素，特别是富含维生素A、维生素D、维生素B_1、维生素B_2、维生素C和维生素E的食物。

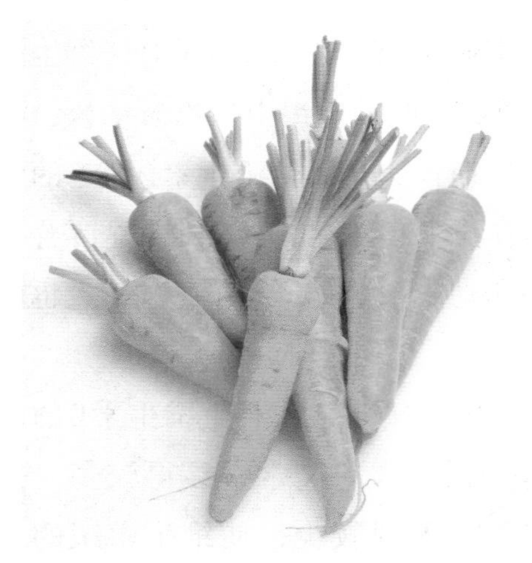

维生素A——明目抗衰先锋

维生素A属于脂溶性维生素，其化学名为视黄醇。维生素A在高温和碱性环境中比较稳定，一般烹调过程中不易破坏，但在特别的高温条件下，紫外线照射可加快破坏，因此，维生素A应在避光及低温的条件下保存。人体内的维生素A主要储存于肝脏中，占总量的90%～95%，少量存在于脂肪组织。

人在40岁以后，眼睛开始出现不适现象，除老花眼、青光眼和白内障以外，经常会感觉干涩，眼分泌物增多。维生素A缺乏时，角膜或结膜干燥，泪腺分泌减少。最常见的症状是眼睛干涩，补充维生素A后，症状明显改善。

维生素A还能维护上皮细胞的正常功能，缺乏时皮肤粗糙，眼球干燥，因角膜软化、溃疡、穿孔而失明，造成终身残疾。上皮细胞是抵抗细菌入侵的第一道防线，维生素A缺乏时，细胞功能减退，易患感冒等疾病。维生素A还可以通过促进免疫功能发挥抗衰老作用。近年来还发现，维生素A能防止多种类型的上皮细胞肿瘤的发生和发展，对食管上皮细胞增生及慢性萎缩性胃炎肠型，上皮细胞化生有逆转的作用。

中老年人因食量减少，生理功能减退，易出现维生素A缺乏，故饮食中除部分维生素A由动物性食物提供外，67%由胡萝卜素提供。中国营养学会制订的《中国居民膳食营养素参考摄入量》建议成人的维生素A摄入量为男性每人每天800微克视黄醇当量，女性700微克视黄醇当量。

维生素A含量丰富的食物有动物内脏、蛋类、奶类；植物性的食物主要是深色的蔬菜，如南瓜、胡萝卜、荠菜、辣椒、番茄、菠菜、芒果和柑橘等。

维生素D——强壮骨骼保健康

维生素D是一种脂溶性维生素。由于食物中含量少，主要通过阳光或紫外线的照射，由人体皮肤内的7-脱氢胆固醇转化而成。维生素D的主要生理功能是调节体内钙、磷代谢，促进小肠对钙、磷的吸收，促进骨的钙化过程，维持牙齿、骨骼的正常发育。

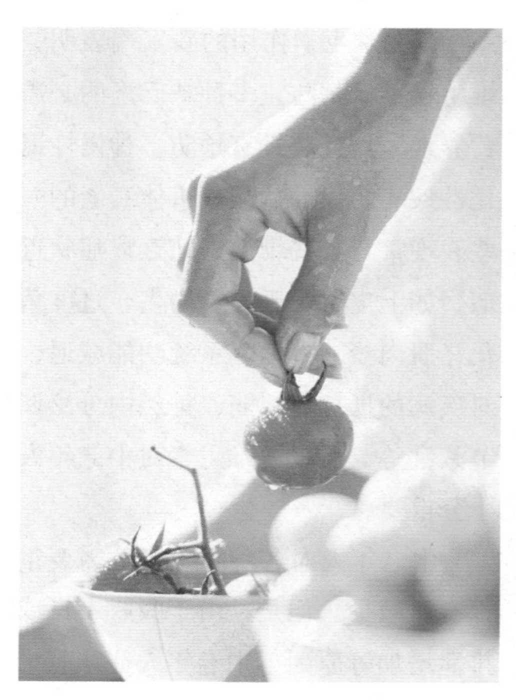

中老年人维生素D的吸收能力减弱，户外活动少，日光照射少，体内维生素D的合成减少，易引起维生素D的缺乏，主要表现为骨质疏松，易折断。中老年人骨骼肌力量下降，会影响下肢功能，导致行走困难。维生素D通过与肌肉组织中的物质结合，可改善肌肉力量。给维生素D缺乏的中老年人补充维生素D，能明显改善下肢运动能力，使其动作灵活，人也就看起来年轻。

中老年人皮肤产生维生素D的能力较低，衣服又常常穿得较多，接触阳光照射较少，使维生素D_3的产生量减少，加上中老年人易有乳糖不耐受，奶制品摄入少，维生素D的来源往往较少。在冬末时，约80%老年人处于维生素D缺乏边缘，因此，应鼓励中老年人在春、夏、秋季的早晨或下午多接触阳光，以满足身体对维生素D的需要。

中老年人含维生素D的食物供给量应高于青壮年时期，我国规定为每日10微克。维生素D过量可发生慢性中毒，影响钙代谢和骨骼健康。有些需口服维生素D制剂者，应当心因体内排泄较慢，容易发生蓄积中毒的问题，故一般应在医生指导下进行。

维生素E——抗衰防癌促长寿

维生素E又称生育酚，过去只认为它与生殖功能有关。其实它和生长、发育、防止不饱和脂肪酸过度氧化和延迟机体衰老有密切关系，因此对人体有抗衰防老的作用。

维生素E是一种有效的抗氧化剂，能减少体内脂质过氧化物的产生，稳定生物膜结构，对机体具有保护作用。随着年龄增长，细胞内脂褐质（老年色素）增多，其他组织也会发生脂褐质沉着，维生素E能消除脂褐质并改善皮肤弹性。此外，维生素E还具有降低血胆固醇浓度、抑制动脉粥样硬化发展的作用，还能增强机体免疫功能，它与微量元素硒在体内彼此依存，协同作用，具有抗癌功能。

中国营养学会2000年提出的《中国居民膳食营养素参考摄入量》中维生素E的参考摄入量：60岁以上老年人为30毫克/日。维生素E是脂溶性的，在体内具有蓄积性，长期大量摄入可使体内维生素E含量增加，甚至中毒。有证据表明，长期每日补充维生素E600毫克以上，会出现头痛、胃肠不适、视物模糊及疲乏等中毒症状。因此，维生素E的每日最大量不能超过400毫克。

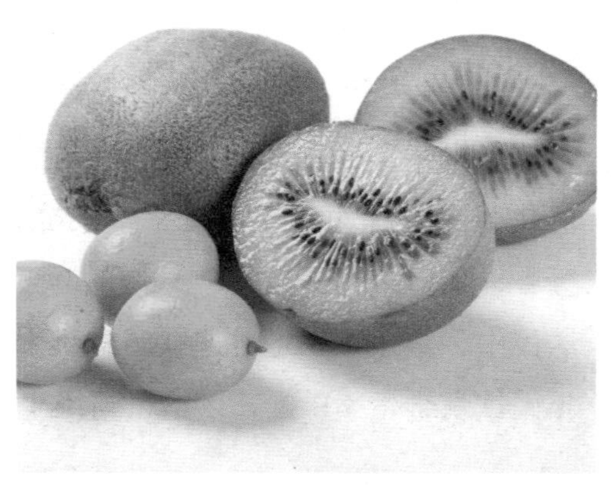

维生素E广泛存在于食物中，绿色植物及种子胚芽是维生素E最丰富的来源。植物油中维生素E含量较高，某些谷类、坚果、肉、奶、蛋中均含有一定量的维生素E。

B族维生素——多功效的庞大家族

B族维生素是人体必不可少的营养素，是食物释放热量的关键。在这个大家族中，最常见的成员有维生素B_1、维生素B_2、维生素B_6、维生素B_{12}、烟酸和泛酸、叶酸。它们都是水溶性维生素，它们协同作用，调节机体新陈代谢，维持皮肤和肌肉的健康，增进免疫系统和神经系统的功能，促进细胞生长和分裂。

维生素C——作用非凡的抗衰功臣

维生素B_1

维生素B_1又称为硫胺素。维生素B_1在体内有重要的营养保健功能，能增加食欲、营养神经、增进肌肉功能等。维生素B_1在体内不能大量储存，需要每天从膳食中摄入。中老年人对维生素B_1的利用率降低，故供给量应充足。60岁以上的男性为1.4毫克/日，女性为1.3毫克/日。

维生素B_2

维生素B_2又称为核黄素。维生素B_2在体内的主要功能是参与体内生物氧化与热量代谢等，可抗某些炎症（如口角炎、舌炎、唇炎、脂溢性皮炎等），也可以提高机体对环境的应激能力，还具有润泽皮肤的功效。在我国居民中，维生素B_2是普遍缺乏的维生素，这与摄入动物性食物较少有关。老年人饮食维生素B_2推荐供给量与维生素B_1相同，每天约为1.3毫克。

维生素B_6

维生素B_6作为辅酶，参加近百种酶系的活动，在氨基酸合成与分解代谢方面起重要作用。维生素B_6与免疫有关，给中老年人补充维生素B_6，有利于淋巴细胞的增殖，可以预防心肌梗死，降低冠心病的发病率。我国中老年人的推荐摄入量为每天1.5毫克。

维生素B_{12}

维生素B_{12}能预防和治疗由于内因子缺乏导致吸收障碍而引起的恶性贫血。由于中老年人胃酸及消化酶分泌减少，影响维生素B_{12}的吸收和运输，易产生贫血，故需注意补充维生素B_{12}。中老年人每日需维生素B_{12}约2.4微克，膳食中的维生素B_{12}来源于动物食品。

烟 酸

烟酸又叫做维生素P、尼克酸等。其主要生理功能是构成辅酶，能够降低血中胆固醇、三酰甘油及低密度脂蛋白的浓度，具有保护心血管的作用，可用于治疗高脂血症、缺血性心脏病、动脉硬化等疾病，在某种程度上能够预防心肌梗死，因此对老年人来说也是十分重要的营养素。老年人的烟酸推荐摄入量为男14.0毫克／日，女13.0毫克／日。

叶 酸

叶酸是一种水溶性维生素，它与出生缺陷、心血管疾病及肿瘤有关。老年人缺乏叶酸时，易发生巨幼细胞性贫血。叶酸对预防人体血管硬化也有非常重要的作用。老年人胃肠吸收能力较差，所以在饮食中应注意选用含叶酸丰富的食物。老年人叶酸的推荐摄入量为400微克／日。

机体衰老的主要原因是身体内重要的物质被自由基等物质氧化破坏。抗氧化是人体最重要的抗衰老过程。人体通过两种抗氧化防御系统来发挥抗氧化作用，一种是酶防御系统，另一种是非酶防御系统。维生素C在两种系统中都发挥作用，所以维生素C的抗衰老作用非常强。

维生素C还有多种生理功能，对延缓衰老具有一定作用。维生素C能参与脂谢调节，促进血胆固醇转化，使血脂下降，防止胆固醇在动脉壁上沉积，对治疗高胆固醇血症、防治动脉粥样硬化有一定作用。维生素C可以提高免疫力，增强机体对传染性疾病的抵抗力，可以预防感冒，治疗炎症。维生素C能维持毛细血管的完整，可以防治坏血病。研究表明，维生素C可阻断致癌物亚硝胺的合成，预防癌症。

由于中老年人消化吸收功能减退，体内血浆和白细胞内维生素C含量均明显下降，因此中老年人补充充足的维生素C显得尤为重要。人体维生素C的主要来源是新鲜蔬菜和水果，中老年人应多从食物中获取维生素C。我国中老年人每日维生素C的推荐摄入量（RNI）为100毫克。

矿物质，神奇的微量元素

人体内的元素除碳、氢、氧、氮以有机化合物形式存在外，其余各种元素统称为矿物质。矿物质不能为人体提供热量，但在肌体内具有重要的营养作用和生理功能。矿物质是构成机体组织的重要成分，并可调节生理功能。

中老年人易缺乏的矿物质主要有以下几种。

钙

钙是人体内含量最多的无机盐，占人体总重量的1.5%～2.0%。钙是维持一切细胞功能的重要矿物质，是构成牙齿和骨骼的主要成分。进入中老年以后，骨质中矿物质逐渐减少，会出现骨质疏松现象。钙可维持肌肉、神经的兴奋性和心跳规律。当血清钙离子浓度降低时，神经肌肉兴奋性增强，可引起手足搐搦。钙参与血液凝固过程，使可溶性纤维蛋白原转变为纤维蛋白，形成凝血。此外，钙维持体液酸碱平衡等。

由于中老年人膳食中缺乏富含钙的食物，膳食纤维过多，影响钙的吸收；因胃酸分泌减少、胃肠功能减退，影响了钙的吸收，体内代谢过程中对钙的储存及利用能力也下降，60岁以上老年人钙的吸收率明显降低，70岁以上老年人与青年人相比，钙吸收率减少1/3，常发生钙负平衡状况。这些均使得中老年人较容易发生骨质疏松症。研究表明，膳食中缺钙与高血压有密切关系，通过提高钙的摄入量，就能控制血压。钙还与心律失常、心绞痛、心肌梗死、动脉硬化、糖尿病和关节炎等有一定关系。

考虑中老年人钙的吸收率明显下降和老年女性绝经后骨钙释出量增多，中老年人每天钙的摄入量应在800毫克以上。奶和奶制品是钙的主要来源，其含量与吸收率都较高。虾皮、鱼、海带、硬果类食物中，钙的含量也很高。豆类、绿叶蔬菜等也是钙的较好来源。

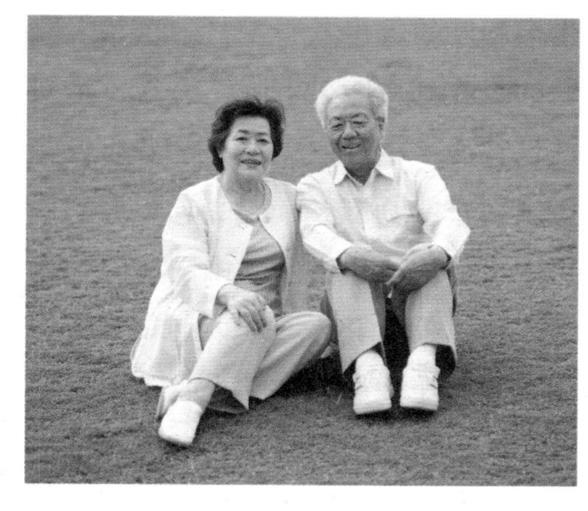

铁

铁是人体含量最高的微量元素，成人体内含铁量为3～5克，约70%的铁以红细胞的血红蛋白形式存在，其余的储存在肝脏、脾脏和骨髓中。铁是红细胞中血红蛋白和肌肉中肌红蛋白的重要成分，是造血的关键材料。铁在体内主要参与氧的转运、交换和组织呼吸过程。

由于中老年人的肾脏功能衰退，造血功能减退，肠胃功能不好，吸收功能降低，以及有出血倾向（如痔疮、肠道隐血等），体内合成的血红蛋白就会减少，加上维生素C、B族维生素和叶酸等摄入不足，中老年人对铁的吸收利用能力下降，容易发生缺铁性贫血。据国内报道，中老年人贫血患病率约为50%，故中老年人的铁摄入量应比成年人多，中国居民膳食铁的老年人适宜摄入量为每日15毫克。

植物性食物中铁的吸收率一般低于10%，膳食中植酸盐、草酸盐的存在以及胃酸缺乏时均可影响铁吸收。动物性食物中的铁一般多为血红素铁，可直接被人体吸收，吸收率高于植物性食物且影响因素较少，一般吸收率可达20%左右。含铁较丰富的食物有大豆及其制品、黑豆、豌豆、芥菜、香菜、桂圆、猪肝、肾、乌鱼、虾子、淡菜、芝麻酱等。

锌

锌是细胞内最为丰富的微量元素，分布于人体所有组织、器官、体液及分泌物中。锌可以控制免疫调节因子的分泌和产生，以调节免疫功能。锌缺乏会引起免疫系统的组织器官萎缩。

中老年人缺锌时可致味觉失灵，严重时可使心肌梗死、慢性肾炎、关节炎等疾病的发病率增高，故中老年

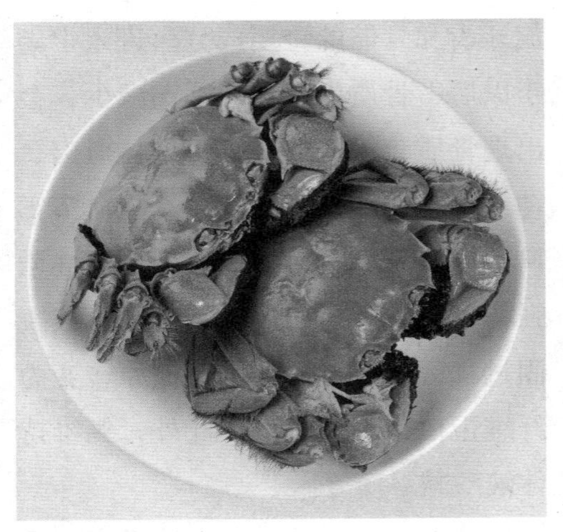

人应注意膳食锌的补充。含锌量相对比较丰富的食物有瘦肉、鱼类、豆类及小麦，尤其是麸皮中含量较高，所以膳食不宜过于精细。必要时亦可口服10%硫酸锌溶液。中国营养学会制订的《中国居民膳食营养素参考摄入量》建议老年人的锌摄入量为每人每天11.5毫克。

硒

硒为谷胱甘肽过氧化物酶的组成成分，具有抗环氧化和抗过氧化作用，能阻止过氧化物和自由基的形成。随着岁月的流逝，身体保持平衡的抗氧化状态能力减弱，氧化能力超过了抗氧化，进而导致细胞氧化破坏，免疫力减弱，对疾病的敏感性增

加，易发生各种慢性病。由于中老年人的食量相对减少，从膳食中摄入的抗氧化物也随之减少，因此，适当补硒能增强机体抗氧化能力和免疫力，从而延缓人体衰老进程。

中老年人膳食中缺硒，会引起体内钾、钠、钙代谢的紊乱，引起体内过氧化物的增加，导致各种疾病的发生。体内硒缺乏已证明可导致心肌损伤。缺硒还可促进冠心病发病，故中老年人硒饮食供给量与青壮年相同，每天供给量为50微克。

补充微量元素的最佳途径是从各种各样的天然食物中去摄取，而不是服用多种多样的补品。含硒丰富的食物有动物内脏、海产品、瘦肉、乳制品和蔬菜等。

钠

钠是人体不可缺少的常量元素，是血浆的重要成分，有维持酸碱平衡和促进细胞分解活动的重要功能，其性质非常活跃。食盐是人体获得钠的主要来源。人体钠的来源主要是食物。

人体生命活动对钠的需求量是很少的，每天的最低需要量为0.5克，一般情况下不易发生缺乏。但钠摄入过多却危害很大，摄食过咸食物，可能会因钠在体内过多潴留，导致循环血量增加，易诱发高血压、心脏病及浮肿等疾患，故中老年人应努力把每天的食盐摄入量控制在6克以下。同时，还应少吃酱油、咸菜、味精等高钠食品及含钠的加工食品等。

镁

镁在人的生命活动中有着十分重要的作用，是多种细胞基本生化反应中必需的物质，它能激活体内多种酶，对热量代谢和物质代谢有着十分重要的意义。镁与钙、钠、钾一起，能维持体内酸碱平衡和神经肌肉的兴奋性。镁为维护心脏正常功能所必

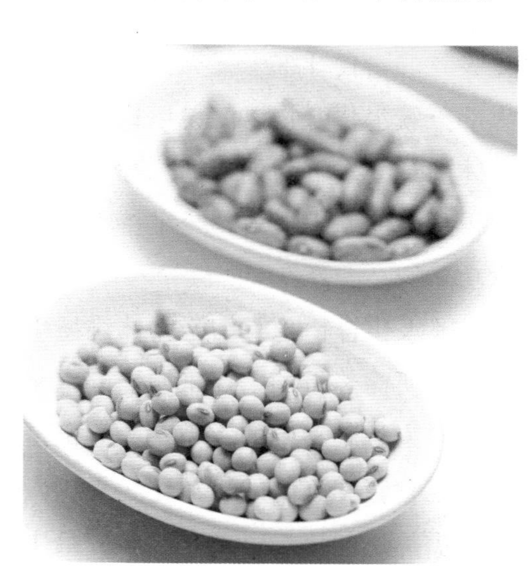

需，可以预防高胆固醇所引起的冠状动脉硬化。中老年人饮食中供给丰富的镁，是延缓衰老、预防慢性病的明智之举。

中老年人食欲减退，味觉不敏感，肠道镁吸收随老化而减少，尿镁排泄随老化而增加等原因，使镁的摄入量相对较低，故中老年人应注意从膳食中摄取镁元素。

中老年人镁的适宜摄入量（AI）为350毫克/天。植物性食物中含镁较多，在粗粮、豆类、硬果类和绿叶蔬菜中，镁的含量都比较丰富；肉类、海产品也是镁的良好来源。

碳水化合物，热量供给者

糖类又名碳水化合物，根据碳水化合物结构的不同，可分为单糖（例如葡萄糖和果糖）、双糖（例如蔗糖、乳糖和麦芽糖）和多糖（包括能被消化吸收的淀粉与糖原、不能被消化吸收的膳食纤维）三类。食物中绝大部分碳水化合物以淀粉形式存在，在体内最终水解为葡萄糖。葡萄糖是取得热量的基本形式，是维持大脑正常功能的必需营养素。

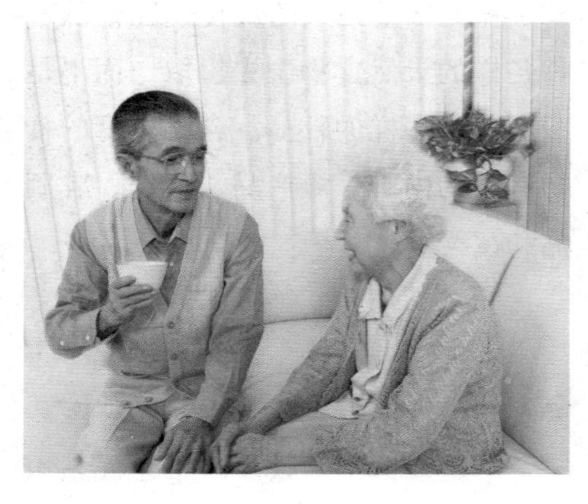

碳水化合物是一切生物体维持生命活动所需热量的主要来源。碳水化合物是人类膳食中的主力军，无论是其占膳食营养素中的份额还是提供人体所需热量的比重，都是最多、最主要的成分。碳水化合物在体内释放热量较快，供能也快，是神经系统和心肌的主要能源，也是肌肉活动时的主要燃料，对维持神经系统和心脏的正常功能、增强耐力、提高工作效率都有重要意义。维持人体健康所需要的热量中，55%～65%由碳水化合物提供。

碳水化合物是生命细胞结构的主要成分及主要供能物质，并且有调节细胞活动的重要功能。当摄入足够量的碳水化合物时，能预防体内蛋白质过量消耗，不需要动用蛋白质来供能，即碳水化合物具有节约蛋白质的作用。膳食中充足的碳水化合物可以防止抗生酮作用，并具有解毒作用，经糖醛酸途径生成的葡萄糖醛酸是体内一种重要的结合解毒剂，在肝脏中能与许多有害物质如细菌毒素、酒精、砷等结合，以消除或减轻这些物质的毒性或生物流行性，从而起到解毒作用。

碳水化合物食用过多或过少都不好，研究证明，碳水化合物占总热量的比值大于80%或小于40%都不利于健康。膳食中如果缺乏碳水化合物，就会导致全身无力、疲乏、血糖含量降低，从而产生头晕、心悸、脑功能障碍等，严重者甚至还会导致低血糖昏迷。而当膳食中碳水化合物过多时，则会转化成脂肪贮存于体内，使人过于肥胖而导致各类疾病，如高血脂、糖尿病等。中老年人每天的碳水化合物总摄入量以260～300克为宜。

中老年人的活动量减少，糖耐量降低，胰岛素分泌减少且对血糖调节作用减弱，易发生血糖增高，从而对碳水化合物的需求量减少。又因为中老年人的咀嚼能力变差，因此在食物选择上还应注意多样化和易消化的原则。

一句话指导

膳食中碳水化合物的主要部分应是淀粉类的复合糖，应避免摄入过多的蔗糖。

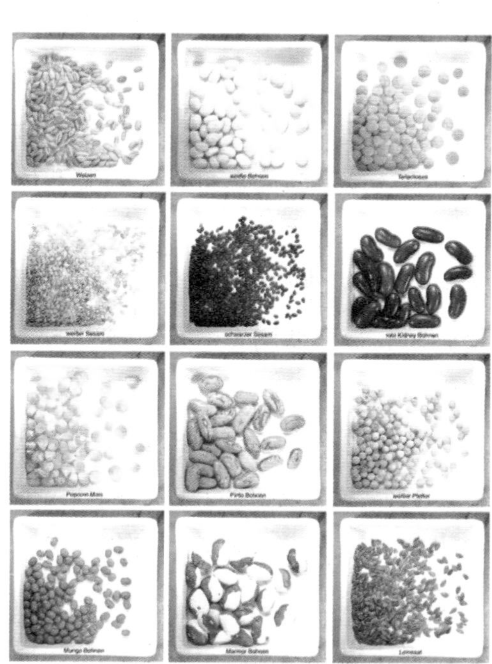

水分，健康生命的源泉

水是万物之源，人类同样离不开水。水是人体内重要的组成成分，体内的水分占人体重量的60%左右。水的重要程度超过食物，如禁食可维持生命7～9天甚至更长，禁水不能维持生命这么长时间。人体若失水10%，正常的生理功能会受到影响；若失水20%，会引起狂躁、昏迷而导致死亡。

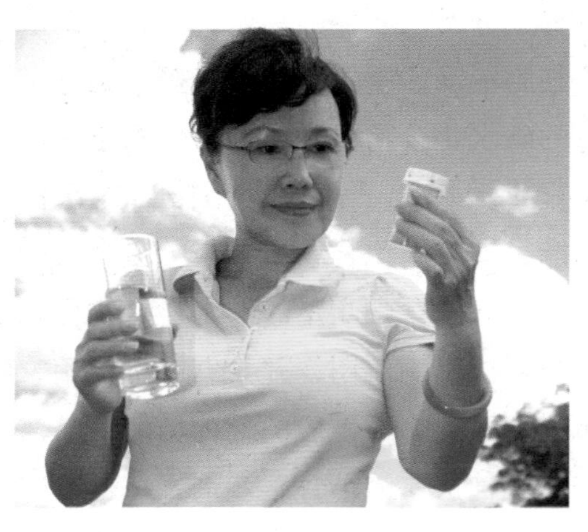

水不能产生热量，但有重大的生理功能：水能转运各种生命所必需的物质至全身组织细胞；水的热容量较大，当体内温度升高时，通过血液循环，水可以经肺部和皮肤排出，同时使身体散失一部分热量，起到调节体温的作用；水是润滑剂，为眼睛、脊髓和关节等提供缓冲保护；水可以稀释血黏度，降低诱发血栓形成及心、脑疾患的概率。

水的主要来源是每日的饮水、饮料、食物水及体内的代谢水。一般饮水量与气候、运动量、体重和食物等因素有关。中老年人脂肪组织增多，水分和细胞固体成分减少，总体液量下降，维持机体内环境的平衡能力差，对失水和脱水的反应迟钝，所以中老年人对水分的要求并不低于青年，甚至有时还要高于其他年龄组。

中老年人每日需2400～4000毫升的水。体内的代谢水约为300毫升/天，食物中摄取大约1000毫升/天的水，每天需饮水1000～2000毫升。在有发热、腹泻、大量出汗等液体损失或运动量增加时，还要适当增加饮水量。

一句话指导

中老年人1小时内饮水以不超过1000毫升为宜。

膳食纤维，饮食新宠

人体每日排出的水和摄入的水必须保持基本平衡（称为“水平衡”状态），才能基本保证体内的正常代谢；摄水不足会影响体内的正常代谢。

随着社会经济发展和人民生活水平的提高，饮食结构开始变化，肉类、蛋、奶、糖摄入量持续上升，谷类消费持续下降，从而造成人体营养失衡，并严重影响着人类的健康。而膳食纤维因其功能性而成为继糖、蛋白质、脂肪、水、矿物质和维生素之后的“第七营养素”，作为饮食界的新宠被广泛应用。

膳食纤维主要是植物食物中不能被人体胃肠道消化酶分解的物质，主要包括纤维素、半纤维素和果胶。虽然膳食纤维在人体内不能被消化吸收，不能提供热量，但与人体健康关系密切，尤其是与预防某些中老年人易患的慢性疾病有关。在中老年人的饮食中，膳食纤维具有相当重要的作用。因为中老年人消化系统功能减弱，平滑肌紧张性降低、蠕动缓慢，故随着年龄的增长，中老年人便秘的发生率增高。而适量的膳食纤维摄入可刺激肠蠕动，能有效地防治老年性便秘。同时膳食纤维与脂肪及胆固醇结合，可以减少它们的吸收，降低血胆固醇浓度，预防肥胖，预防心脑血管疾病。膳食纤维在人体内就相当于交通指挥车，疏散废物，保证肠道畅通，这也是它能延缓衰老的最关键的原因。

在中老年人的膳食中，一定要注意摄入足够的膳食纤维，最好能每天多吃新鲜的瓜茄类蔬菜及新鲜水果，特别是绿色或黄、红色蔬菜。每日进食蔬菜350～500克，能使排便通畅。但也不宜过量，当摄入过多时，它与钙、铁、锌等结合，减少这些营养素的吸收，导致机体缺乏；并且过度刺激肠黏膜而引起胀气及腹泻，导致其他营养素的丢失。

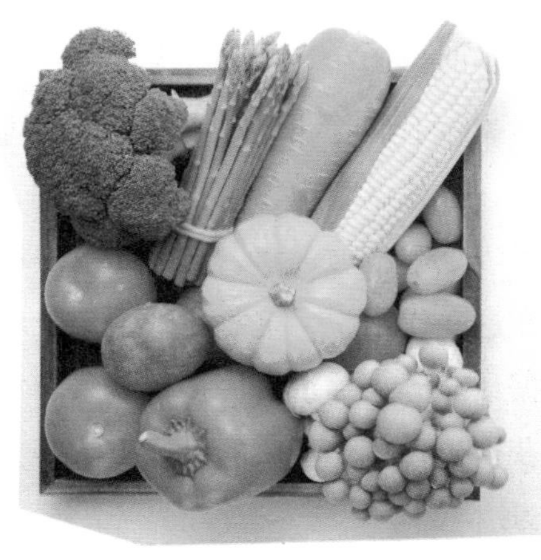

植物化学物质，天然抗衰

随着营养科学的发展，在营养与健康和疾病关系的研究中，食物中已知必需营养素以外的化学成分，日益引起人们的关注。特别是这些成分在预防慢性病中的作用，更是令人瞩目，其中有些已作为保健食品的成分广为应用。

植物化学物质是植物中可能对人体健康有益的天然物质，是植物中天然生成的，用来保护自身免受细菌、真菌、病毒、昆虫，甚至阳光的侵蚀。而且，它们使每种植物都具有特殊的颜色、气味和味道，给人类带来了丰富多彩的食物。植物化学物质有成千上万种，一般包括萜类化合物、有机硫化合物、酚类化合物及类黄酮和植物多糖等。

萜类化合物主要存在于柑橘（果皮精油中含量最多）以及某些植物油（如大麦油、米糠油、橄榄油、棕榈油）、葡萄酒和一些食品调料、香料中。有机硫化合物多存在于西兰花、卷心菜、甘蓝等十字花科蔬菜和葱、蒜中。啤酒和葡萄酒中含有多种酚类化合物。类黄酮在柑橘类、苹果、梨、红葡萄、樱桃、黑莓、桃、杏等水果和胡萝卜、芹菜、番茄、菠菜、洋葱、西兰花、莴苣、黄瓜等蔬菜，以及谷物、豆类、茶叶、葡萄酒、咖啡豆、可可豆中含量较多。植物多糖按其来源，可分为香菇多糖、银耳多糖、甘薯多糖、枸杞子多糖等，在菌藻类中含量较多。

植物化学物质具有多种生理功能，包括抗氧化能力、增强免疫力、改变雌激素的代谢、增强人体细胞之间的联系、杀死癌细胞、中和致癌物质、修复由吸烟和其他毒素引起的DNA破坏等。在这些作用中，抗氧化、延缓衰老的证据最充分。尽量食用多种蔬菜和水果是获得植物化学物质的最好方法。

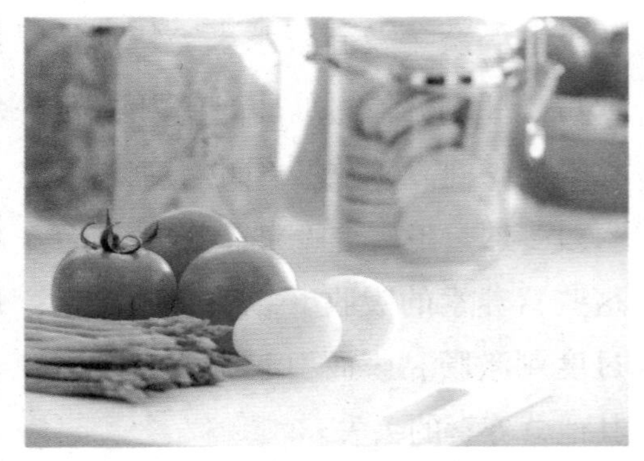

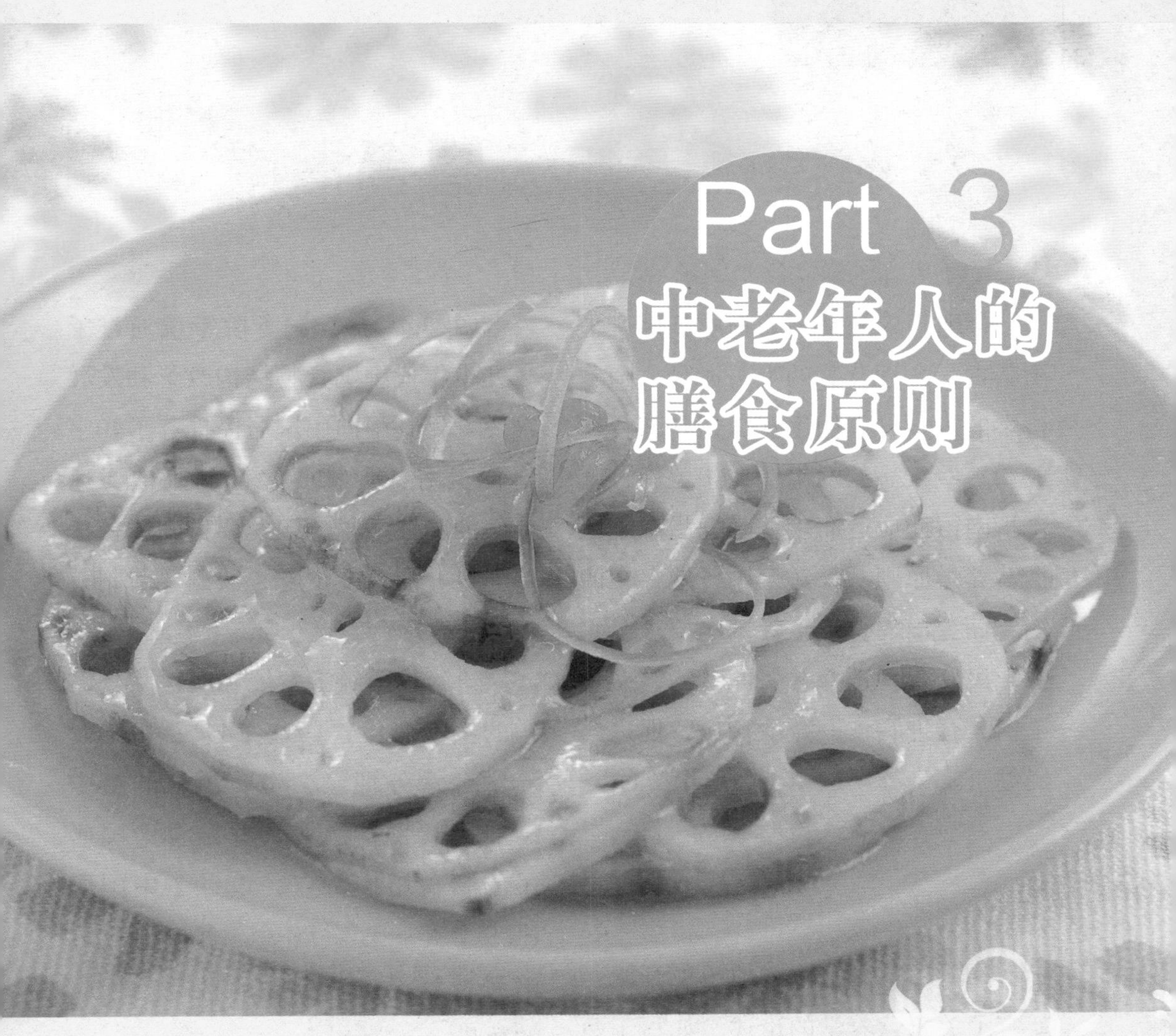

Part 3 中老年人的膳食原则

合理饮食可以使人身体强健、益寿延年，而饮食不当则是导致疾病和早衰的重要原因之一。不同食品中，营养素之间的相互作用是不同的，所以如果膳食搭配得合理，其中的营养素就会相互促进、互补，可使中老年人精力充沛、抗老抗衰、延年益寿；如果食物搭配得不合理，食物中的营养素就难以充分发挥作用，营养素之间就可能相互对立，甚至互不相容。吃了这些食物不仅不利于人的身体健康，反而会给人造成不适，甚至引起疾病。因此，中老年人要想保持身体健康，关键是要做到平衡膳食与合理营养。

解读中老年人膳食指南

合理营养是健康的物质基础，平衡膳食是合理营养的唯一途径。随着科学的进步，人们逐步认识到膳食构成和一些疾病的发生存在相关性，膳食指南由此应运而生。膳食指南是根据营养学原则，针对全国各地存在的问题而提出的合理膳食基本要求。它引导民众合理选择并搭配食物，做到平衡、合理膳食，减少疾病，促进全民健康。

一般人群的膳食指南

我国从有文字记载的历史开始，就有了关于营养学的论述。如写于两千多年前的中医古籍《黄帝内经·素问》中，就有关于食疗、养生方面的营养知识，即“五谷为养，五果为助，五畜为益，五菜为充”等膳食营养理论。我国古代强调“医食同源”、“药食同用”的思想，并赋予食物“四性”“五味”，建立了独特的中国饮食保健学理论等。

1993年2月，国务院审议通过了《九十年代中国食物结构改革和发展纲要》，其中向中国居民推荐了40字膳食指南：食物要多样，饥饱要适当，油脂要适量，粗细要搭配，食盐要限量，甜食要少吃，饮酒要节制，三餐要合理。

随着我国经济发展和居民膳食结构的不断变化，1997年4月，中国营养学会常务理事会发布了新的《中国居民膳食指南》，并结合中国居民的膳食结构特点，设计了中国居民“平衡膳食宝塔’，直观地告诉消费者每天应吃食物的种类及相应的数量。

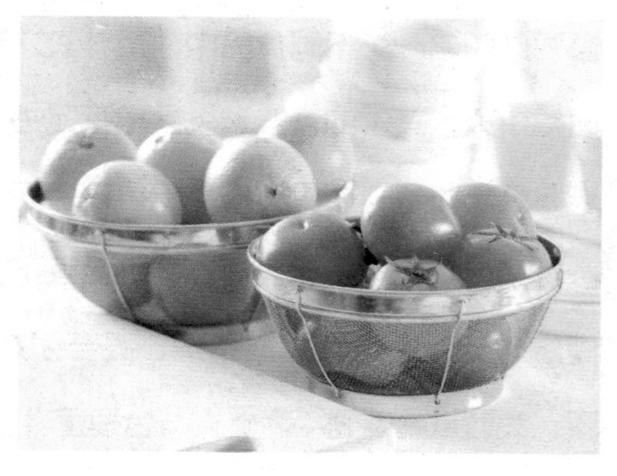

近十几年来，一方面，我国城乡居民的膳食状况明显改善；另一方面，部分人群因膳食结构不合理及身体活动减少，引起某些慢性疾病，如肥胖、高血压、糖尿病、高脂血症等患病率增加，已成为威胁国民健康的突出问题。

专家委员会依据膳食和营养摄入情况，以及存在的突出问题，结合营养素需要量和食物成分的新知识，对1997年《膳食指南》进行了全面修订，最终形成了《中国居民膳食指南（2007）》，于2007年9月由中国营养学会理事会扩大会议通过，2008年1月15日由卫生部对外发布。

《中国居民膳食指南（2007）》由一般人群膳食指南、特定人群膳食指南和平衡膳食宝塔三部分组成。一般人群膳食指南共有以下10条内容：

1 食物多样，谷类为主，粗细搭配。

2 多吃蔬菜水果和薯类。

3 每天吃奶类、大豆或其制品。

4 常吃适量的鱼、禽、蛋和瘦肉。

5 减少烹调油用量，吃清淡少盐膳食。

6 食不过量，天天运动，保持健康体重。

7 三餐分配要合理，零食要适当。

8 每天足量饮水，合理选择饮料。

9 饮酒应限量。

10 吃新鲜卫生的食物。

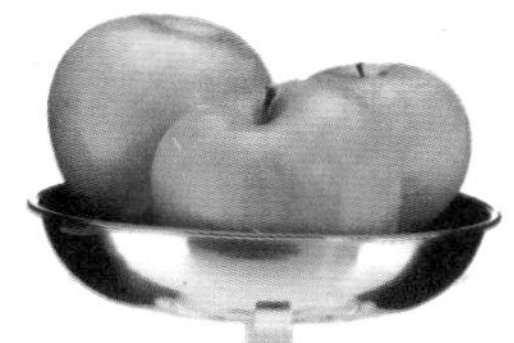

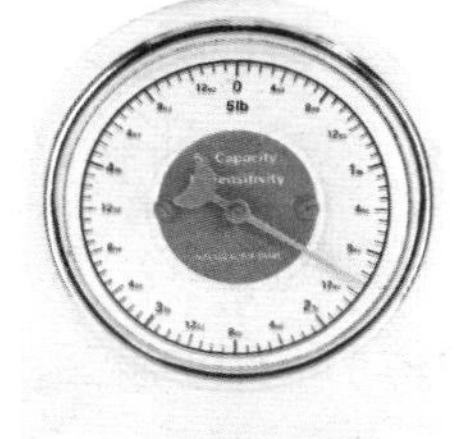

老年人膳食指南

人体衰老是不可逆转的发展过程。随着年龄的增加，老年人器官功能逐渐衰退，容易发生代谢紊乱，导致营养缺乏病和慢性非传染性疾病的危险性增加。在中国营养学会《中国居民膳食指南（2007）》中，针对老年人的营养特点和生理需求，在一般人群膳食指南的基础上，补充了4项原则，用来指导老年人的膳食。

1 食物要粗细搭配、松软、易于消化吸收。

2 合理安排饮食，提高生活质量。

3 重视预防营养不良和贫血。

4 多做户外活动，维持健康体重。

平衡膳食宝塔

中老年人的平衡膳食要依据平衡膳食的原则与要求才能实现。为便于理解与运用，往往把平衡膳食的原则与要求及膳食指南转化成各类食物的重量，并以直观的宝塔形式表现出来，这就是中国居民平衡膳食宝塔。

膳食宝塔共分五层，包含我们每天应吃的主要食物种类。膳食宝塔各层位置和面积不同，这在一定程度上反映出各类食物在膳食中的地位和应占的比重。谷类食物位居底层，每人每天应该吃250～400克；蔬菜和水果居第二层，蔬菜类每天应吃300～500克，水果类每天应吃200～400克；鱼、禽、肉、蛋等动物性食物位于第三层，每天应该吃125～225克（鱼虾类75～100克，畜禽肉类50～75克，蛋类25～50

克）；奶类和豆类食物合居第四层，每天应吃相当于鲜奶300克的奶类及奶制品和相当于干豆30～50克的大豆及豆制品。第五层塔顶是烹调油和食盐，每天烹调油不超过25毫升或30毫升，食盐不超过6克。

膳食宝塔中建议的每人每日各类食物适宜摄入量范围适用于一般健康成人，在实际应用时要根据个人年龄、性别、身高、体重、劳动强度、季节等情况适当调整。中老年人年龄大，活动少，需要热量少，应根据自己的热量水平确定食物需要。中老年人摄取食物是为了获取均衡的营养素，满足肌体的生理活动和劳动的需要。食物的色、香、味、形与各种风味的食品促进了中老年人的食欲和消化液的分泌，更有利于中老年人对食物中营养素的消化吸收。膳食宝塔中包含的每一类食物都有许多品种，它们在营养成分上大体近似，在膳食中可以互相替换。应用膳食宝塔将食物同类互换，调配丰富多彩的膳食，以满足中老年人的口味，增强食欲，促进消化。膳食对健康的影响是长期的结果，需要自幼养成良好的饮食习惯，并坚持不懈，才能充分体现其对健康的重大促进作用。

中国饮食结构的十大优点

1. 每天吃新鲜蔬菜；
2. 以谷类杂粮为主，喜吃粗粮；
3. 爱吃植物油；
4. 爱吃豆类如豆腐、豆芽、其他豆制品等；
5. 爱喝茶，无论家居、办公都有一杯热茶，少喝含糖饮料；
6. 爱吃瓜果，大多是未加工过的各种品种，随瓜果上市季节而更换；
7. 很少吃罐头、冷冻食品和加工制品；
8. 喜欢全家人一起就餐；
9. 用筷子，可以使手脑并用，手腕灵活；
10. 佐料丰富，使用葱、姜、蒜、辣椒、胡椒、香料等可以增加食欲，帮助消化。

平衡膳食，人类健康的基础

合理饮食是身体健康的物质基础，对改善中老年人的营养状况、增强抵抗力、预防疾病、延年益寿、提高生活质量具有重要作用。各种食物所含的营养成分不完全相同，品种单一的食物不能满足人体对各种营养素的需要，因而人体必须摄入多种食物，即“平衡膳食”，这样才能达到合理营养、促进健康的目的。中老年人平衡膳食的要求主要有以下几方面。

食物多样化，提供多种营养素

生命需要食物，食物为机体提供营养素。人体必需的营养素有6类：碳水化合物、蛋白质、脂类、矿物质、维生素和水。其中，人体必需的营养素有40余种。目前所知，没有任何一种食物可以满足中老年人所有的营养需要。人体所需营养素在各种食物中的分布、含量和存在的形式均不相同。即便是两种食物中所含的某种营养素的量相同，也会由于不同食物中所含的其他营养素的影响，而使含量相同的营养素的吸收和利用率有所差别。因此，有限的几种食物难以满足人体全面、均衡的营养需求。

现代营养学认为，合理膳食的食物构成，在每天膳食中应含有五类基本食物。

谷、薯类	谷类包括米、面、杂粮等，薯类包括马铃薯、甘薯等，主要为人体提供碳水化合物、蛋白质、膳食纤维及B族维生素
动物性食物	包括肉、鱼、蛋、乳等，主要为人体提供优质蛋白质、脂肪、矿物质、维生素A、维生素D及B族维生素等
豆类、豆制品及乳类	包括大豆、其他豆类、各种豆制品、乳类及乳制品，主要为人体提供蛋白质、脂肪、糖类、B族维生素和矿物质等
蔬菜、水果和菌藻类	包括鲜豆类、根茎类、叶菜类、茄果类、各种食用菌类、各种水果等，主要提供膳食纤维、矿物质、维生素C、胡萝卜素、维生素K及有益于健康的植物化学物质
纯热量食物	包括动物油与植物油、食用糖、淀粉和酒类，主要提供热量；动植物油还可提供维生素E和必需脂肪酸

合理搭配，掌握比例

人体需要的营养素主要来自食物，膳食中的营养素平衡对于维持人体的生长发育和健康具有特别重要的意义。

平衡膳食中的五大类食物均应适量摄取，合理搭配。动物性食品和纯热量食品不能摄入过多，以保持我国膳食以植物食品为主、动物性食品为辅以及热量主要来自粮食的特色。应保证碳水化合物、蛋白质、脂肪三大营养素的合理比例，其热量供给占总热量的比例分别为：60%～70%、10%～15%、20%～30%。脂肪要以植物油为主，减少动物脂肪；并注意矿物质及多种维生素的供应要充足，比例要合适。食物蛋白质摄入要注意氨基酸的平衡，理想的食物蛋白质，其必需氨基酸和非必需氨基酸的比例应为4∶6。

平衡膳食不仅要求营养素的平衡，而且要求酸碱也平衡。中老年人在膳食中选用谷物、肉、鱼、蛋类等酸性食物时，必须配给一些蔬菜、水果等碱性食物，力求做到膳食的酸碱平衡，以利于营养素的吸收和身体健康。

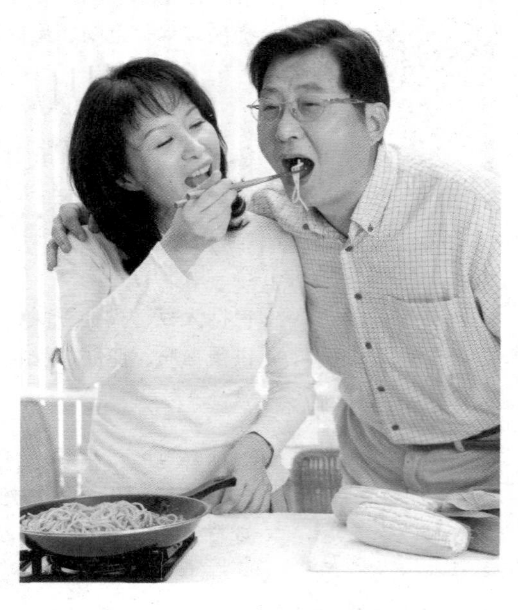

合理烹饪，减少营养流失

合理的烹饪加工是平衡膳食的重要环节。通过合理的烹饪加工，可以改变食品的感官性状，使之易于消化吸收；可以除去有害物质，保证饮食卫生；可以最大限度地保存食物中的营养素，提高营养素的消化吸收率。

经过几十年的研磨，中老年人的牙齿咬合面已经磨损，甚至牙齿开始松动、脱落，咀嚼功能减退，对食物的咀嚼和切割作用越来越小，许多食物往往未经嚼烂就被吞下；而没有嚼碎嚼烂的食物进到胃里，不仅增加了胃肠道的负担，还会因消化不良而发生腹泻。中老年人饮食的烹调加工，要注意到这些影响中老年人摄取营养的因素，在加工时要做到质量高、数量少，滋味鲜美能够促进食欲，质地柔软易于咀嚼和消化。加工要细、碎、薄，不宜采用大块状食物。烹调要软、烂、酥。烹调的方法以蒸、煮、炖、炒为主。多吃适合中老年人消化的发酵食品及柔软食品，如柔软的米面及其制品，包括面包、馒头、麦片、花卷、稠粥、面条和馄饨等；少吃烧烤食品及油炸食品，如烧饼、烙饼、油条、油饼、炸糕等。叶菜类食物要切细或制成包子、饺子和馄饨的馅，也可做成各种汤类。

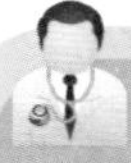

专家提示

一般情况酸性食物容易在膳食中超过所需数量，导致体液偏酸性，这不仅会增加钙、镁等碱性元素的消耗，引起缺钙等疾病，而且还会使血黏度增高，对中老年人的心血管系统不利，还能引起口渴、上火、抵抗力下降，甚至引发癌症。

牙齿缺损较多或咀嚼功能障碍的中老年人可食用肉松、鱼松、土豆泥、花生酱、各种菜泥或菜末、煮水果、果汁露等食品。烹调时宜清淡，少用动物油及食盐。

中老年人应少吃荤油、肥肉、油炸食物、甜点心、烧烤食品、动物内脏及胆固醇较高的食物。对有害健康的不良饮食习惯，如偏食、素食、煎炸、暴饮暴食等，应逐步加以纠正。

设计、调配中老年人营养食谱

营养配餐是按照人们身体的需要，根据食物中各种营养物质的含量，设计一天、一周或一个月的食谱，使人体摄入的蛋白质、脂肪、糖类、维生素和矿物质等几大营养素比例合理，即达到平衡膳食。营养食谱是平衡膳食原则的实际应用的具体表现形式之一。

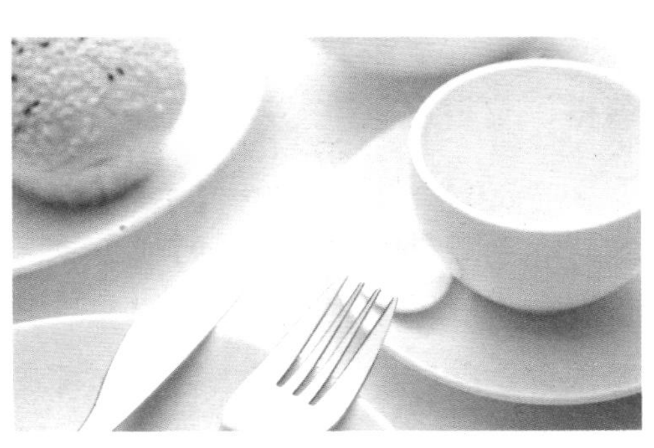

要根据个人的年龄、劳动强度、生理状况及营养素供给量标准，根据食品供应情况和经济条件，确定中老年人所需热量和各种营养素，适当地选择食品的种类和数量进行调配，编制出切实可行而又完善的食谱，从而合理利用食物，通过平衡膳食达到合理营养的目的。

中老年人菜谱示例

本食谱可提供热量1794.5千卡，蛋白质69.5克，其他营养素基本符合中老年人的要求。

早	馒头50克，小米粥（小米50克），脱脂牛奶（或酸奶）250克，素炒胡萝卜（胡萝卜50克）
午	米饭200克 黄瓜青椒炒肉片（黄瓜150克，柿子椒75克，精猪肉50克） 白菜炖豆腐（豆腐75克，白菜100克） 蒜蓉菠菜（菠菜100克，蒜茸少许）
晚	花卷100克 玉米面粥（玉米面50克） 清蒸鱼（小黄鱼75克，葱适量） 番茄炒山药片（番茄100克，山药150克）
加餐	苹果200克
全日烹调用油、用盐量：花生油25毫升，香油5毫升，食盐6克	

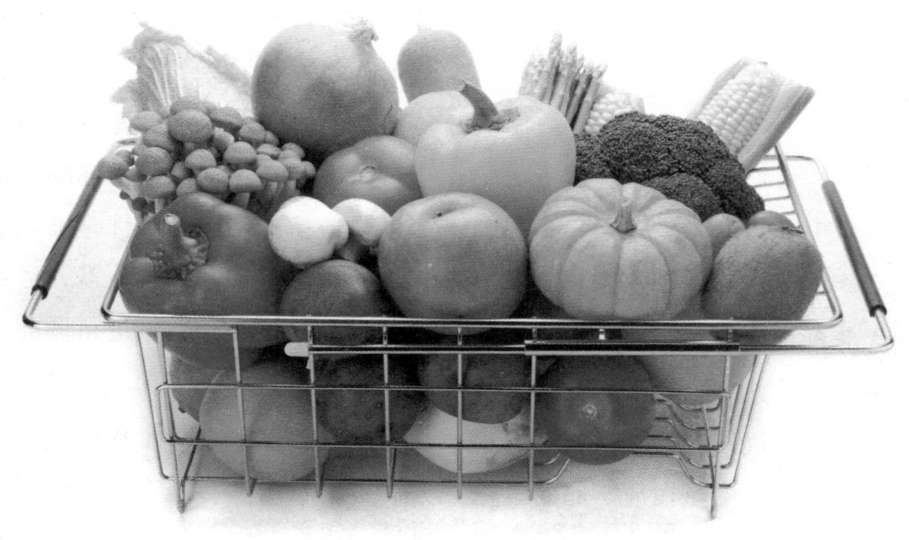

膳食卫生

中老年人在选择食品时必须符合两个基本要求：一是所选择的食品必须具有营养功能，也就是说，能够满足人体的营养需要；二是所选择的食品必须对人体无毒、无害，也就是说，要选择长期食用不会中毒、不会致病的食品。因此，食品必须具有营养功能与食品安全两个必备的属性。

食物放置时间过长就会引起变质，可能产生对人体有毒有害的物质。另外，食物中还可能含有各种有害因素，如致病微生物、寄生虫和有毒化学物质等。食用新鲜卫生的食物是防止食源性疾病、实现食品安全的根本措施。把好食品卫生关要从以下几个方面做起。

严把采购关

选购正规食品，不购买“三无”（无产地、无生产日期、无保质期）食品、饮品及超过保质期的食品。选购的食品要外观正常，没有污泥、杂质，没有变色、变味，并符合食品卫生标准。不买腐烂变质或被化学原料、微生物污染的产品。

合理储存和加工

储藏食物特别要注意远离有毒有害物品。生、熟食要分开储放。注意保持厨房和食品库房的整洁卫生。餐具、饮具和盛放直接入口食品的容器，使用前必须洗净、消毒；炊具使用后应立即洗净，保持清洁；加工凉

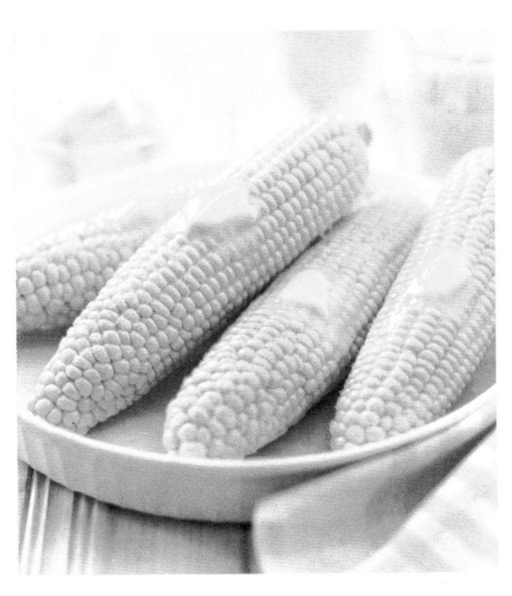

菜的用具、容器应当事先消毒并保持专用。加工和盛放生熟食的刀具、案板和容器要分开，不能混用。原料要清洗干净，先洗再切。

不吃变质的饭菜

食物做好后应尽快吃掉，减少储藏对食物质量的影响。如果放置时间过长，细菌大量繁殖，易使食物迅速馊坏。中老年人抵抗力降低，更易引起腹泻、腹痛等胃肠道疾病。因此，最好不要吃剩饭菜，如果有剩余，先烧透，再放到冰箱里保鲜；无冰箱的，放在阴凉透风的地方，吃前一定要回锅烧透。变质饭菜不要吃。

警惕食物中毒

不吃发芽土豆、未熟的鲜黄花菜和四季豆，慎食野生蘑菇，不要误食河豚鱼，这些食物中含有天然的动、植物毒素；防止蔬菜带来的农药危害。

注意个人卫生

养成良好的个人卫生习惯，饭前便后要洗手，患病时避免与别人共餐。集体就餐时应尽量实行分餐制，不能分餐时应设公用餐具，和个人餐具分开使用，以防止就餐人员之间的疾病传染。

专家提示

肉类食物生吃不但营养成分不容易吸收，也十分危险。比如，未煮熟的畜肉可能带有旋毛虫、囊虫或绦虫，淡水鱼未煮熟可能带有肺吸虫、肝吸虫等。在对卫生状况没有确切把握的情况下，肉、禽、鱼、奶等动物性食物必须经加热、熟透后再吃。

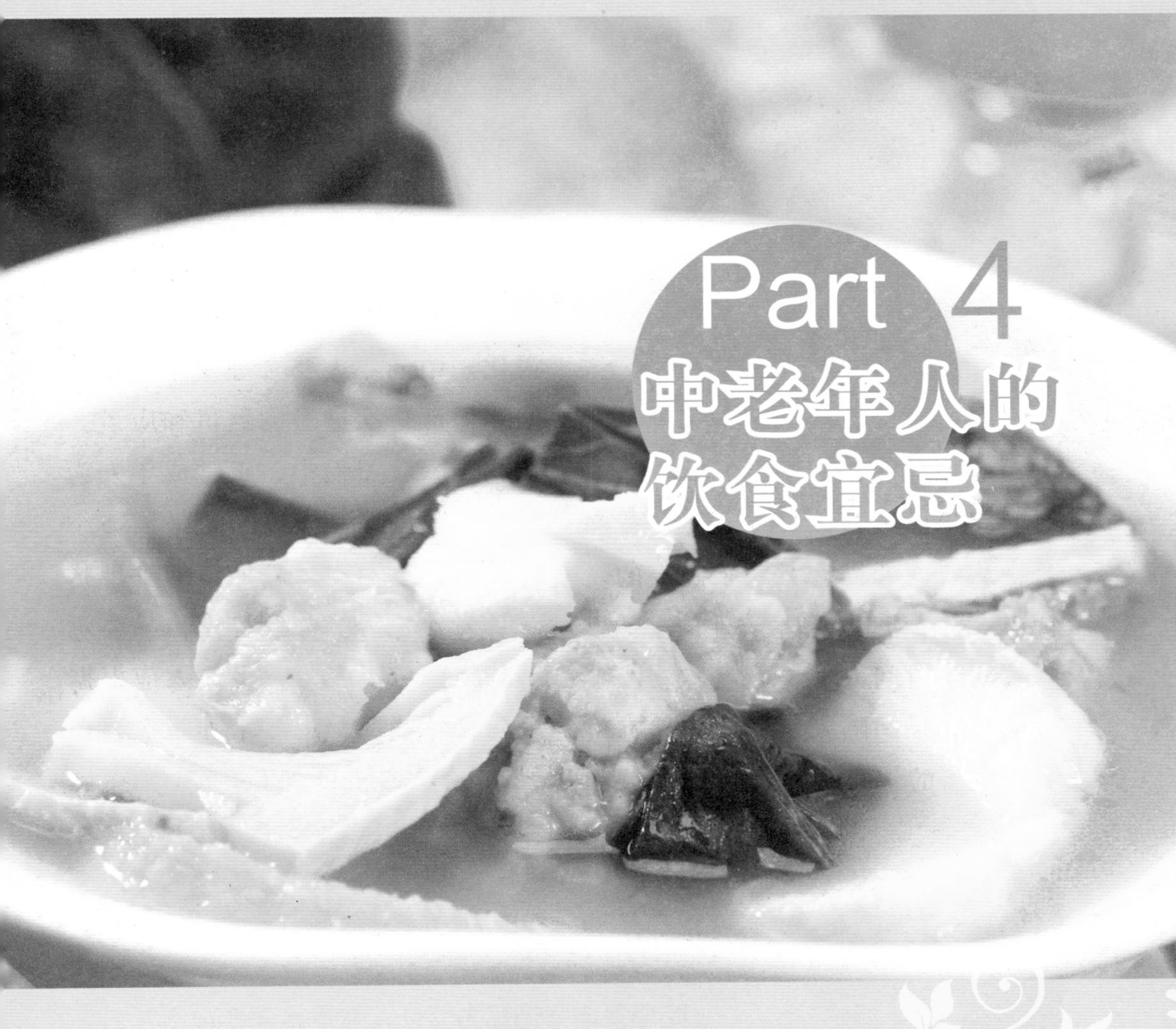

Part 4 中老年人的饮食宜忌

随着我国经济的快速发展和人民生活水平的提高，人们的膳食结构发生了很大的变化，一些中老年人误以为食物越贵，营养也就越好。大鱼大肉，糖果甜食，高脂肪、高蛋白质、高热量的膳食结构，引发了中老年人的高血压、糖尿病、脂肪肝、动脉硬化和痛风等疾病。

古人云：“安身之本，必资于食……不知食宜者，不足以生存也。”合理的饮食，可以使人身体强健、益寿延年；而饮食不当，则是导致疾病和早衰的重要原因之一。可见，了解必要的营养学知识，对营养问题有足够的重视，并且做到平衡膳食、合理营养，对中老年人健康而长寿地生活是非常重要的。

饮食有章法，细节要讲究

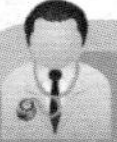 三餐有规律，热量巧分配

一般来说，人的每日进餐次数与时间间隔应该是以胃的功能恢复和食物从胃内的排空时间来确定的。食物一般在胃里停留4～5小时。如果两餐间隔时间太长，人就容易感到饥饿；如果间隔太短，消化器官得不到适当的休息，就会影响食欲和消化。中老年人要合理安排进餐时间，保证每次进餐的数量和质量。在我国膳食习惯中，正常成年人为一日三餐，两餐之间一般相隔5小时左右，这基本符合人体的生理状态。另外，每顿不宜过饱，只要吃七分饱就可以了。中老年人应根据个人身体状况，适当增加餐次，在三次正餐之间可加1～2餐，在晨

专家提示

吃早餐增强记忆力

一项新的研究认为，早上起来吃早餐，不论是脂肪、蛋白质还是碳水化合物，都能增强记忆力。

加拿大多伦多大学的研究员将22名年龄为61～79岁的老年人分成四组，其中三组分别吃含脂肪、碳水化合物和蛋白质的早餐；第四组为对照组，吃不含热量的早餐。三组老人在早餐后15～60分钟的记忆力测验中，成绩都比对照组好，而且吃含碳水化合物的早餐组成绩最好，吃含脂肪的早餐组排第二。研究人员建议，吃含碳水化合物的早餐，如一碗全谷食物、水果或两片烤面包，对身体和记忆力都有益处。

起、餐间或睡前安排一些牛奶、点心等食物，作为补充。每次数量不宜太多，以保证每日总热量不超标为准。

中老年人一日三餐的食物分配总的原则是："早餐吃好，中餐吃饱，晚餐吃少。"早餐应吃一些营养价值高、少而精的食品。一份合理的早餐应有干有稀，有主食又有副食。除主食外，最好配一种高蛋白质的食物，如鸡蛋、牛奶等。中餐的品质要高，量也要相对足。中餐主食分量要大些，副食花样要多些。应吃些肉类食品和蔬菜，以保证营养的全面供应。晚饭进食要适当少些，不要吃得太饱，少吃含脂肪较高的食物，而且蛋白质也要少吃些。"早饭占全天总量的35%，中餐占40%，晚餐占25%"，是对现代人养生的具体要求。

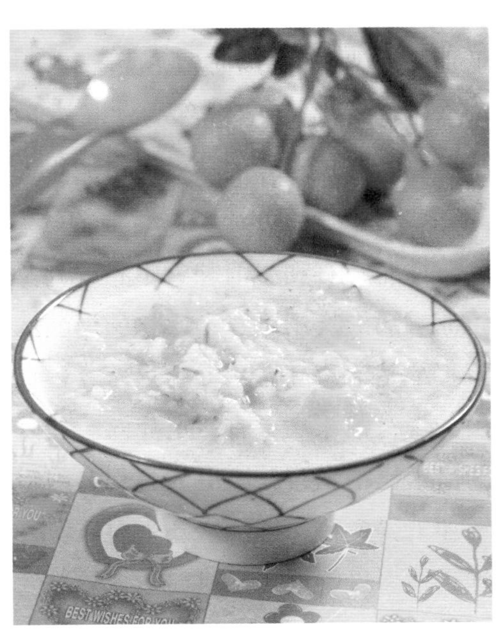

中老年人的饮食应当是低热量、低脂肪、高蛋白质、多种维生素和无机盐的平衡膳食。可按每天的活动量合理安排饮食。烹调时要少用油，使食物清淡、易消化。

粮食要为主，宜粗不宜精

俗话说"五谷为养"，意思是粗细粮均有丰富的营养，搭配着吃对健康有利。现代所说的五谷泛指谷类和豆类，如米、谷、麦、豆类等五谷杂粮。五谷含的营养成分主要是碳水化合物，其次是植物蛋白质，脂肪含量不高。不同品种的粮食，营养价值也不尽相同。燕麦富含蛋白质；小米富含色氨酸、胡萝卜素；豆类富含优质蛋白；高粱含脂肪酸高，还含有丰富的铁；薯类含胡萝卜素和维生素C。提倡谷类为主，即强调膳食中谷类食物应是提供热量的主要来源，应达到一半以上。以谷类为主的膳食模式既可提供充足的热量，又可避免摄入过多的脂肪及含脂肪较高的动物性食物，有利于预防相关慢性病的发生。

随着经济的快速发展和生活水平的日益提高，人们在饮食方面的消费也越来越高，食物越吃越讲究，米面越吃越精，杂粮粗粮难上餐桌；食盐只吃精盐，食油只吃纯花生油；喝的也是厂家生产的矿泉水，以及各种名牌饮料。如此“精纯”的结果，导致B族维生素、膳食纤维、微量元素严重缺乏，体内营养不平衡，比例失调，刚刚步入小康的人们又过早挤入了“富裕病”的行列。

粗粮里的粗纤维很难被我们的消化系统分解，它们只不过是在体内转了一圈。吃法不当或吃得过多，一时间难以消化，它们甚至会堆积在肠胃里，给消化系统增加不少负担。所以，中老年人选择细粮，在某种意义上也是符合中老年人生理功能减退的特点的。中老年人各种器官的生理功能有不同程度的减退，如牙齿脱落、消化液分泌减少、胃肠道蠕动缓慢，这就使得机体对营养成分的吸收利用率下降，因此，选择一些易于消化的细粮，可以提高中老年人机体对营养成分的吸收利用率。

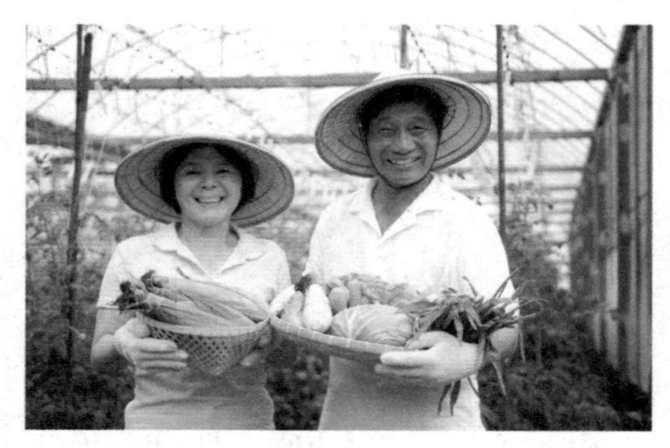

但是，从对身体健康而言，我们提倡中老年人要适当摄入粗粮。因为精细米面缺乏人体必需的一些营养素和矿物质，而这些营养素在粗粮中却含量丰富，对中老年人的身体健康十分重要。如玉米被公认为是世界上的“黄金作物”，它的纤维素要比精米、精面粉高4～10倍；而纤维素可加速肠蠕动，排除大肠癌的因子，降低胆固醇吸收，预防冠心病。玉米中含有的谷胱甘肽被称为“长寿因子”，具有抗衰老的功效，中老年人吃一些玉米食品可延年益寿。绿豆味甘，性寒，有利尿消肿、中和解毒及清凉解渴的作用；荞麦所含的烟酸和芦丁都是治疗高血压的药物，经常食用荞麦对糖尿病也有一定疗效。新鲜的糙米比精米对健康更为有利，因粮食加工得愈精，维生素、蛋白质、纤维素损失得就愈多。粗粮中含较多的膳食纤维、维生素和矿物质，对维持中老年人机体正常代谢功能有重要作用。高纤维食物能降低对膳食中胆固醇和热量的吸收率，从而减少中老年人患心脑血管疾病和癌症的危险性。

因此，在中老年人的膳食中，我们提倡以谷类为主，既要有细粮，又要有粗粮，并且粗细要合理搭配，尽可能食用全谷类、薯类等高纤维食物。我们提倡吃粗粮，但对于中老年人来说，粗粮不能粗吃，应该是粗粮细做或粗细搭配着吃。中老年人应该认识到，虽然粗粮营养价值丰富，但粗粮对中老年人来说，最大的缺点就是相对不易消化，所以粗细粮之间的搭配可以参照4：6的比例。细粮的加入既能缓解粗纤维对消化系统的压力，还可以提高消化吸收率，让粗细食物的养分相互补充。诸如八宝粥、豆沙包等，都是不错的粗细粮搭配。

食物烹调时，尽可能做得烂一些、软一些，多采用蒸、煮、炖、炒的方法，少用煎、炸、熏的方法。中老年人最好多吃入口即溶的软食，如菜泥、菜汤、果汁等食物。这样既便于中老年人消化吸收，也能补充中老年人所必需的水分。

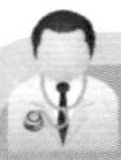

专家提示

食用薯类要预防中毒

※发芽马铃薯所含的龙葵碱对胃肠道黏膜有较强的刺激作用，对呼吸中枢有麻痹作用，并能引起脑水肿、充血。因此，不能吃生芽过多、黑绿色皮的马铃薯，生芽较少的马铃薯应彻底挖去芽眼并将芽眼周围的一部分削掉后才能食用。

※食用木薯必须去皮，反复浸洗薯肉，煮时将锅盖敞开，使氢氰酸挥发；弃汤汁，将熟薯用水浸泡，再行蒸熟方可食用。木薯制成淀粉，去毒效果很好。

※被黑斑病菌污染的表皮呈褐色、有黑色斑点或干瘪多凹、薯心变硬发苦的红薯应该坚决弃掉，以防食物中毒。

每餐七分饱，健康活到老

随着人们生活水平的提高，餐餐是精米细面、鸡鱼肉蛋。在这些美味佳肴的诱惑下，人们在不知不觉中已经饮食过量了。殊不知这些美酒佳肴只能适可而止，多了不仅对健康没有好处，还极有可能让人们付出损害健康和短寿的昂贵代价。

人的消化系统需要定时休养，才能维持正常工作。如果食物过量，上顿的食物还未消化，下顿的食物又填满了胃，使消化系统负担过重，就得不到应有的休养。人体胃黏膜上皮细胞寿命很短，每2～3天就要修复一次，一日三餐外加夜宵，长年累月下来，胃黏膜根本得不到修复的机会。而且，未被消化的食物长时间滞留在肠道内，逼迫胃大量分泌胃液，破坏胃黏膜，容易产生胃糜烂、胃溃疡；没能及时消化的食物，会产生许多毒素，被肠道吸收后，透过血脑屏障，损害中枢神经系统，不仅促人衰老，还会诱发胃癌。

饱食会加重胃肠道负担。人体过多地摄取蛋白质和脂肪，消化系统负担过重，容易导致消化不良。未被消化的食物长期堆积在肠道中，容易产生毒素和致癌物质，不仅会使人患肠胃疾病，而且还会损害中枢神经系统，使人加速衰老。

饱食使大脑代谢紊乱。科学研究证明，饱食后，大脑中有一种生长因子会比不饱食时增长数万倍，这种因子会使脂肪细胞和毛细血管内皮细胞增大，促使脑动脉硬化，脑皮质血氧供应不足，脑组织就会萎缩，脑功能也会退化，最终出现痴呆而缩短人的寿命。

吃饭要细嚼慢咽

肥胖者大多因为进食速度快，在胃壁末梢神经产生冲动到发出停止进食指令这一过程中，又吃进去不少食物，因此，其食量增加，顿顿饭过饱。要想减肥，首先要节食；要有效节食，就要放慢进食的速度，细嚼慢咽，使食物能更快消化吸收，促使血糖更快升高，更容易兴奋饱食中枢，较早出现饱腹感，从而停止进食。

饱食容易导致肥胖。长期饱食，体内过多热量无法消化，以糖原的形式堆积在肝内，如果不能及时消化掉，则会转化为脂肪，使人发胖。而肥胖又易引发动脉硬化、冠心病、糖尿病等一系列疾病。

我国古代有“辟谷养生”学说，讲的是节食有利于长寿的道理。我国古代名人大多遵循节食长寿这一信条。唐代名医孙思邈以节食作为养生要旨，清代乾隆皇帝则以“勤动、新鲜、节食、素餐”为延年要诀。一些文人墨客对“节食益寿”的观点也深信不疑。在保证营养均衡的情况下，经常保持饥饿的感觉，不仅有利于中老年人保持良好的体形，而且还会减缓身体的老化，防止各种疾病的发生。

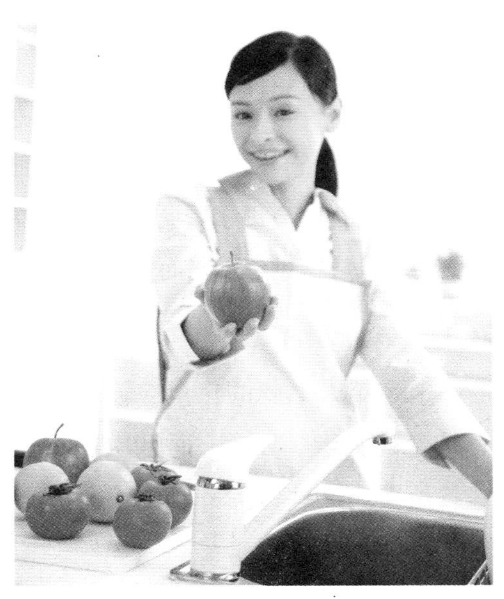

人们常说，吃饭要吃饱吃好。其实，对于中老年人来说，没有了饥饿感就算吃饱了。树立了这种“吃饱”的观念，节食就有了客观的标准。中老年人的节食应减少脂肪、胆固醇、糖的摄入量，糖尿病及肝、肾功能不全的患者饮食控制更为重要，合理的饮食是治疗的关键。

饮食要健康，注意“十二点”

中老年人属于特殊人群，其生理上有许多变化，所以中老年人的膳食要符合自身的生理特点。现将中老年人膳食的特殊要求总结为以下“十二点”，以便于记忆。

数量少一点

中老年人的饮食从数量上要适当减少一些，比青壮年时减少10%～15%，但也不宜减少20%以上。

质量好一点

中老年人应该增加蛋白质特别是优质蛋白质的摄入量。优质蛋白质以鱼类、禽类、牛奶、大豆为佳。

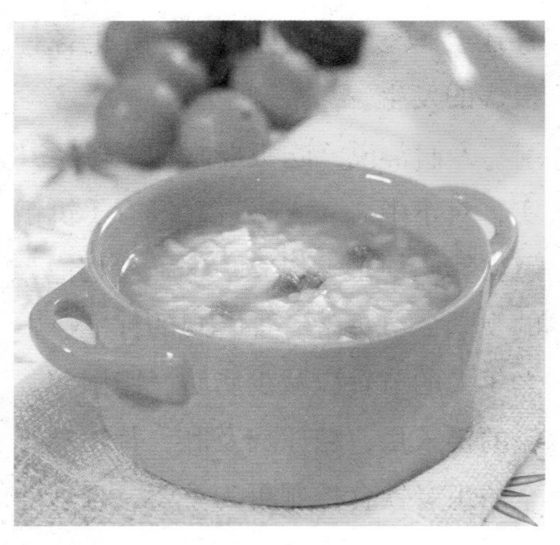

蔬菜多一点

中老年人多吃蔬菜不仅可以补充维生素、矿物质、纤维素等营养物质，还可以保护心脑血管，并可以防癌。根据中老年人身体的需求，每天应该吃不少于250克的蔬菜。

菜要淡一点

盐吃多了不仅会加重心脏、肾脏的负担，而且会加速皮肤的衰老，使中老年人看起来皱纹更多，更显老。中老年人盐的日摄入量不要超过6克。

品种杂一点

中老年人的饮食要注意主副搭配，荤素兼顾，粗细搭配，品种越杂越好。每天主副食的品种不应少于10种。

饭菜香一点

中老年人味蕾减少，味觉减退，食欲较差，因此饭菜搭配要合理，烹饪要得法，使得餐桌上的食品色、香、味俱全，以提高中老年人的食欲。

饭菜烂一点

中老年人的食物应该做得烂一些、细一些、软一些，以利于消化。

饮食热一点

中老年人的食物温度应冷热适宜，特别注意不要食用过凉的食品，以免引发胃肠疾病。冬天饮食应稍热一点。

饭要稀一点

饭做得稀一些、软一些，有利于中老年人消化，同时可以补充中老年人必需的水分。

吃得慢一点

中老年人进食时不要着急，应该细嚼慢咽，这样既有助于胃肠道的消化吸收，又可预防因进食不当而发生意外。

早餐好一点

中老年人早餐的热量应该占一天总热量的30%～40%，而且质量和营养价值要高一些，为一天的活动打下营养基础。

晚餐早一点

晚餐不仅要吃得少一点，还要吃得早一点，饭后稍微活动一下，会更有利于消化。

常食鲜蔬果，慢性病不扰

随着人们健康意识的不断增强，多吃水果和蔬菜已成为人们追求健康生活方式的共识。蔬菜和水果中含有丰富的维生素、胡萝卜素和纤维素，可以预防心脑血管疾病、癌症等许多疾病，是人体所需营养素的重要来源，也是保证人体健康不可缺少的重要物质基础。因此，中老年人应该多吃新鲜蔬菜和水果，而且选择的品种要丰富，不应将自己的选择仅局限在常吃的一些蔬菜和水果上。

中老年人的膳食中一日也不能缺少蔬菜。蔬菜是人体所需糖、维生素C、维生素B_2、胡萝卜素、泛酸、叶酸、纤维素等物质的主要来源，也是某些无机盐和微量元素的重要来源。而且蔬菜中所含的纤维素、半纤维素、木质素和果胶也是人们膳食纤维的主要来源。这些成分在体内不被消化吸收，但可促进肠蠕动，利于通便，能够减少或阻止胆固醇等物质的吸收，有益于健康。蔬菜以新鲜、深绿色或红、黄色为佳。一般来说，深颜色的蔬菜和水果因含有较丰富的B族维生素和胡萝卜素（维生素A原），所以具有较强的预防癌症和心脏病的功效，如生菜、菠菜、西兰花、紫甘蓝、胡萝卜、冬瓜、红薯、番茄、红辣椒、哈密瓜、橘子、西柚和草莓等。现在人们的生活水平提高

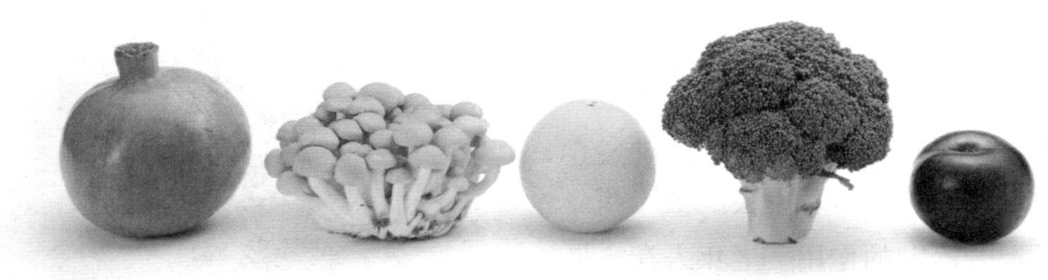

了，膳食中肉类、蛋类不断增加，加之一些中老年人因为消化能力、咀嚼能力以及口味问题，蔬菜的摄入量在减少，这不利于中老年人的身体健康。一些老年人有便秘的烦恼，就是因为蔬菜吃得太少，因此中老年人的膳食中必须安排一些蔬菜。

一些水果的功能与中老年人的生理需要相吻合。水果能为中老年人提供糖、维生素C、纤维素和果胶。多吃水果能刺激中老年人的食欲，可以促消化利便。水果因其品种不同，其含糖种类和数量也不同。如苹果和梨以果糖为主，桃、李、柑橘以蔗糖为主，葡萄、草莓则以葡萄糖和果糖为主。水果中鲜枣、草莓、橘、猕猴桃的维生素C含量较多。

中老年人由于身体器官的功能较弱，如消化能力差、肠蠕动减慢、胃黏膜萎缩、胃酸过量等，也常伴有各种疾病发生。因此吃水果时要选择对身体刺激较小的水果，才能吃得健康又安心。一次不宜进食大量的水果，可采用“少食多餐”的吃法。

水果进入人体后，会产生“寒、热、温、冷”的作用。老年人在水果的选择上，应根据自己的体质进行合理搭配。

经常大便干燥的中老年人可多吃些桃子、香蕉、橘子等，但要少吃柿子，因为吃多了会加重便秘。经常腹泻的中老年人要少吃上面提到的会帮助排便的水果，可适度吃些苹果，因为苹果有收敛的作用。经常胃酸的中老年人不宜吃李子、山楂、柠檬等较酸的水果。患有糖尿病的中老年人不但要少吃糖，同时也要少吃含糖量较多的水果如梨、苹果、香蕉等。肝炎患者多吃些橘子和枣等含维生素C较多的水果，有利于肝炎的治疗和恢复。患有心脏病及水肿的中老年人不宜吃含水量较多的水果如西瓜、椰子等，以免增加心脏的负担以及加重水肿。患肾炎、高血压等疾病的中老年人千万不可多吃香蕉，香蕉性寒且含钾量高。

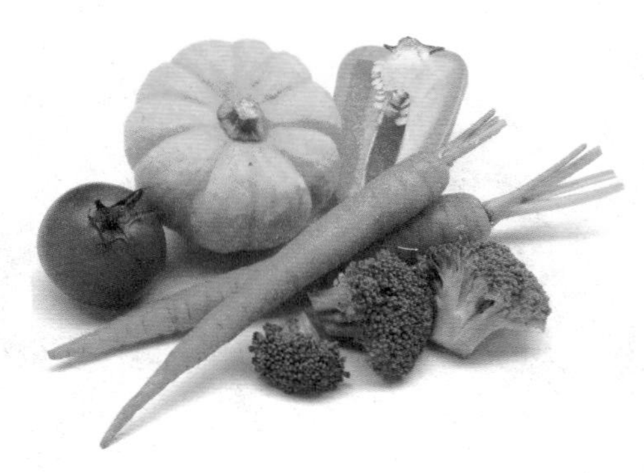

每天都喝粥，百岁有盼头

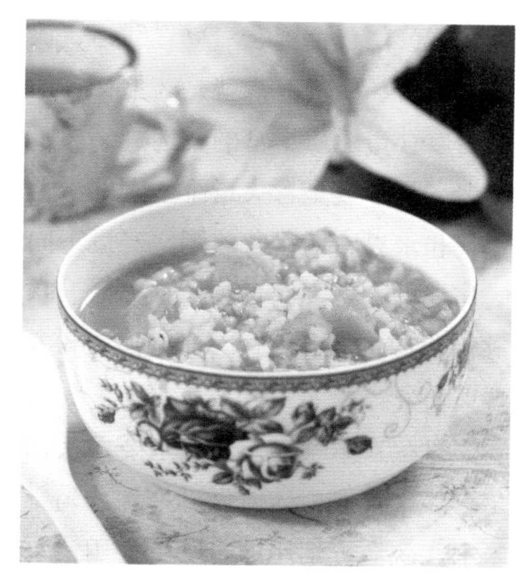

古人认为，粥是“第一补人之物”。喝粥是我国传统的饮食习惯，每当吃饭时，喝上一碗温暖适口的粥，既饱口福也觉得舒适，可算得上是饭桌上一种小小的享受。民间百姓都知道粥最养人，所谓“稀粥烂饭好活人”，强调的就是粥的营养作用。

粥，一般以五谷杂粮为原料，加水熬制而成。谷类多含有蛋白质、脂肪、糖类、多种维生素和矿物盐等营养成分，经慢火久熬之后，质地糜烂稀软，很容易被消化吸收，是一种理想而方便的营养食品。

粥，在我国百姓的餐桌上至少摆放了4000多年。《周书》称“黄帝始烹谷为粥”，这大约是关于粥的最早记载。明朝大医学家李时珍在《本草纲目》中说，粥“极柔腻，与肠胃相得，最为饮食之妙诀也”。

为什么粥的营养高呢？因为人体生理需要的蛋白质、脂肪、维生素、矿物质及淀粉等营养物质，主要来自人们日常所吃的各类食物。这些食物需要经过分解后，变成结构简单的小分子物质，才能被人体吸收。食物越细软，就越容易被机体消化吸收，其营养价值就越高。就粥而言，其中可以加入米、豆、肉、菜等各种物质，经过相对温度较低、时间较长的熬制后，有利于各种营养物质逸出溶于汤中，可使粥更具营养价值。

粥的制作，一般有煮和焖两种方法。煮法即先用旺火煮至滚开，再改用小火煮至粥汤稠浓的方法。焖法是指用旺火加热至滚沸后，即倒入有盖的木桶内，盖紧桶盖，焖约2小时即成，具有香味较浓的特点。通常粥多采用煮法。

粥有一个最大的特点，就是除主要原料粮食外，还可以辅加各种配料。在粥中辅以具有药用价值的莲子、薏苡仁、百合、扁豆、红枣、茯苓、山药、胡桃等，就是药粥；在粥中辅以含蛋白质丰富的羊肉、牛肉、鱼肉、骨髓或是含大量维生素的深色蔬菜和水果，就是营养粥。经过不同的加工方法熬制，不仅营养丰富、味道鲜美，而且更具有滋补、祛病和养身之功效。

粥在制作时，应注意水要一次加足，一气煮成，才能做到稠稀均匀、米水交融。煮粥用的米既可先用清水浸泡5～6小时，然后下锅再煮，也可淘洗干净后直接下锅煮粥。先浸后煮，可缩短煮粥的时间，但浸泡易致养分损失。若配方中有不能直接食用的中药，则可先把中药煮取汤汁，再加入米或面煮粥；或先将中药研成粉末，再与米同煮。若粥中的配料形体较大，应先进行刀工处理，再下锅煮粥，以使粥稠味浓。经过不同的加工方法熬制后，使其不仅营养丰富、味道鲜美，而且更具有滋补、祛病和养身之功。

由于地理、气候、物产及民俗的不同，粥的原料、配料及制作方法也不同。如北京有豌豆粥，广州有鱼片粥，云南有紫米薏苡仁粥，苏州有鸡酥豆糖粥，东北有玉米糁粥等，中老年人可根据自己的身体状况选择粥的种类。凡精气衰微、诸虚百损，皆可用粥治疗，坚持服用，定能取得祛病延年之效。

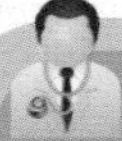

专家提示

煮粥宜用开水

人们煮饭时，往往都用生冷的自来水，其实这是不科学的习惯。因为未烧开的水中含有一定数量的氯气，在烧饭过程中，它会大量破坏粮食中所含的人体不可缺少的维生素B_1。

据美国和日本的科学家实验证明：用生冷的自来水烧饭，维生素B_1的损失程度与烧饭时间、烧饭温度成正比，一般情况下，损失30%左右。若用烧开的自来水烧饭，维生素B_1就可以免受损失，因为烧开后的自来水，氯气已随水蒸气蒸发掉了。

不吃剩饭菜，免受病毒害

“谁知盘中餐，粒粒皆辛苦”。一般说来，经过艰苦岁月磨炼的中老年人，都有着勤俭持家的良好习惯，不愿浪费一粒米、一棵菜，遇到没吃完的剩菜剩饭，总是想：“好好的菜，倒了太浪费了，放一天坏不了，明天接着吃！”

但是从科学角度看，剩饭剩菜已经失去了营养价值，长期吃剩饭剩菜会影响中老年人的身体健康。据科学测定，烧好的菜肴放置两小时，各种维生素就损失10%～30%；放置4小时，损失达30%～70%。隔夜菜，特别是绿叶蔬菜，营养价值更低。

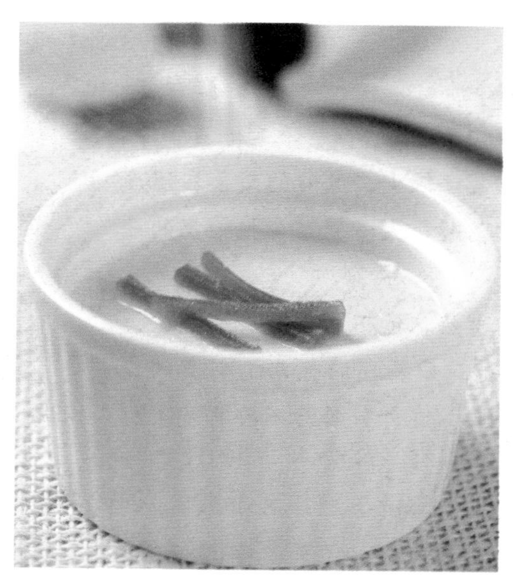

剩菜剩饭、过期食品，不仅没有营养价值，甚至还有毒副作用。凡吃进口的东西，药品也罢，补品也罢，食物也罢，对人体的作用原理都是一样的，都是通过消化系统消化吸收后对人体发挥作用。吃了营养丰富的东西，会为人体补充养分；如果吃了变质的东西，则会对人体产生毒副作用。

剩饭剩菜中含有致癌物质。由于施肥的缘故，蔬菜中往往含有较多的硝酸盐。硝酸盐本身并无毒性，但是如果存放一段时间后，由于酶的作用，它会转变为致癌的亚硝酸盐。在烹调的高温作用下，蔬菜中的酶已经被消灭了，但是剩菜在存放过程中会接触空气中的微生物，其中许多微生物都有“硝酸还原酶”的作用，也能够把硝酸盐变成亚硝酸盐。蔬菜经过食用后，筷子的翻动会增加微生物的“接触面”，筷子上沾的唾液也含有细菌和酶类。因此，食用过的剩菜比没有经过翻动的剩菜更快地产生亚硝酸盐。

常吃剩饭菜容易导致肥胖。引发肥胖症的首要原因就是吃得太多。不忍心把剩菜剩饭倒掉，认为多吃几口无大碍，但是长此以往、积少成多，其结果必然导致饮食过量，肥胖症就会随之而来。美国兰德公司的研究报告指出，身体超重危害健康，肥胖对健康的危害超过吸烟和酗酒。如果男子体重超过标准体重的20%，女子超重25%，即可视为身体超重。肥胖会带来诸如糖尿病、高血压、高胆固醇、冠心病、结石和关节炎等疾病。美国现在已经明确规定肥胖是一种病，要求社会把肥胖者当病人看待。该报告还指出，有些国家，如日本和中国，也出现了过去不曾遇到的身体超重问题。

要做到不吃剩饭菜，除了要舍得把剩饭菜倒掉外，更重要的是应该在做饭前树立节约意识，做到精打细算，量米下锅。每顿饭菜的量最好控制在饭后没有饱胀的感觉。换句话说，就是不要那种撑得要命的“十分饱”，而是要没有饥饿感觉的“七、八分饱”。

中老年人还要与时俱进，更新节约观念。时间较长的剩饭菜，一定要倒掉。这不是浪费，而是最大的节约。试想：如果因为吃剩饭菜而毁了健康，那是多么大的损失？如果因为吃了变质剩饭剩菜，引发闹肚子甚至中毒等，不仅严重损害身体健康，而且还会花去不少医疗费，这个损失是那点剩饭菜能换来的吗？

不吃剩饭菜，免受病毒害。看到剩饭剩菜可能对健康造成的危害，相信每个人都会得出正确的节约观念。

蔬菜不宜打包

在烹饪蔬菜的过程中，一般用盐比较少，做好的蔬菜在温度比较高的环境下一放，菜里面的细菌趁机大量繁殖，把菜里的硝酸盐还原成亚硝酸盐。

亚硝酸盐本身无毒，但它会在自然环境下与胺合成亚硝胺，亚硝胺则是强致癌物质。可想而知，如果我们长期吃剩下的蔬菜，患癌症的概率一定不会低。因此，在外就餐后不要将蔬菜打包回家。

正确选食物，保你心舒畅

我们的心情与某些大脑化学物质的生产和使用大有关联，许多食物中的自然化学物质，能够改变我们感觉世界的方式。食物透过改变脑细胞的活动方式，影响神经传送的功能，这打开了通往脑细胞的大门，让其他影响心情的化学物质得以进入，为我们带来健康愉悦的情绪。

很多人在沮丧的时候，有大吃特吃的习惯，其实这是身体的一种正常反应，但是怎样才能把控制这种不良习惯与摆脱坏情绪结合起来呢？想要拥有好心情，你不妨试一试下面这些食物。

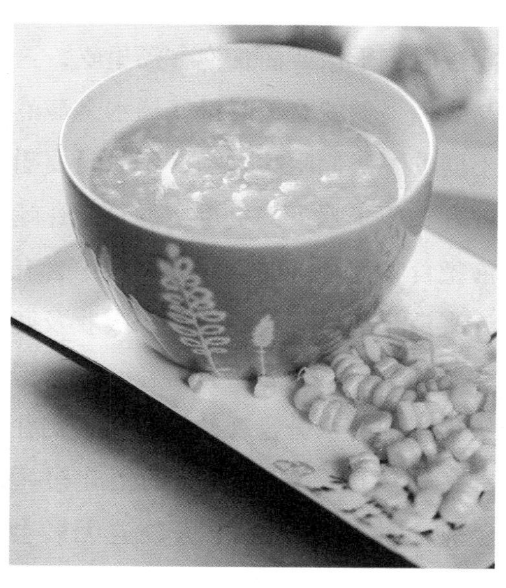

多吃坚果、瘦肉、鸡蛋

坚果类、瘦肉、蛋类等食物中，含有色氨酸。色氨酸是一种人体合成神经传导激素的材料。人体血液中这种神经传导激素含量的多少，直接关系到性格上积极、乐观的程度。因此，心情不好、沮丧时，找一些南瓜子、芝麻、鸡蛋等食物来吃，是可以改善心情的。

多吃鱼肉

鱼油，可以降低血脂、预防脑卒中，喜欢吃鱼的人脑中的鱼油成分高于一般人，抗忧郁的能力也会比较强。

多吃绿色蔬菜、肉类、海鲜

想要转换一下自己的坏心情，可以选择绿色蔬菜、肉类、海鲜和香蕉。这些食物含有镁质，可以对抗苦闷与迷茫的心境。

甜食能稳定情绪

碳水化合物在情绪上扮演着维持正常血糖及神经传导激素正常分泌的角色。多糖类如米饭、淀粉，单糖类像饮料和甜点中的糖，都能刺激并引起血中胰岛素分泌增加，促进神经传导激素形成，从而改善焦虑和沮丧情绪。因此，情绪不佳时适当地吃一点甜品，可以缓解焦虑的情绪。

吃饭先喝汤，胜过良药方

有一句谚语："饭前先喝汤，胜过良药方。"这话是有一定科学道理的，因为人的口腔、咽喉、食道一直到胃就像一条通道，是食物的必经之路。你在吃饭前，如果能先喝几口汤或水，等于给这条消化道加点"润滑剂"，能使食物顺利下咽，防止干硬的食物刺激消化道黏膜。

不仅饭前喝汤对我们的身体有益，在吃饭的过程中不时地进点汤水也有很多好处。吃饭时进点汤水，有助于食物的稀释和搅拌，从而有益于胃肠对食物的消化和吸收。若饭前不喝汤，吃饭时也不进汤水，饭后则会因胃液的大量分泌使体液丧失过多，从而感觉口渴。如果这时喝水，会冲淡胃液，影响食物的消化和吸收。

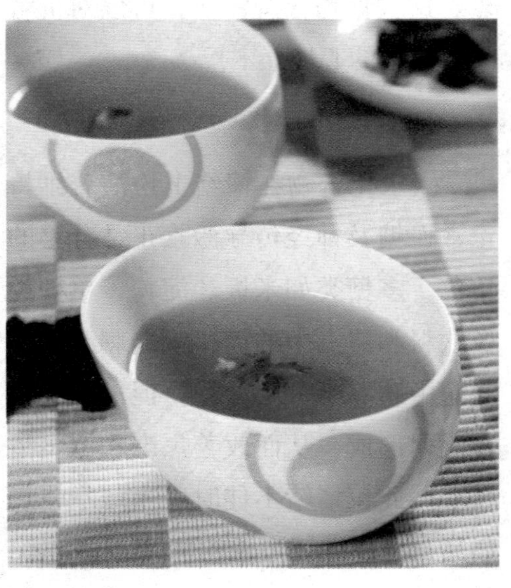

所以，有营养学家认为，养成饭前和吃饭时喝汤的习惯，可以减少食道炎、胃炎、食管癌等疾病的发生。那些常喝各种汤、牛奶和豆浆的人，消化道也最易保持健康状态。

但饭前喝汤喝多少、何时喝，这些都是有讲究的。一般而言，中、晚餐前以喝半碗汤为宜，而早餐前可适当多喝些，因为经过一夜的睡眠后，人体内的水分消耗较多。喝汤的时间以饭前20分钟左右为好。总之，喝汤应以胃部舒适为度，切忌饭前、饭后"狂饮"。

还有一点值得说明，有些人喜欢吃饭时将干饭或面食泡在汤里吃，这与我们提倡的吃饭时进些汤水是截然不同的。我们咀嚼食物，不只是要嚼碎食物便于咽下，更重要的是要让唾液把食物充分湿润。因为唾液中含有许多消化酶，有帮助消化、吸收及解毒的功效，对健康十分有益。而汤泡饭由于饱含水分，松软易吞，人们往往懒于咀嚼，未经唾液的消化过程就把食物快速吞咽下去，这无疑会增加胃的负担，日子久了容易导致胃病的发生，所以，中老年人不宜常吃汤泡饭。

食肉不恐慌，吃好也健康

从前人们是吃不饱饭、吃不上肉，而现在人们的生活水平提高了，却开始拒绝食肉。人们普遍认为，中老年人应避免食肉，每天尽量吃得清淡一些。其实不然，在维持中老年人健康生活方面，肉类食品起了很大的作用。

随着生活水平的逐步提高，在现代人一致呼吁"健康饮食"的口号声中，大部分人过多地夸大了蔬菜的好处，却忽略了肉类中的营养成分。不少人拒"肉"于千里之外，深怕肉类中的脂肪和热量影响自己的健康，从而强迫自己成为准素食主义者。殊不知，肉类中含有多种人体所必需的营养素，缺少这些营养素，会导致多种疾病。

肉类主要是由水分、蛋白质、脂肪、无机盐和维生素组成。在中老年人中，不少人存在着轻度的蛋白质缺乏症，如贫血、抗病能力降低、神经

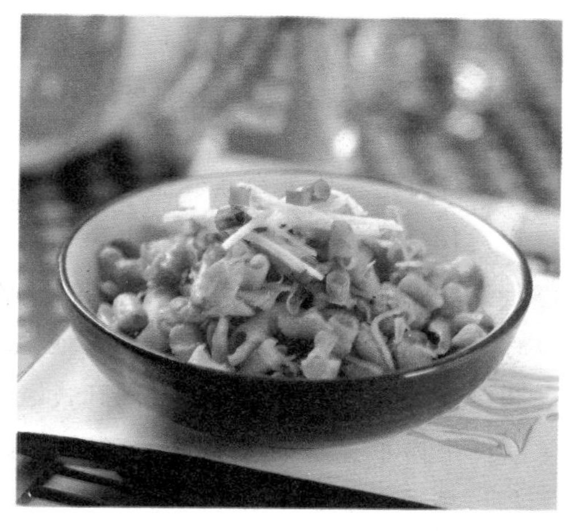

系统与内分泌系统调节功能减退、肌肉组织退化、酶活性降低等，这些症状常常被机体的老化现象所掩盖，而没有足够重视饮食中的蛋白质缺乏问题。肉类的蛋白质是优质蛋白质，其必需氨基酸的含量与利用率接近全鸡蛋。人体组织是由细胞构成的，而细胞更新需要蛋白质提供更多更新的"料"，以促进生长发育和修补组织。因此，在膳食中应合理地依靠脂肪提供热量，以"保护"蛋白质，避免被"氧化燃烧"，让蛋白质发挥更重要的作用。所以，适量摄入瘦肉、鱼类等，是维护人体健康所必需的。倘若中老年人对动物性蛋白质和脂肪摄入不足的话，血液中的胆固醇值会下降，这样极有可能增加因血管脆弱引发脑溢血等病的危险度。

猪、牛、羊肉——日常饮食中必不可少的佳品

猪肉是人体蛋白质和脂肪的主要来源之一。猪的瘦肉和肥肉分别含有蛋白质16.7%和2.2%，脂肪28.8%和90.8%，水分53%和6%。猪肉中含有丰富的磷和铁，并且猪肉中的锌也是儿童智力生长发育所必需的元素，与肉结合的铁才容易被人体吸收。其他一些微量元素，如锰、硅、硒、氟等也都含有。猪肉具有补肾、养胃、滋肝、润肌肤、滋阴润燥的养生保健功效。

牛肉中含有的蛋白质、脂肪、维生素A、B族维生素、维生素D、钙、铁、磷等都非常丰富，营养价值很高，是滋补强壮的上品。此外，牛肉在强筋骨、养脾胃、安中益气、消水肿、除湿气等方面均有很好的药用功效。

羊肉所含的钙质、铁质都高于猪肉，对贫血、肺病及体质虚弱的患者非常有益。每100克羊肉中含有蛋白质17.3克、碳水化合物0.5克、脂肪13.6克、钙15毫克、铁3毫克、磷168毫克、胆固醇70毫克，以及其他一些微量元素。羊肉可以益气补虚、温中暖下，是治疗虚痨、腹痛、腰膝酸软、产后虚冷的最佳食品。

有人担心食用瘦肉、鱼类等高蛋白质的食品，可能对高血压患者不利，其实大可不必担心。研究结果表明，低蛋白质饮食对于高血压患者比高脂肪饮食更有害，是发生中风的主要原因。因此，要求高血压患者应保证适量蛋白质的供应。但高血压患者要少吃羊肉，患有冠心病、高血压、高血脂和肥胖症的患者要忌食肥猪肉。

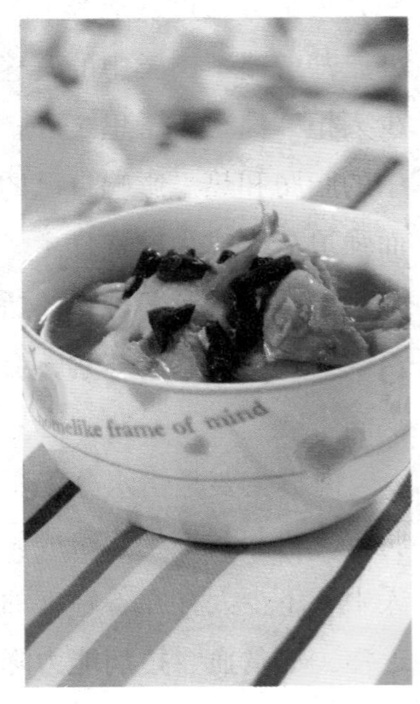

肉类的脂肪以饱和脂肪酸居多，还含有一定的胆固醇，其熔点和体温相近，消化率较低，过量食用易引发老年心血管疾病，因此中老年人吃肉类食品要适量，不宜多食。

喝水要主动，没事喝几口

水对于人体是非常重要的。如果缺水，会出现很多健康问题。譬如，造成血液浓度增高，血液循环不畅，使营养的输送受到影响，细胞得到的营养成分也相应减少，降低了细胞的活性；缺少水分，新陈代谢产生的各种废物就不能被排出体外，只能在体内堆积，危害人体各个组织；缺少水分还会引起体重的增加，减少皮脂分泌物，使皮肤变得干燥，皱纹开始增多。

随着生活节奏的加快，许多人忙得不亦乐乎，连喝水都无暇顾及。资料表明，不喝水现象越来越普遍。很多人认为，渴了才喝水，这是不对的。对“渴”，中老年人不敏感，过了“渴劲”就不感到渴了。不少人错误地认为，“渴”是小事一桩，这就更不对了。“渴”是体内已严重缺水的信号，水比食物还要重要，人体内一切生化反应都必须有水的参与，否则新陈代谢就会出现障碍，导致亚健康状态。尤其是中老年人更要注意，因为随着年龄的增加，口渴的感觉会愈来愈不明显，所以即使在非常缺水的时候，要喝水的感觉也不会很强烈。因此，我们应提倡主动饮水，养成定时饮水的好习惯。

现在，要向大家介绍一下正确喝水的方法：

1 喝好水

尽量避免常饮蒸馏水。一般蒸馏水的水性太酸，容易伤害身体，对肾脏较弱的患者则更为不利。可选择优质的矿泉水。如果可以的话，喝弱碱性水对人体最有利，因为人体体液呈弱碱性。

2 饮暖水

炎热的夏季，大多数人都喜喝冰水或冷饮。虽然冰水和冷饮会带来暂时的舒适感，但大量地饮用，就会阻碍肌体散热，不利于排汗，引起中暑，所以夏季应喝一些加少许盐的盐开水，补充体内因不断出汗而造成的缺水。

3 不喝生水

水煮沸后3分钟，就可以使水中的氯气和一些有害物质被挥发掉，所以开水是卫生的，也是健康的。而生水中，不但含有氯等有害物质，还可能有寄生虫卵等，所以坚决不能喝生水。

4 掌握饮水时间

一天中最佳的饮水时间是早晨起床后、10时左右、16时左右及睡前。在这几个时间段，不渴也要主动喝水。起床后喝一杯白开水能降低血黏度，预防高血压、心肌梗死等疾病的发生。同样的道理，睡觉前也要喝一杯白开水。夜间缺水会加大心肌梗死等疾病的危险性，所以，半夜醒来后，要再喝一杯水，随时注意降低血液浓度，避免疾病的突然发生。最好喝白开水，而不是喝各种饮料。

5 均匀地喝水

每次喝的水量不能太多，否则会增加心、肾的负担。中老年人在大量出汗后，也不能一次喝太多水，要均匀地喝，每次喝水的量差不多，而时间要均匀地分布于一天中。

饮料来排名，茶饮为最佳

茶与可可、咖啡号称世界三大饮料，东方人一般偏爱喝茶。我国民间素有“开门七件事，柴、米、油、盐、酱、醋、茶”之说。茶是我国居民最主要的饮料，从古至今，人们一致认为饮茶具有保健功效。世界卫生组织调查了许多国家的饮料优劣情况，最终认为：茶为中老年人的最佳饮料。

茶是由茶树叶及嫩芽经过一系列加工制成的。根据制茶方法的不同，我国商品茶分为红茶、绿茶、乌龙茶、花茶和紧压茶五类。据科学测定，茶叶含有蛋白质、脂肪、10多种维生素、氨基酸、果胶素、有机酸、脂多糖、糖类、酶类、色素等近300种成分，可调节生理功能，发挥多方面的保健和药理作用。

饮茶的好处很多，概括起来有14条：

1 茶能使人精神振奋，增强思维和记忆能力。

2 茶能消除疲劳、促进新陈代谢，并有维持心脏、血管、胃肠等正常功能的作用。

3 饮茶对预防龋齿有很大好处。据英国的一次调查表明，儿童经常饮茶，龋病（龋齿）可减少60%。

4 茶叶含有不少对人体有益的微量元素。

5 茶叶所含鞣酸能杀灭多种细菌，故能防治口腔炎、咽喉炎，以及夏季易发生的肠炎、痢疾等。

6 饮茶能保护人的造血功能。茶叶中含有防辐射物质，边看电视边喝茶，能减少电视辐射的危害，并能保护视力。

7 饮茶能延缓和防止血管内膜脂质斑块形成，防止动脉硬化、高血压和脑血栓。

8 饮茶能兴奋中枢神经，增强运动能力。

9 饮茶有良好的减肥和美容效果，特别是乌龙茶，此方面的效果尤为明显。

10 饮茶可以预防老年性白内障。

11 茶叶有抑制恶性肿瘤的作用，饮茶能明显地抑制癌细胞的生长。

12 饮茶能抑制细胞衰老，使人延年益寿。茶叶的抗老化作用是维生素E的18倍以上。

13 饮茶能维持血液的正常酸碱平衡。茶是一种优良的碱性饮料，能及时中和血液中的酸性代谢产物。

14 茶能防暑降温。饮热茶9分钟后，皮肤温度下降1～2℃，使人感到凉爽和干燥；而饮冷饮后，皮肤温度下降不明显。

由于茶具有多种效能，所以，在当前自然环境污染严重的情况下，特别是在城市居住的人们，更应经常喝茶。不过喝茶要掌握好时机：

吃过油腻的食物后要喝茶

含有丰富脂类或蛋白质的食物一般比较油腻，这样的食物吃下去，在胃里停留的时间比较长，这时喝点茶，会加快食物排入肠道的速度，使胃部舒畅。

吃太咸的食物后要喝茶

食物太咸，会使体内盐分增加，对健康不利。吃太咸的食物后，最好尽快喝茶利尿，以排出盐分。

出大汗后要喝茶

在炎热的夏天，人体会排出大量的汗液，这时候喝茶能很快补充人体所需的水分，降低血液浓度，使体内废物快速排泄，减轻肌肉酸痛感，消除疲劳。

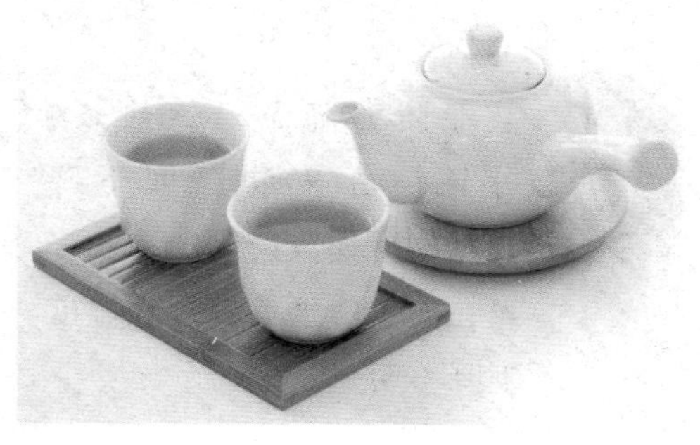

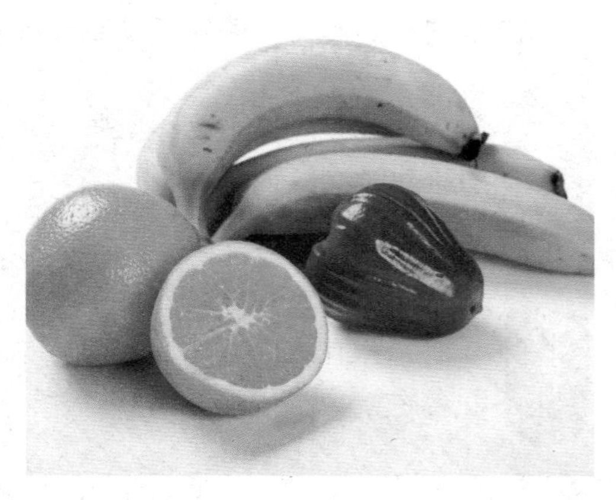

饮料花样多，选择有标准

在我国，经过定量包装，供直接饮用或用水冲调饮用，乙醇含量不超过质量分数为0.5％的制品，都属于饮料，但不包括饮用药品。

按照GB10789《饮料通则》的分类，我国饮料可分为：碳酸饮料（汽水）类、果汁和蔬菜汁类、蛋白饮料类、饮用水类、茶饮料类、咖啡饮料类、植物饮料类、风味饮料类、特殊用途饮料类、固体饮料类以及其他饮料类，共十一大类。

年轻人一般喜欢喝碳酸饮料、果汁饮料、啤酒。对中老年人来说，喝这类饮料利少弊多，因这些饮料都是含糖分高的饮料，而且碳酸饮料中的碳酸会和体内的钙结合，形成碳酸钙沉淀，使体内的钙大量流失，加重了中老年人的骨质疏松症。啤酒、白酒更是老年人所禁忌的东西。酒伤胃肠道，影响消化系统，以啤酒做饮料，对中老年人来说有百害而无一利。

国际公认的健康理念认为，适合中老年人的饮料主要有以下几种：

茶

茶分绿茶和红茶。绿茶含茶多酚，有抗癌的作用；绿茶中所含的氟不仅能坚固牙齿，还能消灭蛀牙和牙菌斑；绿茶中的茶甘宁，可以提高血管韧性，防止血管破裂。体实内热的老年人，多喝绿茶；体虚内寒的老年人，要多喝红茶；脾胃虚弱的老年人，如果喜欢的话，还可以在红茶中加点牛奶，温胃补气。

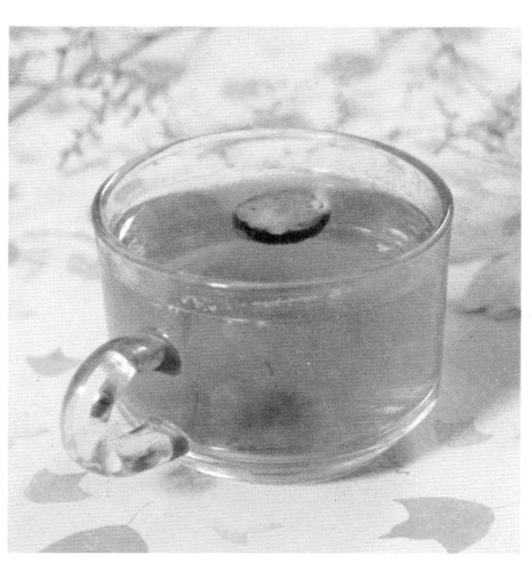

葡萄酒

葡萄酒是含酒精饮料中少有的碱性饮料之一。葡萄酒中高含量的多酚类物质——“白藜芦醇”可减低血液中的坏胆固醇和血脂的含量，从而减轻动脉粥样硬化和心脏病症状。另外，它还含有超强抗氧化剂，可清除身体中产生的自由基，保护细胞和器官免受氧化，令肌肤恢复美白光泽，所以葡萄酒素有“中老年人的牛奶”之称。不过红葡萄酒也含有乙醇（酒精），喝多了同样损害胃肠、肝脏、肾脏等器官。

酸奶

乳酸饮料是以牛奶为主要原料，利用乳酸菌种发酵制成的。它酸甜味美，可消食健胃，不但可以补充人体丢失的营养素，有些含添加剂的乳酸饮料还能提供人体所需的钙和维生素，能促进体内有益菌的生长，改善肠道功能，帮助消化。中老年人肠胃虚弱或者消化不良，都可以试着喝些酸奶改善一下。

维生素饮料

维生素饮料是一种功能性饮料，有单一的维生素饮料，也有多种维生素的复合饮料。最常见的是强化维生素 C、β－胡萝卜素和维生素 E 的饮料。这些还原性维生素都有较好的抗癌作用以及抗氧化和消除体内自由基的防病抗病功效。这类饮料也比较适合老年人。

矿物质饮料

矿物质饮料也是一种功能性饮料。中国营养学会的调查研究表明，我国儿童、青少年、成年及中老年和孕妇、哺乳期妇女等不同人群，都普遍存在着不同程度的缺钙、缺铁等矿物质摄入量不足的问题。严重的矿物质缺乏现状，促使人们在开发高效补充矿物质制剂的基础上，研制出系列饮料。系列的强化矿物质饮料正在为预防和消除因矿物质缺乏而引起的特殊病症而发挥作用。这类饮料也比较适合中老年人。

蔬果汁

鲜蔬果汁能去除体内堆积的毒素和废物，因为鲜果汁或鲜菜汁进入人体消化系统后，会使血液呈碱性，把积存在细胞中的毒素溶解，并排出体外。

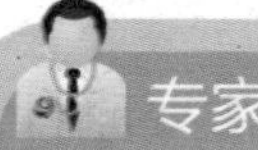

专家提示

圆白菜汁的功效

圆白菜对于促进造血功能的恢复、抗血管硬化和阻止糖类转变成脂肪、防止血清胆固醇沉积等具有良好的功效。圆白菜汁中的维生素A，可以促进幼儿发育成长和预防夜盲症。圆白菜汁所含的硒，除有助于防治弱视外，还有助于增强人体内白细胞的杀菌力和抵抗重金属对机体的毒害。当牙龈感染引起牙周病时，饮用圆白菜和胡萝卜混合汁，不仅可以为人体供应大量维生素 C，同时还可以清洁口腔。

汤类

汤类，也是非常适合中老年人的饮料。喝汤不仅有利于健康，更有利于补充人体营养，且易被人体所吸收。如骨头汤，营养丰富、延年益寿；食用菌汤，不仅味道鲜美、营养丰富，还能增强免疫力。

合理巧烹饪，食物保营养

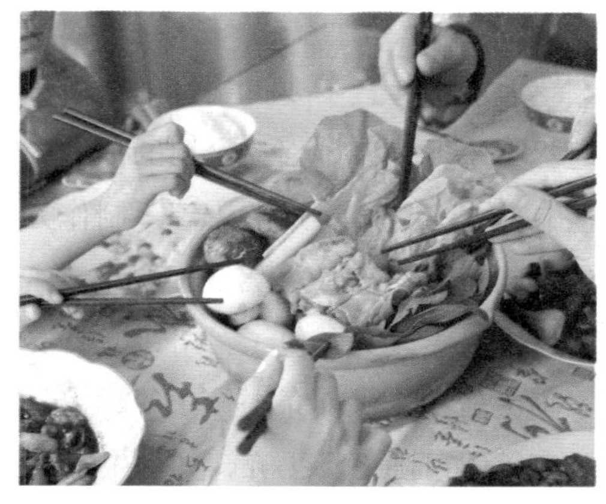

食物原料在烹饪加工过程中受温度、酸碱度、氧、酶等因素的影响，可发生一系列物理、化学变化，这些变化导致营养素的某些改变。如果某些烹调方法不当，食物在加工过程中，会使营养素受到破坏而损失。比如，采用盐腌、糖渍法制作食物，由于高渗离子的作用，改变了食物内部渗透压，使食物中水分渗出，某些营养物质，如维生素、无机盐等随溶液外溢流失，食物中的营养素受到不同程度的损失。食物在淘洗过程中由于方法不当，或因长时间炖煮，易使蛋白质、脂肪、维生素、无机盐溶于水，这些营养素可随淘洗水或汤汁抛弃而造成损失。例如，蔬菜切洗不当可损失20%左右的维生素，大米多次搓洗可丢失43%左右的核黄素和5%的蛋白质，煮肉弃汤可丢失部分脂肪和蛋白质。

合理烹饪就是对食物原料进行合理地选择搭配，合理清洗、加工、制作，使饮食制品尽可能多地保存原有的营养素，达到安全卫生、无毒无害，并且具有良好的感官性状，以提高食物的营养价值和食用价值，满足食用者的生理需求和心理需求。合理烹饪是实现平衡膳食的基本措施之一。

通过对食物的合理调配，能满足人体对营养素的需求，实现平衡膳食，达到合理营养的目的；还可使食物原料发生有利于人体消化吸收的物理、化学变化。合理的烹饪方法，可以去除致病因素，可以防止食物中产生的有毒、有害物质对人体造成的伤害，而且能够减少原料中营养素的损失，最大限度地保存营养素。

考虑中老年人的生理特点，膳食加工原料要做到细、碎、薄，多采用炖、蒸、煮、焯、汆、烩、熘、熬、炒等方法，使食物软、烂、酥，易于咀嚼和消化。还要最大限度地降低营养素的损失和破坏。

主食类食物

加工时注意不要过精过细，制作时尽量不要加碱。面粉常用的加工方法有蒸、煮、炸、烙、烤等，制作方法不同，营养素损失程度也不同。

一般蒸馒头、包子、烙饼时营养素损失较少；煮面条、饺子等，大量的营养素可随面汤丢弃，如维生素 B_1（可损失 49%）、维生素 B_2（可损失 57%）和尼克酸（可损失 22%），所以煮面条和饺子的汤应尽量喝了。淘米时要根据米的清洁程度适当洗，不要用流水冲洗，不要用热水烫，更不要用力搓。米类以蒸煮比较好，用吃捞饭丢弃米汤的方法营养素损失最多。

蔬菜类

加工时应采取先洗后切、现切现烹、急火快炒、现烹现吃的原则，以减少水溶性维生素的损失。有些含植酸、草酸等有机酸较多的蔬菜，可以预先做烫料处理。烫料时要大火沸水，操作宜快，分批下锅。

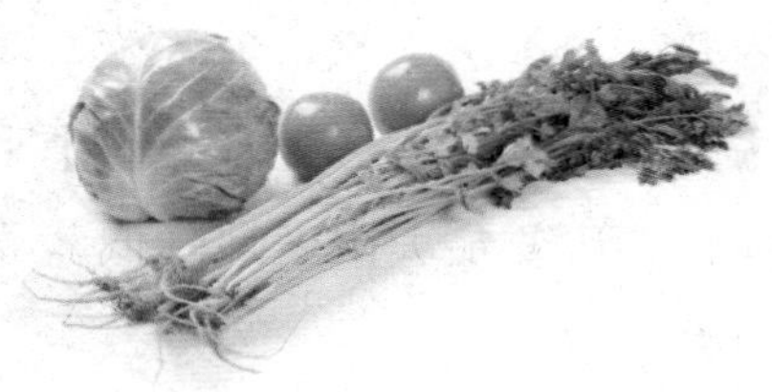

肉类或鱼类食物

一般以爆、炒、蒸、熘等方法制作时营养素损失较少，而炸、煎、明火烤等营养素损失较多。采用红烧、清炖、蒸、煮方法烹调，维生素损失较多，但可使水溶性维生素和矿物质溶于汤内，因此食用时要连汁带汤一起吃掉。炒肉及其他动物性食物营养素损失较少。炒蔬菜时用淀粉勾芡和肉类上浆挂糊的方式，在原料表面形成一层保护层，可以使原料中的水分和营养素不至于大量溢出，还保护了营养素不被更多氧化，使蛋白质不变性过甚，同时维生素少受高温影响，以防分解破坏，有助于保存营养素。炸炒食物时油温宜控制在 150 ~ 200℃。

铁锅是最佳烹调用具

它具有下列优点：一是散热慢而传热快，菜肴能得到充分的加热，可减少菜肴中营养素的破坏，特别是维生素保存率高；二是可给人体补充一部分铁质。

做鱼小窍门

1. 炖鱼加啤酒，撵你也不走。烧鱼时，加上少量啤酒，既能缩短烧鱼的时间，还能彻底去腥味，使鱼香四溢。

2. 姜片擦锅底，煎鱼不掉皮。锅烧热时，用生姜擦两遍锅底后再倒油煎鱼，不仅不粘锅，鱼也不会掉皮。

3. 鱼丸放白糖，下锅形不散。鱼丸下锅后容易散开，若在鱼丸中放点白糖，则鱼丸有形有味，不易散开。

4. 鱼身蘸鸡蛋，煎鱼油不溅。煎鱼或炸鱼时，鱼身上蘸点鸡蛋液或干面粉，油不会溅。

5. 冻鱼加牛奶，味道赛鲜鱼。冻鱼没有鲜鱼味道好，在烧煮时倒上点牛奶，小火慢炖，会使鱼味更接近鲜鱼。

6. 炖汤加足水，小火慢慢煨。炖鱼汤时，一次加足水，用小火慢慢炖。放点啤酒，味更好，炖至鱼汤呈乳白色即可。切不可中途加水，那样会冲淡鱼汤的浓香味。

7. 红枣烧鱼，味道美极。烧鱼时，放上几枚红枣，枣能去腥，可暖胃，还能使鱼的味道鲜美。

排毒促健康，养生新主张

排毒是近些年来在国内甚为流行的一种健康新理念。不论是打开电视机，还是翻阅报纸杂志，那些有关排毒保健品的宣传广告都会很快进入你的眼帘；有时当你漫步在大型百货公司或超市，你又会被那些包装得很精美的排毒类商品所吸引，它们陈列在货架最显眼的地方，引起人们的流连和关注。其实这也是当今社会现象之一，表明人们越来越重视健康和自我保健。

通过合理营养能保持身体健康，通过饮食保健能实现身体健康，这已被人们所接受和认同。但是一些不良的饮食习惯，不良的生存环境，不良的食品生产、加工方法等，仍然是人们身体健康的大敌。对人体有害的毒素仍然会通过食物链侵入人体，威胁人们的身心健康。体内积累一定数量的毒素，可以引起过敏、疲劳、胃肠功能紊乱、疼痛及抵抗力下降，产生各种疾病等。积极地排除体内的毒素，运用正确的饮食保健方法，可以减轻和消除一些疾病，消除亚健康带来的不良症状。

常见的排毒方法主要有以下几种：

1 饮水排毒

一天中最佳的饮水时间是早晨起床后、10时左右、16时左右及睡前。在这几个时间段，不渴也要主动喝水。起床后喝一杯白开水能降低血黏度，预防高血压、心肌梗死等疾病的发生。同样的道理，睡觉前也要喝一杯白开水。夜间缺水会加大心肌梗死等疾病的危险性，所以，半夜醒来后，要再喝一杯水，随时注意降低血液浓度，避免疾病的突然发生。最好喝白开水，而不是喝各种饮料。

2 发汗排毒

在室温较高的环境内，食用热粥、热汤面、姜汤等发汗，具有排毒、开胃、养脾的功效。

3 饥饿排毒

采用饥饿疗法，把堆积在体内的毒素清除出去，好比对机体进行大扫除，可排除毒素和衰老细胞。

4 饮茶排毒

茶能消除体内有害毒素，茶中的茶多酚可清除体内的自由基，增强肌体抵抗力。饮茶以温热饮为宜，不要浸泡时间过长或饮隔夜茶，并且不宜饮得太多，一般每日饮6～8杯。

5 利尿排毒

利尿排毒是增加排尿量，将潴留在体内的有毒物质通过尿液排出体外。肾脏是体内最重要的排泄器官，尿中的排泄物种类多、数量大，如有钠、钾、氯、尿素、肌酐、马尿酸等，及时排出尿液，有益于身体健康。年老体弱的人，采用利尿排毒的同时，适当地进行体育运动，能增强泌尿系统功能，有利于尿液的排泄。采用利尿排毒时，要多饮温开水，摄食易消化、低盐利水的食物，如冬瓜、黄瓜、赤小豆、鲫鱼、鲤鱼、金针菜、莴苣、薏苡仁等。

6 食醋排毒

食醋排毒是以食醋为主要原料，再添加一些具有食疗功效的原料，如大蒜、蜂蜜、萝卜、梨等，经过浸泡、煎煮后服用。醋能消食开胃，促进脂肪的分解，能杀菌消毒、预防肠炎。选择优质酿制食醋，可兑入温开水稀释后饮用，或加入适量蜂蜜饮用。成人每日可饮用食醋20毫升左右。

7 通便排毒

便秘会造成肠内食物残渣的滞留，并在肠道腐败菌作用下产生硫化氢、胺类、吲哚等有毒物质，被机体吸收。采用通便排毒，及时排出粪便，缩短有害物质在肠内的滞留时间，可以减少肠道对毒素的吸收，还可以减少粪便中致癌物质与肠黏膜接触的时间，有效地预防肠癌。

只有了解了人体毒源，掌握了排毒的有效方法，才能远离毒素，及时清除体内的毒素，减少疾病，维持健康。

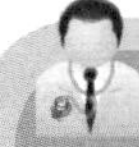

专家提示

慎用排毒保健品

目前，市面上出售的声称有排毒作用的保健品，品牌不少，但其处方则大同小异，多以中药为主，主要成分林林总总，却是围绕一个“通”字来做文章，较为复杂的组方还加入了生津养阴清暑热的西洋参、有减肥降脂作用的荷叶、有滋阴养血和清热凉血作用的生地黄等，一般均有一定的排毒作用，有的还可兼顾减肥、降血脂。其中有的品牌是经过卫生部批准的，质量较有保证，安全性也大些，不过应当注意的是，服用前最好先请教一下医生，用量不可超量，也不宜长期连续服用，否则会形成耐受性和习惯，一旦停用，有可能令病情加重。

运动健康行，延年益寿方

运动和营养是相互关联、相互促进的，合理营养为参加运动的人体提供燃料和代谢所需的营养素，营养促进运动更有成效；运动又促进人体对营养的吸收，从而达到共同促进人体健康的目的。只重视营养而不进行运动，不能达到良好的健康状态；只顾运动而忽视营养，可能会损害健康。运动促进营养吸收，运动不仅消耗人体热量，更重要的是促进了人体代谢的进行，促进了人体对营养元素吸收的需要。

由于生活方式的改变，身体活动减少，进食量相对增加，我国超重和肥胖的发生率正在逐年增加，这是心血管疾病、糖尿病和某些肿瘤发病率增加的主要原因之一。2002年中国居民营养与健康状况调查结果显示，我国城市居民经常参加锻炼的中老年人仅占40%，不锻炼者高达54%。运动不仅有助于保持健康体重，还能够降低患高血压、中风、冠心病、2型糖尿病、结肠癌、乳腺癌和骨质疏松等慢性疾病的风险；同时还有助于调节心理平衡，有效消除压力，缓解抑郁和焦虑症状，改善睡眠。目前我国大多数成年人体力活动不足或缺乏体育锻炼，应改变久坐少动的不良生活方式，养成天天运动的习惯，坚持每天多做一些消耗热量的活动。建议成年人每天进行累计相当于步行6000步以上的身体活动，如果身体条件允许，最好进行30分钟中等强度的运动。

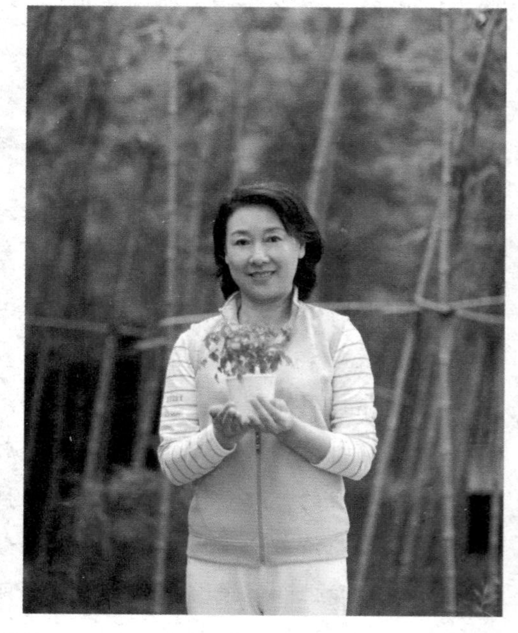

中老年人参加体育锻炼，除选择较小负荷的项目以外，还应量力而行，持之以恒，同时还要遵循世界卫生组织发布的有关老年人锻炼的五项指导原则：

1 应特别重视有助于心血管健康的运动，如游泳、慢跑、散步、骑车等。中老年人应有意识地锻炼心血管，以避免威胁中老年人的“第一杀手”——心血管疾病。建议有条件的中老年人每周都应进行3～5次、每次30～60分钟的不同类型运动，强度从温和至稍稍剧烈，这也就是说，增加40%～85%的心跳频率。当然，年龄较大或体能较差的老年人每次20～30分钟亦可，锻炼的效果就差一些。

2 应重视重量训练。肌肉力量训练也具有促进心血管健康和血糖控制等作用，特别是对骨骼、关节和肌肉的强壮作用更大，这不仅可以延缓身体运动功能的衰退，还有助于预防中老年人的骨折和跌倒造成的伤害。当然，中老年人应选择轻量、安全的重量训练，如举小沙袋、握小杠铃、拉轻型弹簧带等，而且每次不宜时间过长，以免导致可能的受伤。

3 注意维持体能运动的“平衡”。适度的运动对中老年人同样重要，但没有哪一项单一的运动适应任何人。体能运动的“平衡”应包括肌肉伸展、重量训练、弹性训练等多方面的运动。至于如何搭配，则视个人状况而定，其中最重要的考虑因素之一是年龄。

4 高龄老人和体质衰弱者也应参与运动。传统的观念是高龄老人（一般指80岁以上）和体质衰弱者参加运动往往弊多利少，但新的健身观点却提倡高龄老年人和体质衰弱者同样应尽可能多地参与锻炼，因为对他们来说，久坐（或久卧）不动即意味着加速老化。当然，他们应尽量选择那些副作用较小的运动，如以慢走替代跑步、以游泳替代健身操等。

5 锻炼不能三天打鱼、两天晒网。由于体质较弱、体能较差、意志力减弱或伤痛困扰，不少中老年人在锻炼时往往会产生一些负面情绪（如急躁、怕苦、怕出洋相、因达不到预定目标而沮丧等），因此使锻炼不能起到预定的健身效果，或使老年健身者半途而废。心血管病、糖尿病、癌症这些慢性病一般要经过20年以上的漫长发展过程，只有坚持锻炼，才能起到预防或延缓它们的发生和发展的作用。所以，每周应锻炼5天以上，养成经常锻炼的习惯。

欢度节假日，饮食要控制

节假日对于现在的中老年人来说，是高兴的日子。平时忙于工作的孩子会回家团聚，于是中老年人为了让孩子吃好，往往准备丰盛的饭菜。中老年人看到儿女回家很高兴，或儿女带来老人喜欢吃的食物，平时注意节制饮食的中老年人在不知不觉中摄入了过多的食物，尤其是酒精和油脂，结果有的当时或事后出现了胃肠不适、腹胀、腹泻，有的还感到头痛、头晕，甚至引发很严重的后果。

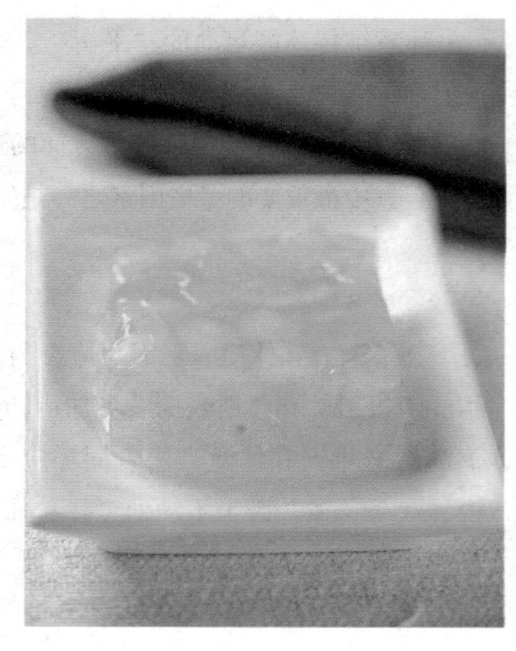

随着经济水平的提高、收入的增加，人们的生活方式不断发生变化，很多人在节假日选择在外就餐。

在外就餐时应注意下面几点：

（1）在外就餐要讲究卫生。餐馆要找卫生条件好的，以免发生食物中毒。同时环境要比较安静，以免因进餐时过于吵闹，导致心烦意乱，从而影响食欲。

（2）应根据自己的饮食习惯和口味选择饭店，点菜时要注意食物多样，荤素搭配、凉热搭配、粗细搭配、干稀搭配。可适当尝试新的菜品，但应注意海鲜及容易引起过敏的食物，尽量选择用蒸、炖、煮等方法烹调的菜肴，油炸、黏食等不容易消化的食物尽量少吃。

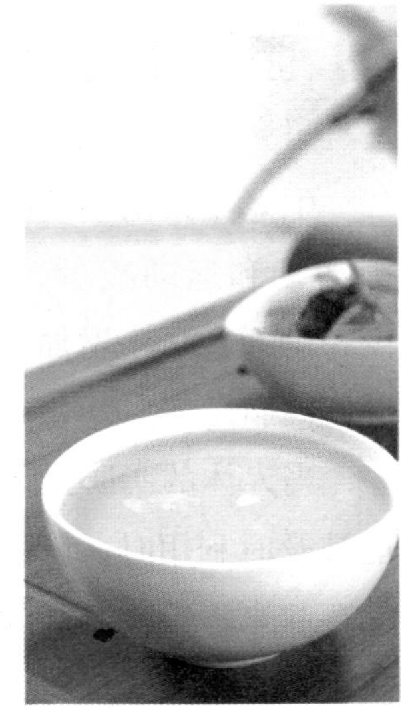

（3）不要为了摆排场、讲面子而点大量的菜肴，应根据就餐人数点菜，尽量少点。因为中老年人食量有限，如果菜过多，吃不了又觉得浪费，就容易吃多。如有可能，在就餐时最好实行分餐制，自己点自己喜欢吃的。

（4）食量要适度，特别是吃自助餐时，更应该注意做到食不过量。

（5）选择清淡的饮料，不喝或少喝含糖饮料。控制酒的消费，喝酒应限量，绝对避免烈性酒。

（6）进餐时间不宜过长，最好在2小时以内。

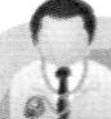

专家提示

家庭聚会的配餐原则

首先按就餐人数准备食物量，以免孩子走后剩下很多饭菜，不舍得扔，连续多天只能吃剩饭剩菜，影响营养素摄入，甚至可能由于饭菜变质而引起食物中毒。

其次，尽量保持中老年人自己的饮食习惯和进餐时间。因为中老年人喜欢吃软而烂的饭菜，年轻人喜欢吃硬的有口感的食物，可以在餐桌上加一个适合中老年人的菜。如果吃饭时间与平时就餐时间相差过大，可以先吃一点，并在与子女进餐时说明已经吃过一些了，仅吃少量即可。

另外，食物搭配要合理，荤素比例适当，冷热适中。

饮食有禁忌，误区莫要闯

脂肪非猛虎，功过两方面

中老年人由于基础代谢降低，体力活动和运动减少，脂类代谢的改变，即便食量不增加，也容易引起肥胖和高脂血症。

当人体的脂肪摄入量过多而又不能被及时利用时，就会转变为脂肪而储存起来，导致肥胖症。大量的流行病学调查与实验证实，摄入的脂肪和热量过高是引起人体心脑血管疾病的罪魁祸首之一，是人类健康长寿的大敌。特别是脂类的胆固醇摄入过多更容易引发很多疾病。脂肪在体内不能完全代谢分解，当摄入过多时，会产生大量的酮体，对人体有害。脂类中含胆固醇较高，若食之过量，特别是中老年人自身的胆固醇代谢本身就不高，结果就会在动脉壁上积淀，最终形成动脉硬化，引发血管疾病。

人们一般以为，脂肪只有害处没有好处，外在多余脂肪影响美观，内在多余脂肪影响健康，所以在人们的头脑中，脂肪几乎成了中老年人的大敌。有相当多的中老年人，一提起脂肪就会联想起肥胖病、动脉粥样硬化、冠心病、中风、乳腺癌、肠癌等。一些保健意识比较强的中老年人，见了油腻的食品，远远避之。实际上，适量脂肪对于人体生理和心理都是必需的。对中老年人来说，脂肪过多过少都无益。脂肪摄入多了，不易消化，对心血管、肝脏不利；脂肪摄入少了，影响脂溶性维生素吸收，也对健康不利。下面我们就来破解一些关于脂肪的饮食误区。

误区1：脂肪是个坏东西，能不吃就不吃

对于健康而言，脂肪就像维生素、矿物质、抗氧化剂、碳水化合物和蛋白质一样重要。脂肪可以储存和提供热量，节省蛋白质；可以维持体温；是人体的重要构成成分，并可起到缓冲机械撞击、保护脏器的作用；可以供给必需脂肪酸；可以促进脂溶性维生素的吸收；能提高人的食欲，

也具有美容作用。“谈脂色变”，完全拒绝脂肪不符合营养需求。

误区2：瘦肉中不含脂肪，多吃没关系

随着生活水平的提高，目前中国人的食物结构发生了很大变化，动物食品摄入量有较大上升。很多人认为肥肉含有大量脂肪，多吃有碍身体健康；而瘦肉热量少，其所含氨基酸接近人体需要，可以多吃。其实即便是瘦肉，也含10%左右的动物脂肪。

一般来说，猪瘦肉中的脂肪含量是各种肉中最高的，达25%～30%；牛肉的脂肪含量一般在10%以下（但如果是肥牛，即便是里脊部位也布满细细的脂肪点，脂肪含量甚至超过猪肉）；而兔肉最低，仅为0.5%～2%。禽肉与畜肉相比，脂肪含量明显偏低。所以我们提倡中老年人要选择脂肪含量较低的鸡、鱼、牛、羊多种肉类，交替食用。

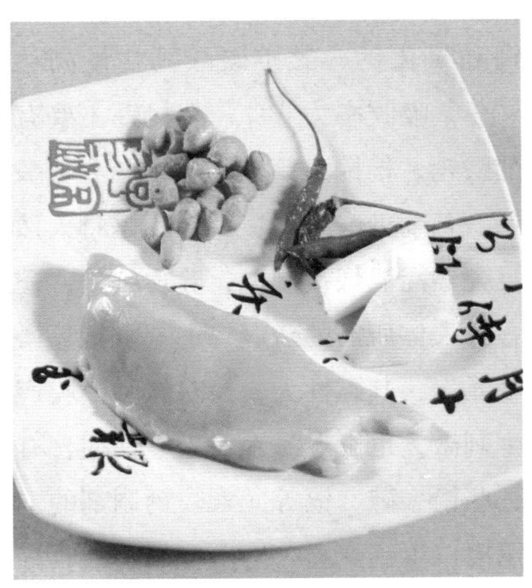

误区3：植物油多吃无妨

动物油主要含饱和脂肪酸，胆固醇的含量亦较高。如在膳食中摄取过多，会使血液中的胆固醇含量增加，与高脂血症、冠心病的发病率和死亡率呈显著相关性。对于动物油的危害人们已经了解甚多。相对来说，植物油比动物油好，但也不能随便吃。

过量地进食植物油，是不利于人体健康的。如菜子油中芥酸的含量较高，对人体有导致心肌病变的作用，心脏病患者不宜食用。在花生油中含有少量的山芋酸，可以造成冠状动脉粥样病变。植物油中不饱和脂肪酸含量较高，在体内易发生脂质氧化反应，产生的过氧化物质能损伤机体细胞。脂质过氧化反应被认为是引起衰老和多种慢性疾病的重要机制。

正常人每天植物油摄入量应在25毫升以下，糖尿病患者及患有胰岛素抵抗综合征的患者应限制在20毫升以下，而且要多种植物油交替食用。

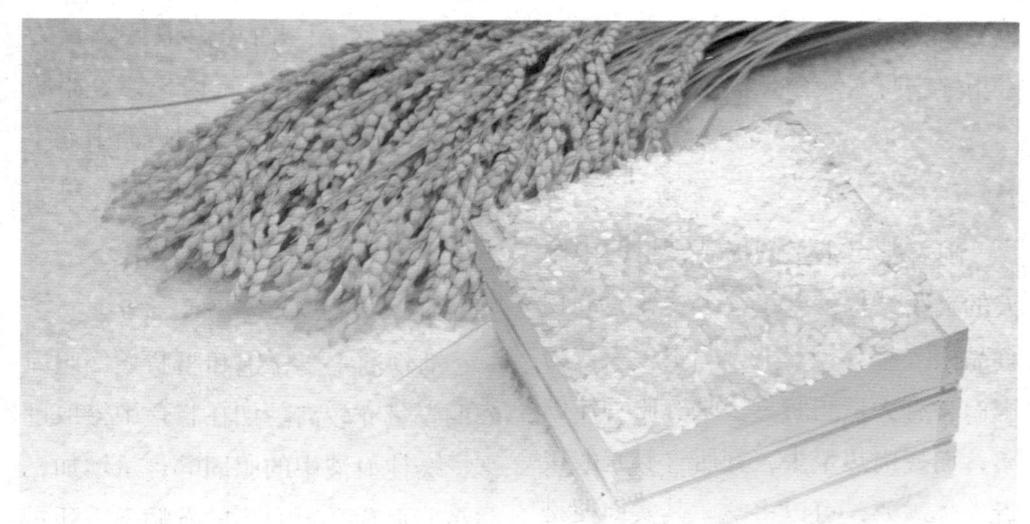

补钙用药剂，用之需有道

虽然中老年人补钙应以食补为主，重视营养合理的配餐，但在饮食中钙摄入量低于生理需要的中老年人，也需要科学、适量地补充一些促进成骨、抑制破骨的药物，这样对减缓骨质疏松有一定的效果。

2004年卫生部发表的《中国居民营养与健康状况调查》中指出："全国城乡钙摄入量仅为391毫克/标准人日，相当于推荐量的41%。"不少不偏食的中老年人，每天得到的钙往往也难以达到推荐的每天1000毫克摄入量。

很多老人都知道补充钙的重要性，但关键是如何补？补多少为宜？国内市场上钙制剂品种繁多，人们往往被五花八门、形形色色的钙制剂所包围。很多人受商业宣传影响，不讲科学，盲目补钙，结果事倍功半。

钙制剂主要分为无机钙、有机钙、天然生物钙和氨基酸螯合钙制剂。无机钙主要有碳酸钙、碳酸氢钙和氯化钙，其中碳酸钙含量高达40%，吸收率为39%；有机钙主要有醋酸钙、枸橼酸钙、乳酸钙、苏糖酸钙、葡萄糖酸钙等；天然钙是将天然贝壳经高温煅烧制成，除含钙外，还含有人体所需的磷、锌、锶、锰等微量元素，其碱性大，易对胃肠黏膜产生刺激，也由于海水污染，往往含有一些铅、砷、镉等元素。钙制剂的选用要以含钙量高、溶出度好、吸收好和生物利用度高为依据；否则，钙制剂在体液中不被溶解和吸收，进而在器官内堆积，会造成肾和尿道结石或损害。

中老年人补钙制剂时要注意：第一，补钙时要注意同时服用的其他药物，否则会产生负面作用，如与四环素或含铝的抗酸药合用，会减少钙的吸收；与铁制剂合用时，可使铁制剂的吸收减少，等等。第二，补钙要注意与食物的配合。食物中，尤其是蔬菜和水果类含有过多的草酸和磷酸盐，容易与钙形成不溶性的钙盐，使钙的吸收减少；另外脂肪可与钙形成二价的钙皂，也会影响钙的吸收。第三，在补充钙制剂的同时还应注意补充维生素D和磷元素。当然，补钙的同时不是一定要服用维生素D制剂。因为大部分人都能从饮食中获得足够的维生素D，特别是每天在阳光下晒15分钟以上的中老年人。第四，注意钙制剂的服用时间。口服钙制剂，以清晨和临睡前各服用1次为佳；每次不超过500毫克。如果采取3次／日的用法，最好是于餐后1～1.5小时服用，以减少食物对钙吸收的影响。

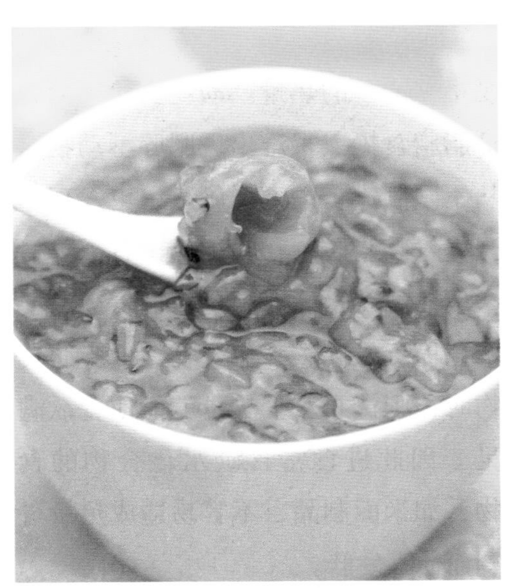

谷物更营养，误区早认识

误区1：大米、面粉越白越好

稻米和小麦研磨程度高所产生的大米和面粉比研磨程度低的要白一些，吃起来口感要好一些，特别是在20世纪70年代以前，我国粮食供应不充足，大米和面粉限量供应时，人们称之为“细粮”。其实当时的细粮，加工精度也不高，主要是“九二”米、“八一”面，即100斤糙米出92斤精米、100斤小麦出81斤面粉，统称为“标准米面”。现在粮食充足，对大米、小麦的加工精度也较高。但从营养学角度来说，大米和面粉并不是越白越好。谷粒由外向里可分为谷皮、糊粉层、谷胚和胚乳四个部分，其营养成分不尽相同。最外层的谷皮由纤维素和半纤维素组成，其中还含有矿物质；糊粉层紧靠着谷皮，含有蛋白质和B族维生素；谷胚是谷粒发芽的地方，含有丰富的B族维生素和维生素E，而且还有脂肪、蛋白质、碳水化合物和矿物质；胚乳是谷粒的中心部分，主要成分是淀粉和少量蛋白质。因此，糙米和全麦粉营养价值比较高。如果加工过细，谷粒的糊粉层和谷皮被去掉太多，甚至全部被去掉，成为常说的精米精面，就损失了大量营养素，特别是B族维生素和矿物质。在农村地区，食物种类比较少时，更应避免吃加工过精的大米白面，以免造成维生素和矿物质缺乏，尤其是维生素B_1缺乏，从而引起“脚气病”。

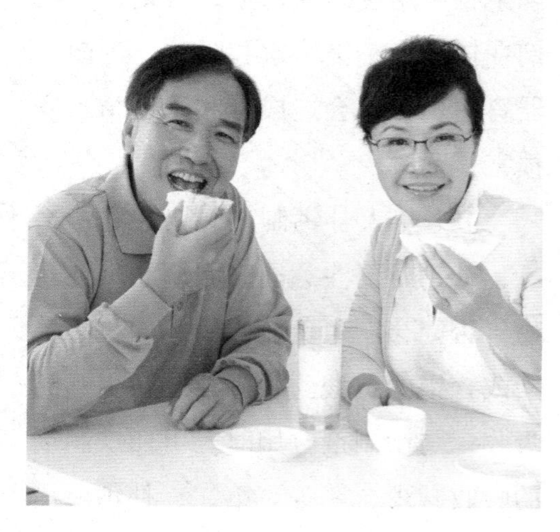

误区2：吃碳水化合物容易发胖

近年来，很多人认为富含碳水化合物类食物，如米饭、面制品、马铃薯等会使人发胖，这是不正确的。造成肥胖的真正原因是热量过剩。在碳水化合物、蛋白质和脂肪这三类产能营养素中，脂肪比碳水化合物更容易造成热量过剩。1克碳水化合物或蛋白质在体内可产生约17千焦（4千卡）热量，而1克脂肪则能产生约38千焦（9千卡）热量，也就是说，同等重量的脂肪提供的热量约是碳水化合物提供热量的2.2倍。另外，相对于碳水化合物和蛋白质，富含脂肪的食物口感好，刺激人的食欲，使人容易摄入更多的热量。动物实验表明，低脂膳食摄入很难出现肥胖型动物。从不限制进食的人群研究中也发现，当提供高脂肪食物时，受试者需要摄入较多的热量才能满足他们食欲的要求；而提供高碳水化合物、低脂肪食物时，则摄入较少热量就能使食欲满足。因此进食富含碳水化合物的食物，如米面制品，不容易造成热量过剩而使人发胖。

误区3：主食吃得越少越好

米饭和面食含碳水化合物较多，摄入后可变成葡萄糖进入血液循环并生成热量。很多人为了减少高血糖带来的危害，往往限制主食的摄入量。特别是美国阿特金斯教授提出低碳水化合物可快速减肥后，就流行一种不含高碳水化合物的减肥膳食“理论”。另外，有一些女性为了追求身材苗条，也很少吃或几乎不吃主食。

碳水化合物是人体不可缺少的营养物质，在体内释放热量较快，是红细胞唯一可利用的热量，也是神经系统、心脏和肌肉活动的主要能源，对构成机体组织、维持神经系统和心脏的正常功能、增强耐力、提高工作效率都有重要意义。正常人合理膳食的碳水化合物提供热量的比例应达到55%～65%。过去医生给糖尿病患者推荐的膳食中，碳水化合物提供的热量仅占总热量的20%，使患者长期处于半饥饿状态，这对病情控制不利。随着科学研究的深入，现在已改变了这种观点，对糖尿病患者逐步放宽碳水化合物的摄入量。目前在碳水化合物含量相同的情况下，更强调选择低升糖指数的食物。

饮食亦有度，暴食损健康

中老年人在吃饭时要理性，牢记“食过饱，病来找”、“少一口，九十九”等颇富哲理的古话，不要暴饮暴食。饮食不当能使人死亡，特别是中老年人消化功能减弱，暴饮暴食更易危及生命。

有一些中老年人平时省吃俭用，但在逢年过节、会餐、结婚等喜庆的日子里，全家人欢聚一堂，享受丰盛的美酒佳肴，在口腹之欲支配下，失去了理性，放纵自己，大打“牙祭”，暴饮暴食。中老年人要知道，

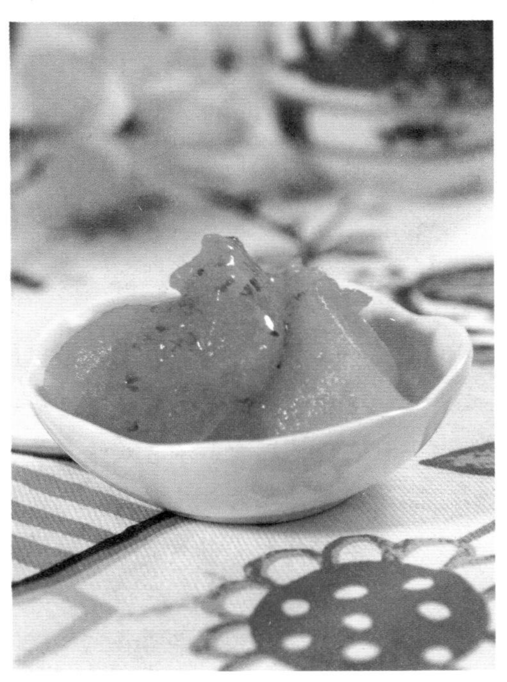

暴饮暴食容易导致急性胃肠炎、急性胰腺炎，甚至会诱发心脏病等，对中老年人的健康是极其有害的。在大吃大喝的同时，体内的代谢、体液的分泌以及血液的流动都会加快，发生着剧烈而复杂的变化，这些因素不仅有害健康，甚至危及生命。人们一日三餐吃进的食物，必须要经过胃的加工消化，变成与胃酸相混合的食糜，再经过小肠内的胆汁、胰液等消化液的化学作用，把不能吸收的大分子蛋白质分解为可以吸收的氨基酸；把脂肪分解为甘油和脂肪酸；把碳水化合物分解为葡萄糖，然后通过肠壁，进入血液循环，把营养物质输送到各组织细胞，被身体利用。但每个阶段的能力都是有一定限度的。超过这个限度，就会破坏胃、肠、胰、胆等脏器的正常功能，影响心脏活动，破坏消化功能。

中老年人要用理性管好自己的嘴，做到“爱吃的不贪吃，不爱吃的食物也不要一概拒绝”，特别是不要暴饮暴食。节日期间，中老年人在品味美食的同时，更应遵循这条养生原则。

合理选零食，才能保健康

零食是指非正餐时间所吃的各种食物。合理有度地吃零食既是一种生活享受，又可以提供一定的热量和营养素。吃零食的目的并不在于仅仅满足肠胃的需要，而在于对紧张情绪的缓解和内心冲突的消除。因

专家提示

经常吃零食显示“压力症”

经常不自觉地吃零食可能是一种病态的表现。“甜食综合征”的一种表现是厌食，不喜欢吃正餐，特别喜欢吃零食；另一种是贪食，除了正餐外还大量吃甜食。病因与当事人承受的工作压力和其他外界压力较大有关。如果形成成瘾性强迫症，还需要及时通过心理疏导来治疗。

此，不能简单地认为吃零食是一种不健康的行为。

零食作为一日三餐之外的食物，可以补充摄入机体所需的热量和营养素，所以，零食提供的热量和营养是全天膳食营养摄入的一个组成部分，在评估热量和营养摄入时应计算在内，不可忽视。但是，零食所提供的热量和营养素不如正餐全面、均衡，所以吃零食的量不宜过多。有些人特别注意控制正餐时的食物量和热量摄入，而常常忽视来自零食的热量，在聊天、看电视或听音乐时往往不停地吃零食，结果不知不觉中摄入了较多的热量。

合理选零食，要遵循以下原则：

第一，要掌握吃零食的时间。两餐之间可适当吃些零食，以不影响正餐食欲为度。晚餐后2～3小时也可吃些零食，但睡前半小时不宜再进食。当人处于紧张、焦虑、忧郁和疲劳状态时，吃点水果、点心、瓜子或喝杯饮料等，都有助于消除紧张和疲劳，保持心理平衡；在两餐之间或夜间工作之余适当吃些零食，既可以使身心得到放松，同时又为身体增加些营养，以补充正餐的不足。

第二，控制吃零食的数量。吃零食仅仅是为了消除紧张情绪或补充营养，因此不可过量，以免影响正餐的食欲和食量。零食的营养毕竟不能与正餐相比，难以满足人体的多种需要。零食不能取代正餐，否则就失去其意义而有害无益。

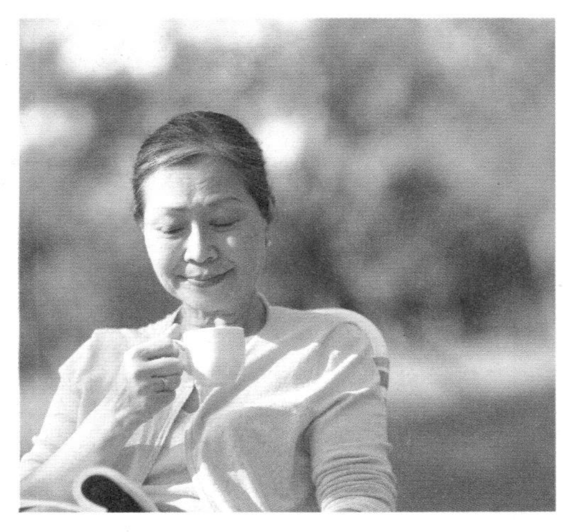

第三，根据个人的身体情况及正餐的摄入状况，选择适合个人的零食。如果三餐热量摄入不足，可选择富含热量的零食加以补充；对于需要控制热量摄入的人，含糖或含脂肪较多的食品属于限制选择的零食，应尽量少吃；如果三餐蔬菜、水果摄入不足，应选择蔬菜、水果作为零食。零食经常变换种类，胃口不断得到各种新异食品的刺激，才可保持其活力。

对于中老年人来说，下列零食可以经常食用：

专家提示

吃零食注意口腔健康

经常吃含糖零食，特别是黏性甜食，容易形成牙菌斑。牙菌斑是由黏附在牙面上的细菌和食物残渣形成的生物膜，其中的细菌将糖分解产酸，酸性产物长期滞留在牙齿表面，逐渐腐蚀牙齿，使牙齿脱钙、软化，造成组织缺损，形成龋洞。吃甜食次数越多，发生龋齿的可能性就越大。因此，要注意口腔清洁，养成早晚刷牙、减少吃零食次数、吃零食后漱口和睡前不吃零食的习惯。

① 用低脂、低盐、低糖方法加工的谷类、豆类、薯类、坚果类、肉类、海产品、蛋类食品；

② 纯牛奶及酸奶；

③ 新鲜蔬菜、新鲜水果、不加糖的新鲜果蔬汁。

对于中老年人来说，可适当食用的零食有：

① 以中等量脂肪、盐、糖加工的谷类、薯类、坚果类、肉类、海产品、蛋类食品；

② 奶酪、奶片、巧克力；

③ 果蔬干、加糖果蔬汁及以鲜奶和水果为主的低糖冷饮食品。

对于中老年人来说，限制摄入的零食有：

① 用脂肪、盐、糖加工的谷类、薯类、肉类、海产品、蛋类食品；

② 糖果类、水果罐头、果蔬蜜饯、炼乳；

③加糖或色素的饮料或冷饮食品。

喝茶促健康，喝法有讲究

合理地喝茶对人体是有百益而无一害的，但是如果不合理的话，那就对人体有害处了。中老年人喝茶的时候也要讲究一些科学的方法。

喝茶要看体质。中医认为，人的体质有燥热、虚寒之别，而茶叶因其制作工艺不同也有温凉之别，所以体质不同，饮茶也应有讲究。燥热体质应喝凉性茶，虚寒体质应喝温性茶。

饮茶不宜过量过浓。茶中含有咖啡碱、茶碱与生物碱，这些物质具有兴奋神经、促进心跳加速的作用，每杯茶中约含咖啡碱100毫克，浓茶含量更多。中老年人心脏能力本已减弱，饮浓茶后往往造成心动过速、心律不齐等症状，尤其是患有高血压、心脏病的老人更不宜饮浓茶。另外，睡觉前不宜大量饮茶或饮浓茶，因为茶中生物碱可兴奋神经而引起失眠，而且生物碱的利尿作用容易造成夜尿过多，影响睡眠。

不喝新茶和头遍茶。新茶存放时间短，含有较多的未经氧化的多酚类、醛类及醇类等物质，对人的胃肠道黏膜有较强的刺激作用，易诱发胃病，所以新茶宜少喝，存放不足半个月的新茶更应忌喝。而头遍茶不宜喝是因为茶叶在栽培与加工过程中可能会受到农药等有害物质的污染，所以头遍茶称为洗茶，应弃掉不喝。

饭后不宜马上饮茶。茶中含有大量鞣酸，可与食物中的蛋白质结合成鞣酸蛋白并凝固成颗粒，不能被胃肠消化吸收，引起消化不良。茶中鞣酸可以和体内的硫胺素结合，并不断排出体外，造成维生素B_1的缺乏，所以中老年人不宜饭后饮茶过多或饮浓茶。鞣酸可以与食物中的铁元素发生反应，生成难以溶解的新物质，时间一长引起人体缺铁，甚至诱发贫血症。正确的方法是餐后1小时再喝茶。

不宜用茶水服药。在服用退热药物期间，不可饮茶水，因茶碱能提高体温，有对抗退热药的作用。茶中鞣酸会与铁剂类、钙剂类、铝剂类等药物结合产生沉淀，从而阻碍吸收而影响药效。

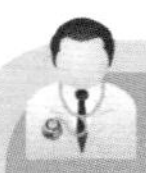

专家提示

糖尿病患者宜多饮茶

糖尿病患者的病征是血糖高，口干口渴，乏力。实验表明，饮茶可以有效地降低血糖，且有止渴、增强体力的功效。糖尿病患者一般宜饮绿茶，饮茶量可稍增多一些，一日内可数次泡饮，使茶叶的有效成分在体内保持足够的浓度。饮茶的同时，可以吃些南瓜等，这样有增效作用。一般一个月为一疗程，通常可以取得很好的疗效。

不可空腹喝茶。空腹喝茶可稀释胃液，降低消化功能，加水吸收率高，致使茶叶中不良成分大量入血，尤其对于不常饮茶的中老年人来说，严重的还会引起心悸、头痛等“茶醉”现象。

茶应随饮随泡为好。冲泡后的茶水，时间长了，维生素C等营养素有损失，还可滋生霉菌，使茶水变质，通常以随饮随泡为好。

喝茶不可一成不变。一年四季节令气候不同，喝茶种类宜做相应调整。春季宜喝花茶，花茶可以散发一冬淤积于体内的寒邪，促进人体阳气生发；夏季宜喝绿茶，绿茶味苦性寒，能清热、消暑、解毒、增强肠胃功能，促进消化、防止腹泻、皮肤疮疖感染等；秋季宜喝青茶，青茶不寒不热，能彻底消除体内的余热，使人神清气爽；冬季宜喝红茶，红茶味甘性温，含丰富的蛋白质，有一定滋补功能。

不宜饮茶的中老年人。患有溃疡病的中老年人不宜饮茶，因为茶碱能增加胃酸分泌，过强刺激胃黏膜，加重溃疡创伤；患有缺铁性贫血的中老年人不宜饮茶，因为茶中的鞣酸可与食物中的铁质形成不溶的复合物，不

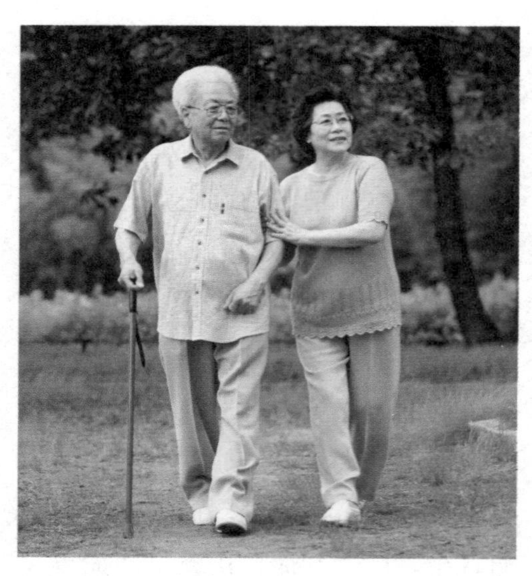

利于机体对铁的吸收。茶碱还可抑制钙的吸收和加速钙在尿中的排出，这种双重作用易导致机体缺钙而产生骨质疏松，增加了中老年人骨折的危险。另外，茶碱有一定的收敛作用，能减缓肠道蠕动，若老年便秘者大量饮茶或饮浓茶，会加重便秘症状。

酒香飘四溢，惹人爱又恨

中华民族有着悠久的酒文化。2002年全国营养与慢性病调查表明：适量饮酒可以降低心脑血管疾病的发病率。不少喜好喝酒的中老年人误认为这是给他们不节制饮酒找到了“科学依据”。

下面我们就来探讨一下饮酒的误区。

饮酒能治腰腿痛，药酒可强身壮体

不少患有腰腿痛的中老年人，常以饮酒缓解疼痛，这主要是由于酒精对神经系统活动的抑制作用，达到了临时止痛的目的，但不是从根本上解决问题的方法。有关专家指出，饮酒是不可能治好腰痛的。至于药酒治疗老年性腰痛，主要是因为酒中溶解的药物的作用，并非单纯是酒精的作用。许多中老年人都相信饮酒有强筋壮骨的作用，而事实恰恰相反。现代医学证明，酒能溶解人体骨骼。很长时间以来，人们已经注意到，在过度饮酒的人当中，骨折的发生率比一般人要高得多。此外，酒精还能阻止促进骨骼生长的药物发挥药效。

药酒，即含有某类药物有效成分的酒，是我国特有的一个药物品种。传统方法是将中药在白酒里浸泡一定的时间后，使中药的有效成分溢于酒中，即成为药酒。在我国，素有将一些名贵的中药泡酒以治疗疾病或补养身体的习俗。其实，这种做法并不科学，尤其是对中老年人不利。因为药酒中的中药含量极其有限，每次饮酒后能真正饮进的中药有效成分很少，要想发挥它的医疗或保健作用，除非每天大量饮用或喝上很长一段时间，这样药物作用还未真正起效，酒精的毒害却有可能先出现了。中老年人由于内脏功能退化，肝功能减退，所以对酒精耐受性势必降低。如果把饮酒或饮用药酒作为治疗疾病的手段，天天饮酒，就有可能因饮酒过多而对肝脏造成新的损害。

患有支气管哮喘的中老年人更不能饮用药酒，因为制酒时使用的漂白防腐剂亚硫酸类物质在水中容易释放出二氧化硫等有害元素，会引发哮喘且加重病情，甚至危及生命。因此依靠饮酒来治病的方法并不十分可取。

夏天喝啤酒解暑，冬天喝白酒御寒

人们一般认为，啤酒是夏天防暑降温、解渴止汗的清凉饮料，能促进血液循环，饮用时有清凉舒适感，还能帮助消化、促进食欲。虽然啤酒酒精含量少，但是如果过量饮用，进入人体的酒精绝对量也会增加。再者夏天气候炎热，人们出汗多、消耗大，如果再饮啤酒，其口渴出汗将更加厉害。因此，啤酒并不能真正起到解渴消暑的作用。不少人喜欢选用冰镇啤酒，认为这样解暑效果更好。而对于

专家提示

错误解酒法

※喝醋解醉酒。 人大量饮酒后，由于酒精对胃肠黏膜的严重刺激，使胃和十二指肠充血，胃酸分泌增加，同时促进了胰液的大量产生。此时喝醋，不仅加重对胃肠黏膜的刺激，更易诱发胃、十二指肠溃疡或急性胰腺炎等病症。

※浓茶解醉酒。 浓茶和酒合在一起，大大加重了心脏的负荷，可引起心律失常或心功能不全，因此心脏有疾患者切忌在饮酒的同时饮用浓茶。以浓茶解酒还会对肾脏造成损害。

※汽水解醉酒。 汽水对人的胃肠道有损害，会刺激胃黏膜，减少胃酸分泌，影响消化酶的产生，甚至会导致急性胃肠炎、胃痉挛。有些患有肠胃病的人，在醉酒后又大量喝汽水，会造成胃和十二指肠大出血。血压不正常的人，在酒后喝汽水，可导致血压迅速上升。

中老年人来说，突然的冷刺激不仅会损伤胃肠道，甚至会引发急性心脑血管疾病。

在气候寒冷的冬天，人们习惯饮用白酒来抵御寒气。喝酒取暖，这是大众认识的一种误区。人们喝酒后有热乎乎的感觉，一方面是由于交感神经兴奋，加速机体的代谢，释放出热量，使热量加快散发到体表；另一方面，酒精随着血液循环进入中枢神经系统，对中枢神经系统起着麻醉作用，使人体对外界环境刺激的敏感性降低，因而对寒冷的反应不敏感。但这是短暂的舒服感，随着血管扩张，热量大量丢失后，反而会感到寒冷。借酒来御寒，对人体非但起不到保温御寒的作用，反而使人容易发生感冒、冻伤。有些人正是因借酒御寒，致使体内热量大量散失，体温明显下降，醉酒者自己却毫不知觉，从而导致冻死。

酒能代饭、助性、催眠

一些人喝了酒以后就不吃饭，认为“酒是粮食精”，“酒足即能饭饱”，这种想法是极其错误的。长期以酒代饭，就会损害人体健康。首先是经常大量饮酒，会引起酒精中毒、肝硬变、动脉硬化，诱发食管癌、胃癌等疾病。其次，饮酒虽然可补充一些热量，但人体所需的许多营养素，如各种维生素、矿物质、蛋白质等，是各种酒类均不能提供的。因此，不要长期以酒代饭，否则，会使机体得不到维持各组织器官生长发育和生理功能所需的各种营养物质，从而损害人体健康。

一些中老年人企图用饮酒的方式来促进性欲，其结果往往是以失败而告终。因为酒精其实是一种性腺毒素，过量饮酒可使性腺中毒，血中睾丸酮水平降低70%~80%。如果每天饮用烈性酒超过半250毫升，连续1~5年，会导致完全性阳痿、睾丸萎缩。而老年女性饮酒，则可引起性冷淡和性征男性化。

不少睡眠不好的中老年人认为在临睡前喝一杯白酒，可以让头脑昏沉，促进睡眠。其实，饮酒催眠的危害很大。酒精刺激神经，引起神经兴奋，酒后入睡，其大脑活动并未休息，甚至比不睡时还要活跃得多，因

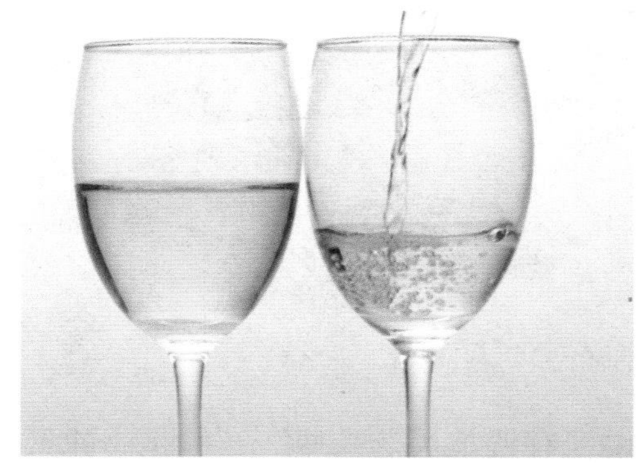

而酒后醒来的人常会感到头昏、脑涨、头痛等不适。夜晚饮酒入睡后，代谢减慢，肝解毒功能也相对减弱，酒中的有害物质（甲醇、杂醇油、氰化物及铅等）更容易积蓄，故对健康极为不利。因此，为了睡好而在睡前喝一杯酒，并非明智之举。

饮食绝对“素”，于健康无益

所谓“素食”，在我国由来已久。在古代，素食被称做斋饭。中国人以前吃素，主要与宗教和信仰有关，旨在“不杀生”。不知道从什么时候开始，素食生活成为一种时尚，在中老年人中渐渐流行开来。如今在全球兴起的素食风，虽然有出于保护生态与环境的动机，但主要还是出于维护个人的健康和防病的考虑。虽然

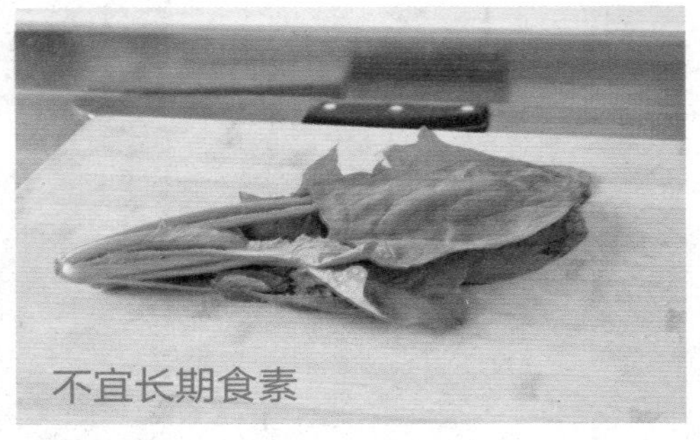
不宜长期食素

说“有钱难买老来瘦”，但是一味素食并不能让身体更健康。

牛津大学的科学家最新发现，绝对吃素很可能会对大脑不利。因为那些不吃肉的人患脑萎缩的概率比吃肉的人高得多，竟然是吃肉的人的6倍。牛津大学的科学家们通过记忆测试、体检和大脑扫描检测了年龄为61～87岁的107人。5年后，再次对这些志愿者进行检查后发现，维生素B_{12}水平最低的人最可能患上脑萎缩。毫无疑问，这项研究证实了大脑萎缩和维生素B_{12}确实存在着关系，而维生素B_{12}的最佳来源是肉类、肝、牛奶和鱼类等。

从科学饮食和健康的角度来看，如今在世界各国营养学界占主流的思想，仍然是主张吃包括有肉、禽、鱼、蛋与牛奶在内的荤素搭配的平衡膳食。绝对素食的人其实很容易营养不良、贫血和免疫力低下，结果虽然避免了肉食过多造成的损害，却又招致了某些营养素缺乏性疾病。

从营养学的角度来看，绝对吃素是很难满足人体所需的全部营养素的。特别是对中老年人而言，长期吃素会使中老年人产生严重的营养不良，这是因为植物性食物与动物性食物相比，营养价值要低。以蛋白质为例，植物性蛋白质中的氨基酸含量是不适于人体吸收的，所以人们在食用植物性蛋白质以后，其实营养难以被人体完全利用。而动物性蛋白质中的各种氨基酸在量上的比例合适，食用后容易被人体较完全地利用。

素食中植物纤维的成分较多，可使胆酸的吸收降低，胆盐浓度也降低。过多地食用含大量粗纤维的食物，其实会阻碍消化液和食物中营养成分的接触，从而使得营养成分不能很好地被人体吸收利用。另外，虽然植物性食物中也含有钙质，但是没有动物性食物中的钙质容易被人体吸收，所以，一味吃素也不利于中老年人对钙的吸收。再者，素食者往往维生素A、维生素E摄入不足，这两种维生素缺乏，使胆囊上皮细胞容易脱落，从而导致胆固醇沉积，形成结石。

长期素食不光会影响某些营养的吸收，而且还容易导致低胆固醇血症，增加心脏血管疾病的发病率，也容易直接导致或加速老年抑郁症的发生。胆固醇是我们人体不可缺少的营养物质，也是人体细胞膜、性激素、皮质醇等的物质基础，对白细胞活动起着重要的作用。

植物性食物中所含的锰元素人体很难吸收，如果长期绝对素食，人体会摄入锰元素不足，对人体衰老、头发变白、牙齿脱落、骨质疏松及心血管疾病的发生有一定影响。缺锰不但影响骨骼发育，不能满足机体代谢的需要，而且会引起周身骨痛、乏力、驼背、骨折等疾病。

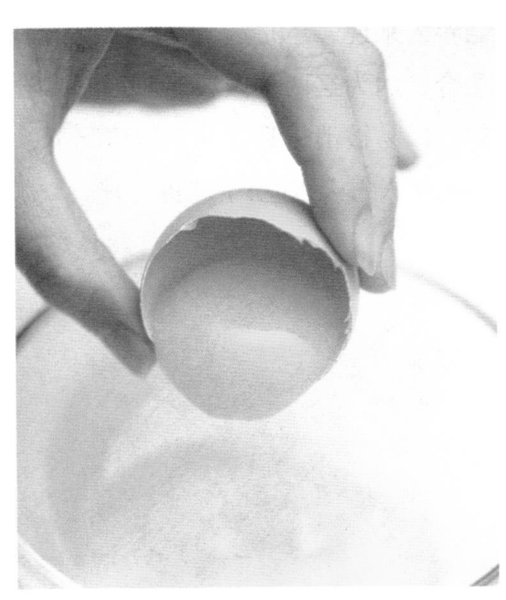

中老年人适当增加蛋白质是很有必要的。肉类、鱼类以及海产品里都含有丰富的蛋白质，鸡蛋和牛奶更是富含蛋白质的佳品。维生素一直被视为“抗癌先锋”，然而只有在动物食品中，才含有丰富的脂溶性维生素。

因此，从中老年人的健康角度出发，并不是绝对吃素就绝对健康，平衡膳食才能做到真正的健康。

蛋黄非“毒弹”，老人放心吃

由于不少中老年人深受高胆固醇血症的困扰，而蛋黄又是胆固醇比较丰富的食物，所以长期以来，许多人就把鸡蛋等同于胆固醇，认为吃鸡蛋可使血胆固醇增高，动脉硬化、冠心病及高血压病患者不宜食用，把蛋黄当成是引发高血脂和高胆固醇血症的罪魁祸首，唯恐避之不及。甚至有的人在吃鸡蛋时，要把蛋黄去掉。近年来的科学实验证明，这种说法和做法是缺乏科学根据的。

在一项实验研究中，研究者每天给60～80岁的老年人（包括动脉粥样硬化和冠心病患者）吃两个鸡蛋，三个月后，检查发现，血清胆固醇和血脂均未升高。每个蛋黄约含胆固醇280毫克，一天吃一个，并不会给人体胆固醇水平带来多大影响。而且鸡蛋中的胆固醇与蛋白质结合在一起，可形成一种脂蛋白，按颗粒大小，可分为极低密度脂蛋白、低密度脂蛋白和高密度脂蛋白。前两种可沉积于血管壁上，后一种却有清除血管壁上胆固醇的作用，所以，鸡蛋中的胆固醇成分本身就可以互相作用，维持血脂水平和血管壁的正常。

蛋黄中还含有丰富的卵磷脂，它对于人体健康具有非常大的促进作用。卵磷脂是一种强有力的乳化剂，能使胆固醇和脂肪颗粒变得极细，乳化成为悬浮于血液中的细微粒子，能顺利通过血管壁被细胞利用，而不沉积于血管壁上，从而减少血液中的胆固醇。

卵磷脂可促进肝细胞的再生，还可提高人体血浆蛋白量，增强机体的代谢功能和免疫功能。

鸡蛋黄中的卵磷脂、三酰甘油、胆固醇和卵黄素，对神经系统和身体发育有很大的作用。卵磷脂被人体消化后，可释放出胆碱，胆碱会通过血液到达脑内，从而可避免中老年人的智力衰退，并可改善各个年龄组的记忆力。因此，不管是青少年还是中老年，每天吃一两个鸡蛋，对保持良好的记忆力大有益处。

其实，各种血管疾病的发生，主要是人体功能障碍所致，造成血液中胆固醇含量增高的原因绝不仅仅是因为每天吃一个鸡蛋黄，而是由于体内胆固醇代谢失调，即胆固醇合成的数量多于分解的数量。人体内的胆固醇不光靠饮食摄入，体内也可以合成，即使食物中完全不含胆固醇，肝脏也会自行合成。

鸡蛋吃法可谓多种多样，就营养的吸收和消化率来讲，煮蛋是最佳吃法，但食用时要注意细嚼慢咽，否则会影响消化和吸收。不过，对中老年人来说，还是蒸蛋羹、蛋花汤最适合，因为这两种做法能使蛋白质松解，极易被消化吸收。一般情况下，中老年人每天以吃1个鸡蛋为宜。

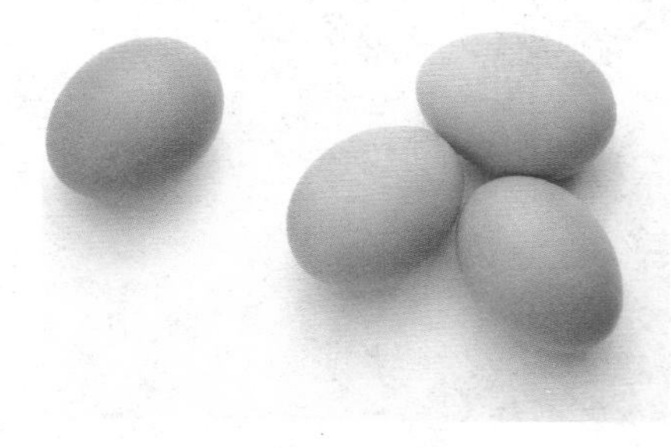

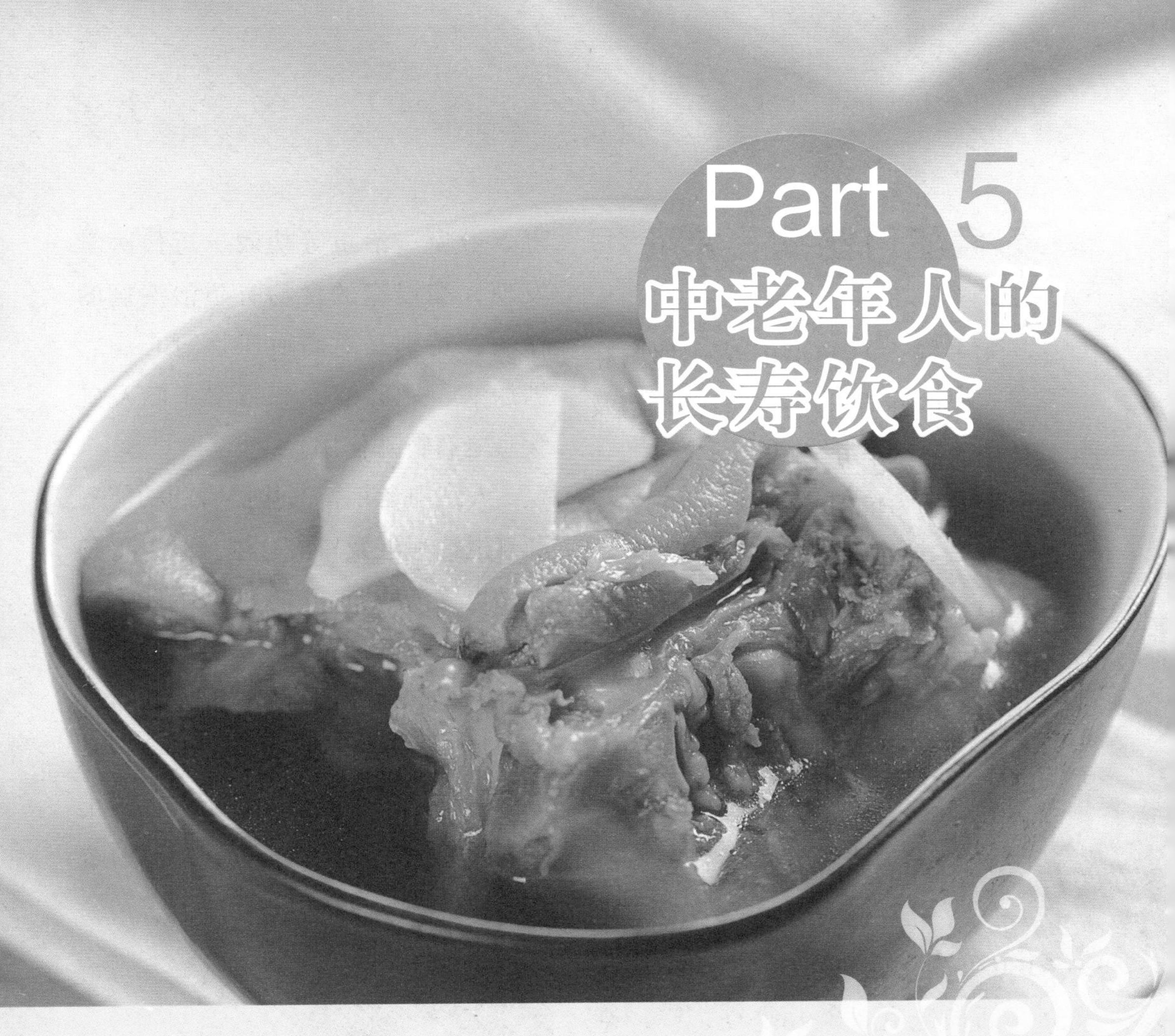

Part 5 中老年人的长寿饮食

人体的生长发育与生命活动都需要足够的营养物质和热量，这些都有赖于食物中的蛋白质、脂肪、糖类、矿物质和水等营养物质。人体抵抗疾病、从事各项活动也需要丰富的营养物质；到了老年，衰老的机体更需要选择食用一些优质蛋白质，所以，生命活动的每一瞬间，都离不开营养物质。不合理的营养会缩短寿命5～7年。只有合理的、均衡的营养，才能有益于长寿。

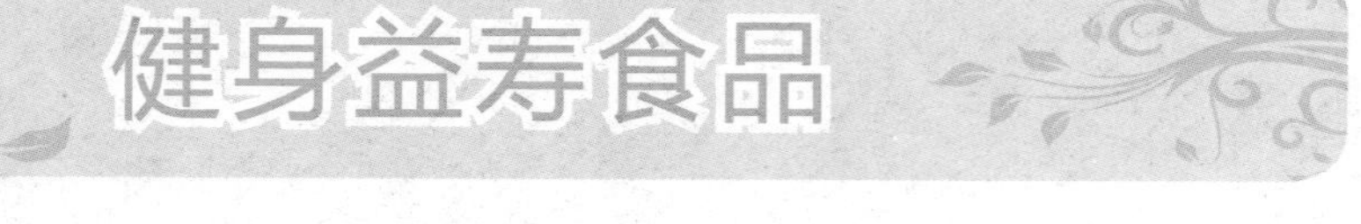

健身益寿食品

食醋可防病，常食很有益

大多数人只知道醋是一种调味品，对醋的性质、营养、食疗价值及其他用途并不十分了解。

醋可分为粮醋、酒醋、柿醋等。粮醋是以碎米、麸皮、高粱、玉米等粮食为原料，通过生物发酵及一系列工艺酿制而成，有较高的营养价值，它含有人体所需的各种氨基酸、维生素、矿物质及碳水化合物等营养成分。据分析，每100克醋含蛋白质2.1克、脂肪0.3克、碳水化合物4.9克、维生素$B_1$0.03毫克、维生素$B_2$0.05毫克、钾351毫克、钠262毫克、钙17毫克、磷96毫克、镁13毫克、铁6毫克、锌1.25毫克、硒2.43微克。

在《黄帝内经》中有关于醋的药用价值的记载：水肿患者忌盐时，可用醋代替。汉朝的华佗已知用醋治疗蛔虫引起的腹痛。《本草备要》指出，醋具有开胃、消食、解毒、散瘀、治虫等功效。近代医学发现，醋浸泡的食物有防治疾病的作用，特别是对高血压、冠心病、糖尿病、肥胖症、感冒、干咳及延缓衰老有特殊作用。

人到中老年，消化器官的功能逐渐衰退，唾液及胃液分泌减少，胃肠蠕动也逐渐减弱，消化吸收的能力逐渐降低。中老年人在吃菜的时候如果多加点醋，可刺激唾液和胃液的分泌，帮助消化，增进食欲。另外，醋被身体吸收以后，能分解脂肪，防止胆固醇类物质在血管壁沉积，对预防

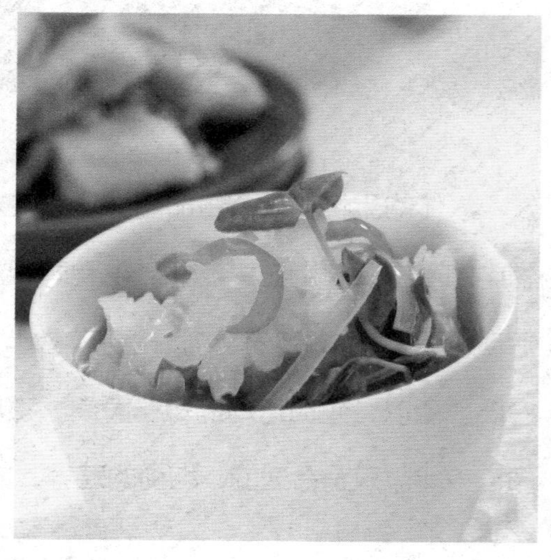

高血压、动脉粥样硬化、冠心病等有一定的效果。

由于中老年人的内分泌发生变化，身体容易缺乏钙、磷和维生素，多吃醋能使钙、磷、维生素在饮食中溶解，提高它们的吸收率和利用率。醋还能抑制各种病菌、病毒的生长繁殖，预防肠道传染病的发生，尤其在春夏季节，多吃醋能预防痢疾、肠炎、伤寒、霍乱、传染性肝炎等疾病。

醋在烹调中的妙用

1.煮鱼时加一点醋，可以去除腥味。

2.在烹调各种菜肴时，加一点醋，菜的香味会更浓郁，菜肴更加可口。

3.太辣的菜肴中加一点醋，辣的感觉就不会那么强烈。

4.烧羊肉中加一点醋，可以去除羊膻气。

5.煮甜粥时加一点醋，能使粥感觉更甜。

6.炖肉时加一点醋，更容易炖熟、炖烂。

7.炒茄子时加一点醋，炒出的茄子色泽更鲜亮。

8.浸泡的生鱼中加一点醋，可以防止鱼肉腐败变质。

9.豆浆中加一点醋，豆浆看起来更诱人，口味更好。

10.炖骨头汤时加一点醋，骨髓里更多的钙质会溶于汤中，增加汤的营养。

11.煮蟹、虾等海鲜品时加一点醋，既调味，又杀菌。

12.炖海带时加一点醋，海带很容易变软。

13.老鸡用猛火煮，肉硬且不可口。如果先用凉水加少量醋将老鸡泡上2小时，再用文火煮，肉就会变得鲜嫩可口。

醋的用途的确十分广泛，但并不是所有人都适宜吃醋。胃酸过多、胃及十二指肠溃疡患者和肾功能不全或有肾病的人以及正在服药的病人都不宜吃醋。另外，还应注意：铝制及上釉的陶制餐具遇醋后，会使对人体有害的铝、铅溶解度增加，故应避免使用；市场上一种用工业冰醋酸加水配制的“白醋”，不含任何营养成分，对人体是有害的。

醋的作用虽然很大，但切忌不能过量。成人每天最多吃20～40毫升的醋，老年朋友更要减量。把醋作为调味品，加入菜肴中食用，才是最科学的保健方法。

长寿食品架，地瓜是首选

地瓜，又名甘薯、红薯、红苕等。由于地区的不同，人们对它的称呼也不同。山东人称其为地瓜，四川人称其为红苕，北京人称其为白薯，河南人称其为红薯。它的故乡在南美洲，16世纪末传入我国。如今，除青藏高原外，我国大江南北都可栽培。

地瓜的品种颇多，形状有纺锤、圆筒、椭圆、球形之分；皮色有白、淡黄、黄、红、紫红之别；肉色有黄、杏黄、紫红多种。地瓜的营养十分丰富，是我国人民喜爱的粮菜兼用的天然滋补食品。

现代科学研究证实，地瓜中含有多种人体需要的营养物质。每500克地瓜约能产生热量635千卡，含蛋白质11.5克、糖14.5克、脂肪1克、磷100毫克、钙90毫克、铁2毫克、胡萝卜素0.5毫克，另含有维生素B_1、维生素B_2、维生素C与尼克酸、亚油酸等。其中维生素B_1、维生素B_2的含量分别比大米高6倍和3倍，维生素C的含量是苹果、葡萄、梨的10～30倍。特别是含有丰富的能促进人体新陈代谢、生长发育的赖氨酸，而大米、面粉恰恰缺乏赖氨酸。

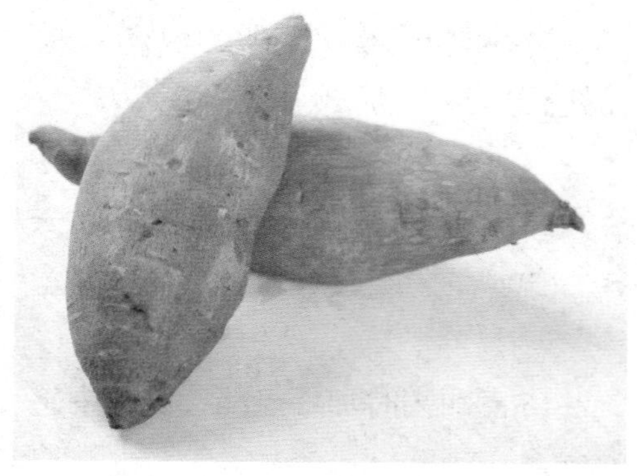

地瓜与米面混吃，还可发挥蛋白质的互补作用，提高其营养价值。地瓜还含有大量黏蛋白、黏多糖等，能保持人体心血管壁的弹性，防止动脉粥样硬化的发生，还能保持呼吸道、消化道、关节腔的润滑。另外，地瓜所含的淀粉和纤维素在肠道内可吸附大量水分，润滑肠壁，这既可防治便秘，又能减少肠癌的发生。

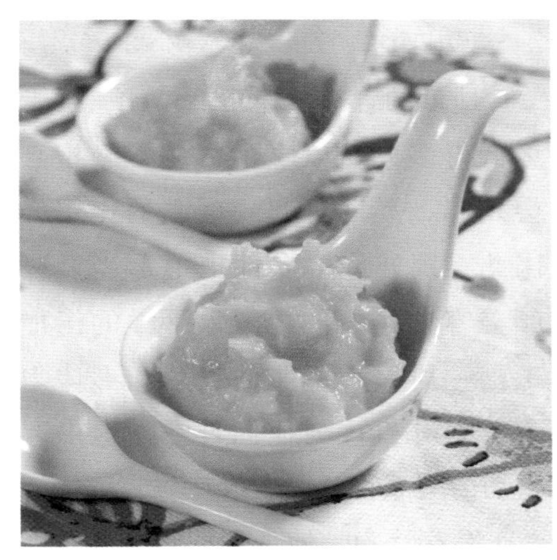

李时珍的《本草纲目》记载，地瓜有“补虚乏、益气力、健胃、强肾阴”的功效。“地瓜蒸、切、晒、收，充做粮食，称做薯粮，使人长寿少疾”。又有医书说地瓜“功同山药，久食益人，为长寿之食”。民间常将地瓜与粳米煮稀粥后加白糖，用来治疗维生素A缺乏所致的夜盲症、便秘、湿热、黄疸、血虚和月经不调等疾病。

地瓜具有抗癌作用

近年来，日本人掀起了一阵阵热火朝天的“地瓜热”，男女老少都以大吃特吃形形色色的地瓜食品（如烤地瓜、地瓜酱、地瓜酒等）为乐。因为日本科学家发现，地瓜具有多种特殊的“药用价值”。更令人感兴趣的是：美国一位生物学家发现，地瓜中含有“脱氢异雄固醇”，具有一定的抗癌作用。北京市农林科学院作物所和中国军事医学科学院动物中心的几位研究人员，在国内首次提取地瓜中的抑瘤物，并且成功地完成了动物实验。有关专家认为，地瓜是一种防癌佳品。

地瓜是一种长寿食品

日本农村长寿地区的居民进食地瓜从10月持续至次年4月；我国广西有两个长寿之乡，居民也常以地瓜作为主食。一项对百岁老人膳食种类及主要营养成分的调查显示：这些老寿星的主食竟是地瓜干。被调查的40多位山东沂蒙山区的百岁以上老人终身以地瓜、玉米为主食，这与日本百岁老人的食谱不谋而合。

地瓜还是一种理想的减肥食品

地瓜的含热量非常低，比一般米饭低得多，所以吃了之后不必担心会发胖，反而可起到减肥的作用。因此，国外许多女性把地瓜当做驻颜美容食品。位于南太平洋的汤加王国，居民大都肌肉发达和形体匀称，据分析这与他们日常吃地瓜有密切的关系。

专家认为，地瓜为低脂、高纤维食品，而且含有丰富的矿物质，在粮食中属低热量种类，并具有减缓动脉硬化、抗癌、抗衰老作用，是避免严重威胁生命的心脑血管病以及恶性肿瘤发生的因素之一。

地瓜既可做主食，又可当蔬菜。蒸、煮、煎、炸、熘，吃法众多，一经巧手烹饪，也能成为席上佳肴，如四川的“红苕泥”香甜入味，安徽的“拔丝红薯”甜脆可口，陕西的“醋熘红苕丝”酸辣脆嫩，风味别致。此外，福建的“荔香薯片”、湖北的“桂花地瓜饼”等，皆为闻名遐迩的地方风味小吃。

地瓜配以冰糖和蜂蜜用小火焖煮，可制成色泽橘红、入口软中带韧的“蜜汁地瓜”，更具地瓜的风味特色。地瓜蒸熟捣烂碾成泥，与面粉掺和后，可制作各类糕、包、饺、面条等。地瓜干碾成粉，加蛋类可制蛋糕、布丁等点心。地瓜酿酒、制果脯、粉丝等，亦饶有风味。

长寿食品架，首选是地瓜。当得知地瓜的养生价值后，相信地瓜会走上更多家庭的餐桌。

玉米似黄金，常吃健身心

玉米，北方称棒子，南方称包谷。如今，科学家们已培育出香玉米、甜玉米、糯玉米、嫩玉米，甚至黑色玉米，真可谓品种繁多。

在中国除青海外，其余省市都有玉米种植。我国玉米的主产地在吉林、黑龙江、辽宁及河北、河南、山东、山西、陕西等省的平原和丘陵地带，以及云南、贵州、广西、四川省的丘陵旱地，这十几个省的玉米种植

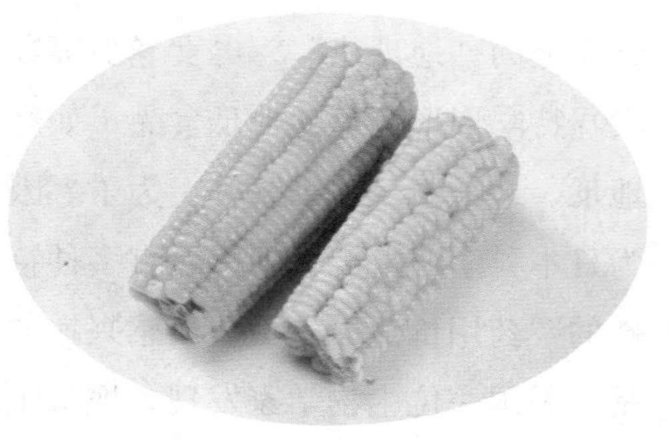

面积和产量占全国的80%以上。

玉米是世界上最重要的粮食品种之一。玉米的营养成分优于稻米、薯类。中医认为，玉米性平味甘，有开胃、健脾、除湿、利尿等作用，可治腹泻、消化不良、水肿等疾病。

据现代营养学研究，玉米中含有大量的营养保健物质，每100克干玉米含蛋白质8.7克、脂肪4.3克、热量364千卡、磷2.93毫克、钙10毫克、铁3.1毫克，还含有镁、硒、钾、锌等人体必需的微量元素。不仅如此，玉米中还含有多种维生素，如维生素A、维生素B_1、维生素B_2的含量均比稻米多。

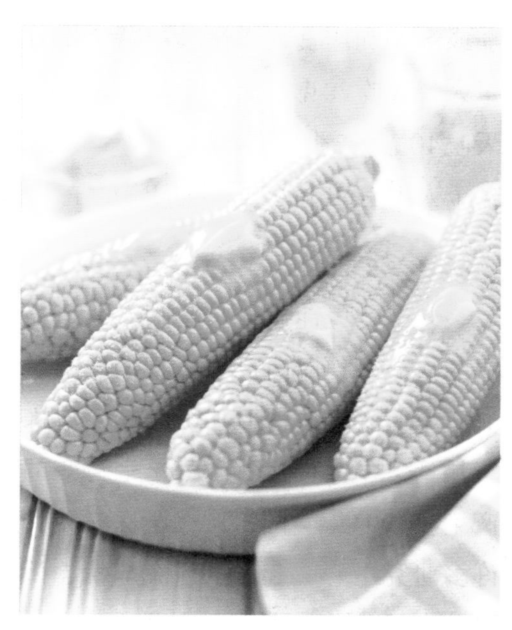

多吃玉米可防癌

玉米中含有一种特殊的抗癌因子——谷胱甘肽，它能与人体内的多种致癌物质结合，使其失去致癌性；玉米中所含的胡萝卜素，被人体吸收后能转化为维生素A，具有一定的防癌作用；玉米中含有的纤维素比大米、面粉高6～8倍，有润肠通便之功，能刺激胃肠蠕动，加速粪便排泄，从而减少结肠癌和直肠癌发生的可能性；纤维素中所含的果胶，能与致癌物质结合，使之成为无害的物质从人体排出；所含的木质素，使体内吞噬细菌及癌细胞的巨噬细胞活力提高2～3倍，可抑制癌症的发生。此外，玉米中含有大量的镁，具有抗肿瘤、防癌的作用。

多吃玉米可预防高血压

玉米所含的脂肪中，50%以上是亚油酸，还含有谷固醇、卵磷脂、维生素E等，故玉米油能降低血清胆固醇，预防高血压和冠心病的发生。美国科研人员曾选择平均年龄为55岁的70位高胆固醇患者，其中50名男性、20名女性，住院治疗时间都在2年以上。研究人员把玉米经过精磨细研，并佐以蒜粉、黑胡椒、芹菜等，用番茄或汤调和成食物，试验前一个半月每人每天吃20克，后一个半月每人每天吃40克，3个月后再经检查，发现70个人中有60个人的胆固醇降低了。

多吃玉米眼睛漂亮

老年黄斑性病变是眼睛老化所造成的疾病，严重时会造成视力缺损。流行病学研究发现，黄体素、玉米黄质等可以预防老年黄斑性病变的产生。1994年美国哈佛大学医学院和许多研究中心一起做的研究显示，摄取较高量的黄体素和玉米黄质，老年黄斑性病变的概率能降低43%。玉米富含黄体素、玉米黄质（尤其是后者），因此玉米可以说是抗眼睛老化的极佳食物。

多吃玉米可以抗衰老

玉米中还含有多种人体必需的氨基酸，能促进人的大脑细胞正常代谢，有利于排除脑组织中的代谢废物。玉米的胚芽和花粉里含有大量维生素E，它可增强机体新陈代谢，调节神经和内分泌功能，并使皮下组织丰润，皮肤细胞富有弹性和光泽，还可增强人的体力和耐力。中老年人常吃玉米面和花粉食品，可延缓衰老。

由此可见，玉米对保持人体营养平衡、促进健康长寿有很大作用。加上玉米中含有大量玉米黄质和黄体素，呈现亮黄色，有营养学家将其称为价廉物美的“脑黄金”。

常吃豆制品，强身又防病

在古希腊神话中，农业女神得墨忒耳给出远门的女儿普西芬尼一粒大豆，并对女儿说豆能“消除邪恶，防治百病”。善良无私的普西芬尼并没有把这粒大豆据为己有，而是留给人间播种繁衍，使之成为世界上一大农作物。

大豆也叫黄豆，古代称作菽，是“五谷”之一。它起源于我国东北和华北地区，野生大豆至今在我国许多地方尤其是东北地区，仍有广泛的分布。

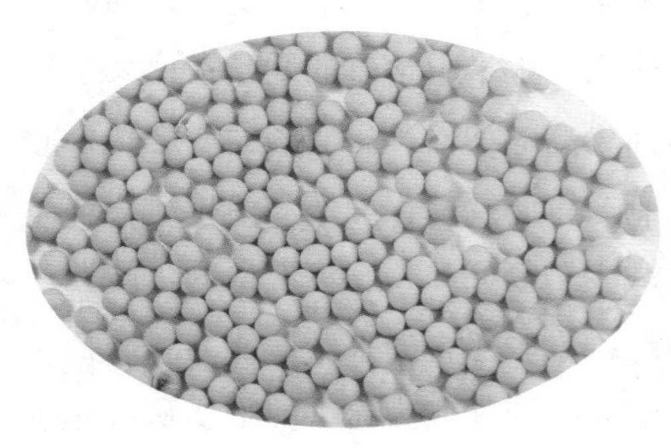

大豆的营养十分丰富，它兼粮、油二者之长，其蛋白质含量高达40%以上，且含有人体必需的8种氨基酸。据营养学家分析，1千克大豆相当于2.5千克瘦肉、3千克鸡蛋或12千克牛奶的蛋白质含量。因此，它有“植物肉”、“绿色牛奶”的美誉。大豆脂肪含量高达20%，而且以油酸和亚油酸等不饱和脂肪酸为主。它含豆固醇而不含胆固醇，豆固醇不会被人体吸收，所以经常食用也不必担心因胆固醇过高带来的危害。大豆中碳水化合物为25%，另外还含有维生素A、维生素B、维生素D、维生素E和钙、磷、铁等重要营养成分。

在中国食品史上，开发利用大豆有四大发明，那就是豆腐、豆芽、豆浆和豆酱。我国大豆传统制品中还有发酵的豆制品，是经过霉菌发酵酶解而加工成的豆豉、豆腐乳、毛豆腐等。这种加工方法不仅可以提高大豆营养成分的利用，还可使维生素B_{12}的含量提高，维生素B_6及核黄素的含量亦有所增高。

常吃大豆可以提高记忆力

大豆中富含的磷脂是一种天然营养活性剂，是构建聪明大脑的重要物质。

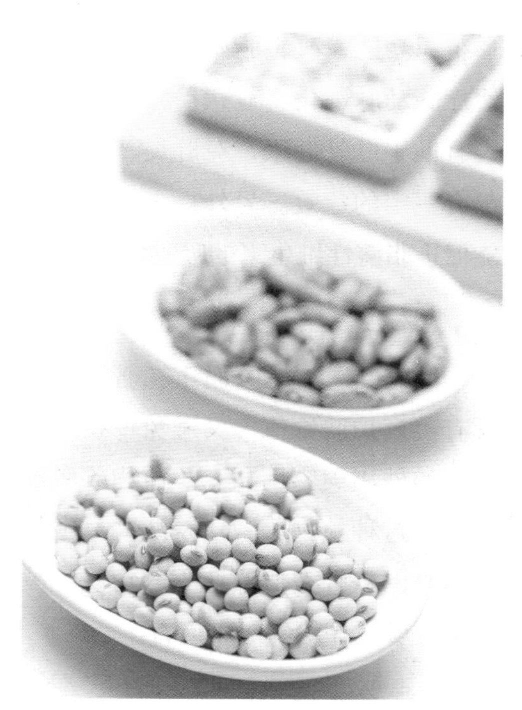

由于人的大脑20%～30%由磷脂构成，所以多食富含磷脂的食物，可使脑中乙酰胆碱的释放增加，从而提高人的记忆力和接受能力。大豆中的植物蛋白质也是重要的健康物质，是大脑从事复杂智力活动的基本原料。增加食物中大豆蛋白的含量，就能增加大脑皮质的兴奋和抑制功能，提高学习和工作效率。

常吃大豆可以预防动脉硬化

大豆磷脂中含有85%～90%磷脂酰胆碱以及磷脂酰乙醇胺、磷脂糖苷等，对人体器官有很好的保健效应。最近的研究成果表明，大豆磷脂可增强组织功能，改善脂质代谢，预防和治疗脑动脉硬化、冠状动脉硬化；它还有助于肝脏健康，对肝炎、脂肪肝都有一定的疗效。另外，大豆磷脂还能促进脂溶性维生素的吸收。

常吃大豆可以美容护肤

目前，医学专家们正在研制一种既有美容护肤价值，又避免一些不良反应的外用美容用品——植物雌激素制剂。这种植物雌激素是从大豆中提取出来的一种类似异黄酮的物质，被称做驻颜、护颜的健康使者。

常吃大豆制品可防癌

日本人爱吃豆腐，全国共有3万家豆腐店，平均每人每年要吃20多千克豆腐。经常食用豆腐的人，胃癌患病率比不吃豆腐的人减少1/3。夏威夷医务部门曾对8000名美籍日本人进行长达20年的跟踪调查，发现每周只吃一次或两三周吃一次豆腐的人，前列腺癌患病率较每天吃豆腐的人高出3倍。经过长期实验，专家们拿出大量数据证明，大豆中至少有5种物质具防癌功效，它们分别是蛋白酶抑制素、肌醇六磷酸酶、植物固醇、皂苷和大豆异黄酮。

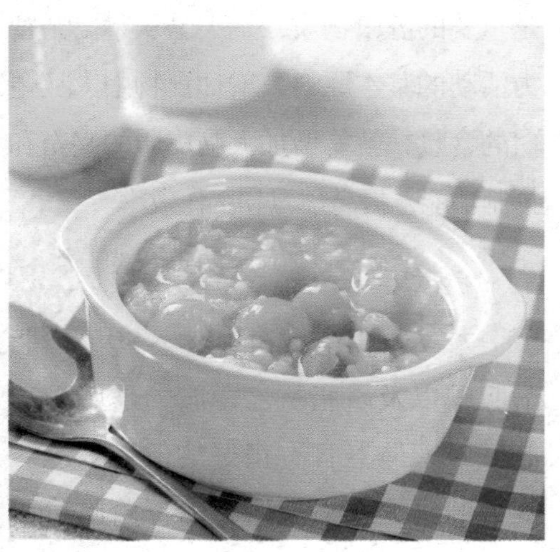

常吃大豆可以预防耳聋

60岁以上的老人，听力减退、患老年性耳聋的人不少。营养专家认为，人体补充铁质可以扩张微血管，软化红血球，保证耳部的血液供应，可以有效地防止听力减退。大豆中铁和锌的含量较其他食物高很多，因此，常吃豆制品，有利于预防老年性耳聋。

常吃大豆制品可以预防中风

中风的根源是高血压和动脉硬化，这是它的主要病因和病理基础。美国医学界对2000名中年人调查后发现，高血压患者尿中的尿钠增加，尿钾减少，这表明高血压患者的膳食结构中，钠的摄入量过多，钾的摄入量过少，因此必须摄入高钾食物，促使体内过多的钠盐排泄。富钾的食物品种很多，营养学家认为蔬菜中的豆制品、菠菜、黄瓜、番茄、土豆，水果中的香蕉、柚子、柑橘、甜橙都对维护人体健康起到不可小视的作用。

大蒜有魔力，驱病效神奇

大蒜，又名胡蒜、独蒜，是一种百合科多年生草本植物。原产于亚洲西部，我国引种已有2000多年的历史。大蒜能助消化和促进食欲，还是神奇的良药，自古以来就是民间的健身佳品。

当年诸葛亮率百万蜀军四擒孟获以后，遇到“哑、灭、黑、柔”四眼毒泉，许多将士喝了泉水以后中毒身亡。十万火急之下，诸葛亮喜遇一位仙人指点迷津，寻得“韭叶芸香”，才安然无恙，渡过难关。经过后人考证：这种神奇的“韭叶芸香”就是大蒜。

历史上最早嗜蒜成癖的人是4000多年前巴比伦的一位国王。据说，他曾下令为皇宫厨房进贡大量大蒜，以满足饮食之乐。在战争中将领们也让士兵吃大蒜，借以增力壮胆，夺取胜利。

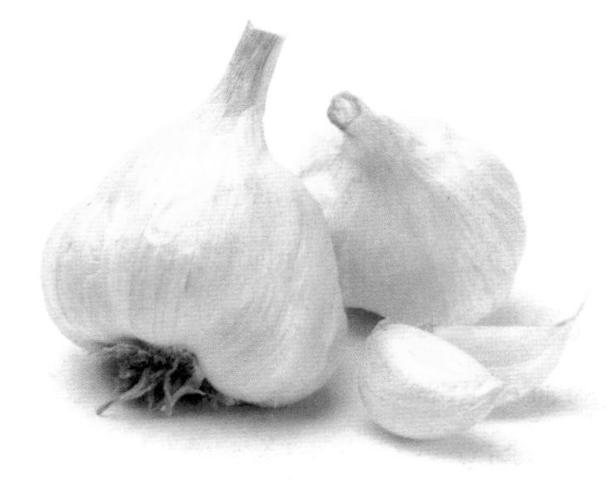

大蒜素是一种天然抗生素

大蒜又有“土生土长的青霉素”这一美名，其神奇药效的秘密在于它含有一种挥发性植物杀菌素——大蒜素。它可以杀死100多种有害细菌，对流感、肠炎等因环境污染引起的疾病有很好的预防作用。现代临床医学研究表明，在夏秋季节肠道传染病流行或冬春季节呼吸道传染病流行期间，每天生食大蒜1～2头，能起到预防作用；如患伤风感冒、支气管炎、咽喉炎、扁桃体炎等，每次含2～3瓣生蒜，每天更换3～4次，也有疗效；用大蒜浸液灌肠，可驱除钩虫、蛔虫和蛲虫，也可治痢疾、腹泻；将新鲜大蒜去皮捣烂如泥，填塞在龋齿洞里，可止住疼痛；将蒜汁涂于患处，可治足癣。

大蒜可以预防心脑血管疾病

据近代科学研究报道，大蒜具有降低胆固醇的作用，而且使用方法简单易行，患者只需每日生食大蒜3克，经过1个月，胆固醇含量就会明显降低。德国医学家用大蒜治疗80例高血压患者，观察结果表明，患者的血压均获得稳定下降。他们认为，大蒜的降压作用来自它含有的“配糖体”。医学界还认为，大蒜对防治冠心病有特效，因为血脂过高的人常因脂肪阻塞血管而引起冠心病，而大蒜却具有清除脂肪的作用。大蒜还可促进机体对B族维生素的吸收，从而起到保护神经系统和冠状动脉的功能及预防血栓的形成。

大蒜可以延年益寿

唐代养生家宋玄白曾在茅山（今江苏句容县境内）修道，其一生好吃大蒜，还将大蒜普施众生。他自己一生未患过病，百余岁爬山涉水如履平地。据国家老龄部门统计，山东省金乡县人均寿命比全国高出5岁。金乡县60万人口中，80岁以上的老年人超过1.2万人。其中，百岁以上的老年人最多时达96人，占总人口比例高出全国15倍。据中国社会科学院的调查，

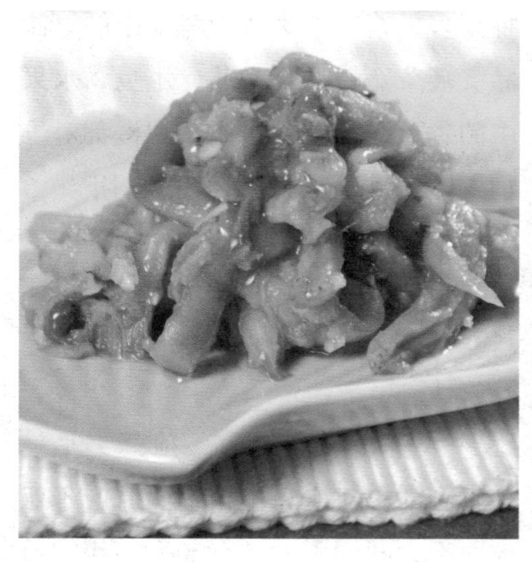

那里生产著名的“金乡蒜”，当地居民有吃蒜的传统。

大蒜具有防癌作用

近年来，大蒜的防癌作用已被广泛认识。大蒜中的脂溶性挥发油等有效成分具有激活巨噬细胞的功能，可以增强免疫力，从而提高机体抵抗力。山东省金乡县癌症发病率明显低于全国平均水平，这跟当地人喜欢吃大蒜有着密切的关系。

近些年来，大蒜在许多国家的身价倍增，一年四季都有新鲜大蒜供应，一些国家之间还出现了大蒜贸易战，大蒜的重要地位由此可见一斑。在德国，几乎人人都喜食大蒜，年消耗量高达8000吨以上。

大蒜适宜生食

大蒜遇热遇咸都会失去作用。因此，如果想达到最好的保健效果，食用大蒜最好捣碎成泥，或者把它切成片，放置15分钟，让它跟氧气结合产生大量的大蒜素，发挥抗癌的作用。

专家们指出，吃大蒜并不是越多越好，因为大蒜吃多了会影响B族维生素的吸收，大量食用大蒜还对眼睛有刺激作用，容易引起眼睑炎、眼结膜炎。另外，因为大蒜有较强的刺激性和腐蚀性，不宜空腹食用。胃溃疡患者和患有头痛、咳嗽等疾病时，不宜食用大蒜。

有不少人担心，吃蒜后嘴里的气味会影响与他人的交流。其实，在吃完大蒜后喝一杯咖啡、牛奶或绿茶，或嚼几颗花生米，都可以起到消除气味的作用，嚼一些绿茶叶效果会更好。平时准备些口香糖，也可以在吃完大蒜后派上用场。

大蒜很神奇，驱病有魔力。只要做到科学吃大蒜，既不会破坏大蒜素，又可避免嘴里的特殊气味，就容易坚持下来，发挥其驱病延年的魔力。

每日吃红枣，百岁不显老

红枣，又叫大枣、刺枣、美枣、良枣等，为我国特产之一，在我国种植已有3000多年的历史了。红枣，皮薄肉厚，甘甜适中，营养丰富，为秋冬进补之佳品。

枣在我国有悠久的历史。早在3000多年前，《诗经》中就记载“八月剥枣，十月获稻”；汉朝铜镜上刻有“上有仙人不知老，渴饮礼泉饥食枣”的诗句。这些均是古人对枣的营养及医疗价值的精辟概述。

我国古人把枣作为祭祀祖先的珍品，妇女初次见面也以枣为礼物。红枣在我国人民心目中，象征着幸福、美满和吉祥。各种喜庆日和年节，红枣都是不可缺少的。红枣的艳形和美

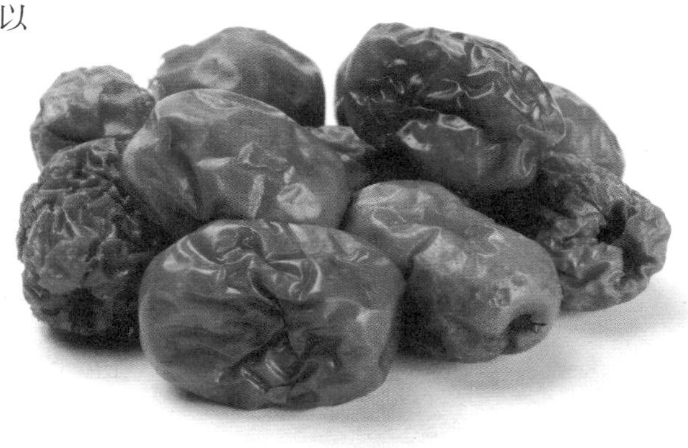

味历来为诗人所赞誉，唐代著名诗人杜甫在回忆他童年时贪吃红枣的情景时说：“庭前八月枣梨黄，一日上树能千回。”

鲜枣含糖20%～36%，干枣含糖55%～80%，它含热量大，每100克红枣可产热1200～1300千卡，可以代粮，历史上常做救灾之用。红枣可生吃，也可熟食，还可加工制成醉枣、熏枣、焦枣、乌枣、蜜枣、枣干、枣泥、枣脯、枣酱、枣茶、枣酒、枣醋、枣罐头、枣汁饮料等，还能用它炖鸡、炖鸭、炖猪脚等，都别具风味又甘美滋补。

在日常生活中，用枣制成的传统食品更是琳琅满目、各具风味，例如枣粽子、枣年糕、枣花糕、枣卷糕、枣锅糕、枣发糕等。以红枣制成的

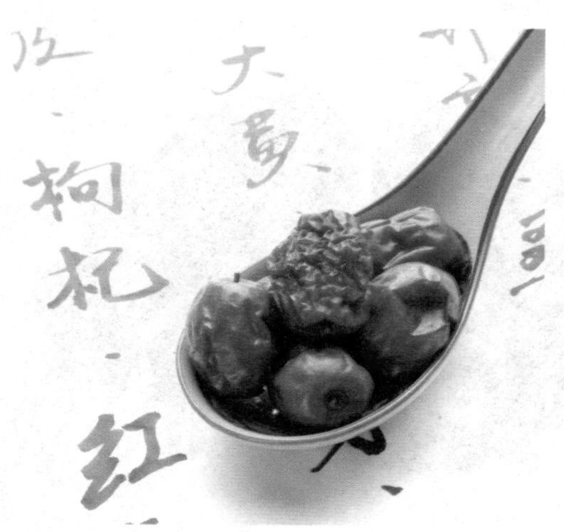

“中华蜜酒”和“阿胶蜜枣”，不仅在国内畅销，而且远销海外，备受赞誉。

红枣是极佳的滋补品。研究表明，枣富含人体不可缺少的营养物质蛋白质、脂肪及多种矿物质元素钙、磷、铁，尤其是含有大量的维生素A、维生素B、维生素C。所以，红枣有“天然维生素丸”之美称。每100克鲜枣中含蛋白质1.2克，也几乎是鲜果类之冠。

常吃红枣益寿延年。红枣不但是美味果品，还有强筋壮骨、补血行气、滋阴养颜之功效。红枣的药用价值早在《本草备要》中就有记述：红枣能“补气益中，滋脾，润肺，调营养，缓阴血，生津液，悦颜色，通九窍，助十二经，和百药”。明代大医药学家李时珍在《本草纲目》中写道：“大枣气味甘平，安中养脾气、平胃气、通九窍、助十二经，补少气……久服轻身延年。”

红枣的药用价值非常高，医学文献中记载着许多以红枣做食疗的药方。红枣去核，加胡椒水煮熟，去胡椒吃枣喝汤能治胃病；用红枣100克浓煎，食枣饮汁，日服3次，能治贫血；将红枣与小麦、甘草煎汤饮服，

对血小板减少性紫癜、妇女更年期发热出汗、心神不定、情绪易激动等均有调补作用。中国古代养生学家一直将红枣看做是价廉物美、人人可以进补的佳品。现代医学研究表明，红枣对过敏性紫癜、贫血、高血压、急慢性肝炎、肝硬化、胃肠道肿瘤均具有疗效。经常服之，能强化肝功能，补足血液。

正因为这样，红枣又被称为“木本粮食”。人人都应该多多吃枣，尤其是中老年女性朋友，虽然不能达到长生不老，但健体强身、延年益寿却是可以的。

番茄有营养，抗病又防癌

番茄，又叫西红柿，俗称洋柿子，为一年生茄科草本植物。番茄色泽艳丽，形态优美，甜酸适口，既可做水果生食，又可烹调成鲜美菜肴，堪称为菜中之果。它最初是生长在美洲的大森林里，明朝的时候才传入我国。起初只作为观赏植物，到清朝末年，中国人才开始普遍食用番茄。

营养学家们一致公认番茄营养丰

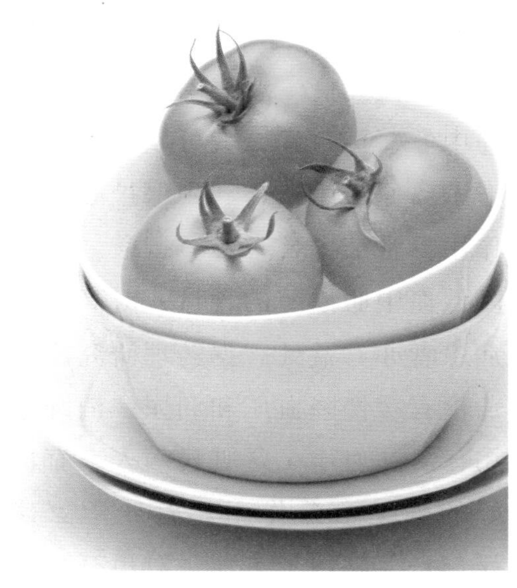

富，每100克番茄含碳水化合物4克、维生素$B_1$0.03毫克、维生素$B_2$0.03毫克、烟酸0.6毫克、维生素C19毫克、胡萝卜素550微克、钙10毫克、磷23毫克、铁0.4毫克，还含有较多的苹果酸、柠檬酸等有机酸。传统医学认为，番茄味酸、甘，有生津止渴、健胃消食、清热解毒功效。对热性病口渴、过食油腻厚味所致的消化不良、中暑、胃热口苦、虚火上炎等病症有较好的效果。

番茄具有预防血栓形成的功效。番茄含有芦丁、菌脂色素等成分。这些成分可提高机体抗氧化能力，消除自由基等体内垃圾，保护血管健康，有预防血栓形成的作用。“游离原子团”的不断增多，往往是心肌梗死的主要原因之一；而番茄中的菌脂色素，就可以及时破坏“游离原子团”，起到保护心脏的作用。番茄中含有的有机酸，还能降低血中胆固醇的含量，对高脂血症患者亦有益处。据药理研究，番茄汁有缓慢降血压和利尿、消肿作用，对高血压、肾脏病病人，有良好的辅助治疗作用。营养学家建议，一天吃两个番茄，对患有高血压、冠心病、动脉硬化、糖尿病等可能形成血栓的人来说，是十分有益的。

与一般的蔬菜相比，番茄含有丰富的天然抗氧化剂。除了维生素C外，番茄之所以有特殊的保健作用，还在于它含有番茄红素。番茄红素可能是类胡萝卜素中最有力的抗氧化剂，这使水果和蔬菜呈橘红色，它在人体内的作用类似胡萝卜素，是一种很强的抗氧化剂，其清除自由基的能力超出了最有名的类胡萝卜素——β-胡萝卜素。番茄红素能起到调节血脂、抗辐射、抗衰老的作用，还具有良好的抗癌、防癌作用。另外，番茄还可促进胃液生成，增加胃酸，从而降低因胃液分泌不足引起的病菌繁殖。番茄中的苹果酸、柠檬酸等有机

如何购买质量上乘的番茄

有关专家指出，选番茄时，首先看它的皮是不是绷得很紧，摸在手里是不是很结实，是不是放在亮处有着照人的光泽并且颜色深而红晕。如果你买的是有皱或是青涩的番茄，买回家不要马上放在冰箱里，也不要随意放在筐里，而应放在有阳光的地方，晒上一两日，这样会增加番茄的营养成分。

有些商贩用一些生物制剂催熟番茄，使其色泽非常好看，但长期食用对人体有害。催熟的番茄通体全红，手感很硬，外观呈多面体，掰开一看籽呈绿色或未长籽，瓤内无汁；而自然成熟的番茄蒂周围有些绿色，捏起来很软，外观圆滑，而籽粒呈土黄色，肉质红色、沙瓤、多汁。只要注意观察，总结经验，就能够挑选出质量上乘的番茄。

酸，可以促进人体对钙、铁的吸收。番茄中含有的烟酸是维护细胞正常代谢不可缺少的物质，可使沉淀于皮肤的色素、色斑减弱，可预防老年斑的出现，起到改善人的容颜和维持皮肤弹性的作用。

番茄是抗癌领域里升起的一颗新星。美国癌症研究机构近来进行的一次大规模调查证实，多食新鲜番茄或经过加工的番茄食品，可以降低患某些癌症的机会。这份调查报告说，番茄中含有一种最有效的抗癌物质—里克品，可破坏体内的放射物（放射物可能会引起细胞中的DNA突变，使之成为癌细胞）。专家们发现，常食用番茄的男性患前列腺癌的比例降低了45%。番茄不仅能防治前列腺癌，还可预防结肠癌和直肠癌，甚至可以预防子宫癌和乳腺癌。难怪有人说："每天吃个番茄，身体安康不寻医。"

不少人都认为，鲜嫩的瓜果蔬菜，生吃比煮熟了吃更有营养。但旅美中国学者、康奈尔大学刘瑞海教授领导的小组却发现，番茄熟吃比生吃总体营养价值要高。尽管生吃番茄可以获取丰富的维生素C，但熟吃番茄能够最大限度保留番茄红素和其他

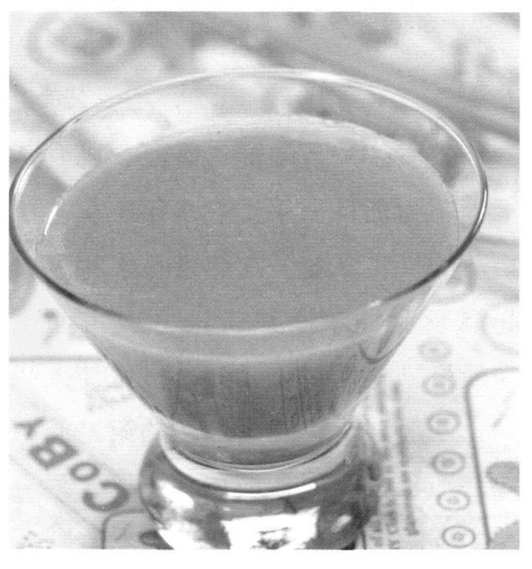

抗氧化剂含量。番茄红素很容易从烹调的番茄中释放出来，尤其是加入一点油以后，更容易吸收。生吃番茄对人体也有好处，但要注意不要空腹吃番茄。空腹吃容易使番茄中的胶质、果质和柿胶酚等物质与胃酸起化学作用，结成不易溶解的块状物，引起胃扩张，甚至导致胃痛。而餐后吃番茄，由于胃酸已经与食物混合，胃内酸度会降低，就能避免出现这些症状。另外，不成熟的番茄不要吃，因其含有与发芽土豆相同的毒性物质即茄碱，吃后会出现头晕、恶心、呕吐和全身疲劳等中毒症状。

番茄有营养，常吃身强壮。对于广大中老年人来说，每天吃一个番茄是不难做到的。

茄子赛御膳，越吃体越健

茄子，又名伽子、落苏、昆仑紫瓜等，为茄科一年生或多年生草本植物茄的果实。茄子在热带是多年生，起源于亚洲东南热带地区，古印度为最早驯化地。公元4～5世纪传入我国，一般认为我国是茄子的第二起源地。茄子在我国各地均有栽培，为夏季主要蔬菜之一。从颜色上看，茄子有紫色、黄色、白色和青色4种；从形状上分，常见的有3种：球形的圆茄、椭圆形的灯泡茄和长柱形的线茄。

茄子营养丰富，含蛋白质、脂肪、碳水化合物、膳食纤维、维生素A、胡萝卜素、硫胺素、核黄素、尼克酸、维生素C、维生素E、钙、磷、钠、镁、铁、锌、硒，还含有葫芦巴碱、水苏碱、胆碱、龙葵碱等多种生物碱。种子中的龙葵碱含量较高，果皮中含有色素茄色苷、紫苏苷等。特别是其所含的维生素E为茄果类之冠，每100克中含150毫克；茄子所含维生素P以紫茄含量最高，是天然食物中含维生素P最多的，100克紫茄中的维生素P含量高达720毫克以上。

中医认为，茄子味苦性寒，有散血瘀、消肿止疼、治疗寒热、祛风通络和止血等功效。古代曾将茄子列入皇帝的膳食中。近年国内外研究发现，茄子中含有特殊的有益成分，能防治一些中老年常见疾病。

茄子是心血管疾病患者的佳蔬。茄子富含的维生素P等营养物质，有减小血管脆性，降低血管通透性，增强毛细血管的弹性，增强维生素C活性的作用，能有效地防止微血管的破裂出血，使血小板保持正常，

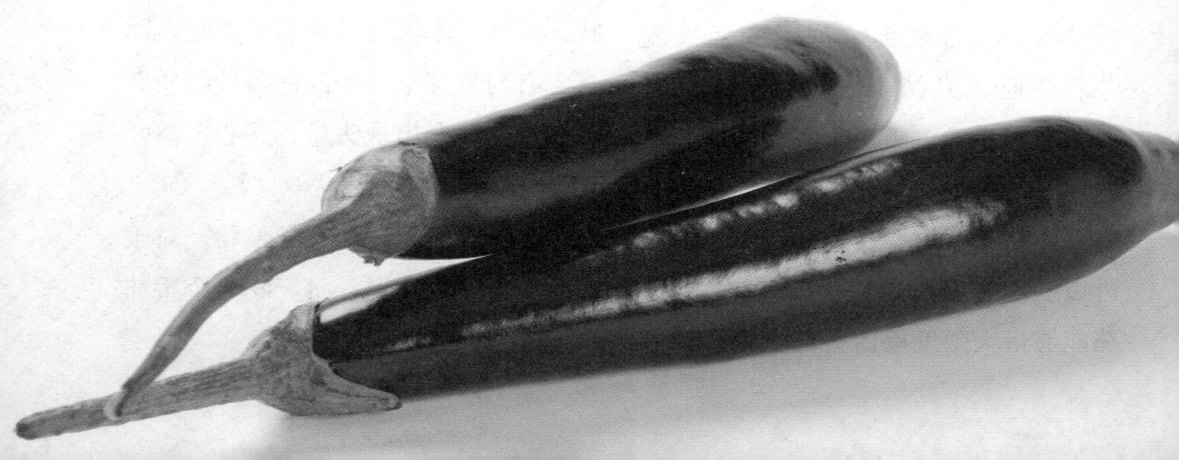

可以预防脑溢血、视网膜出血、紫癜等病症。

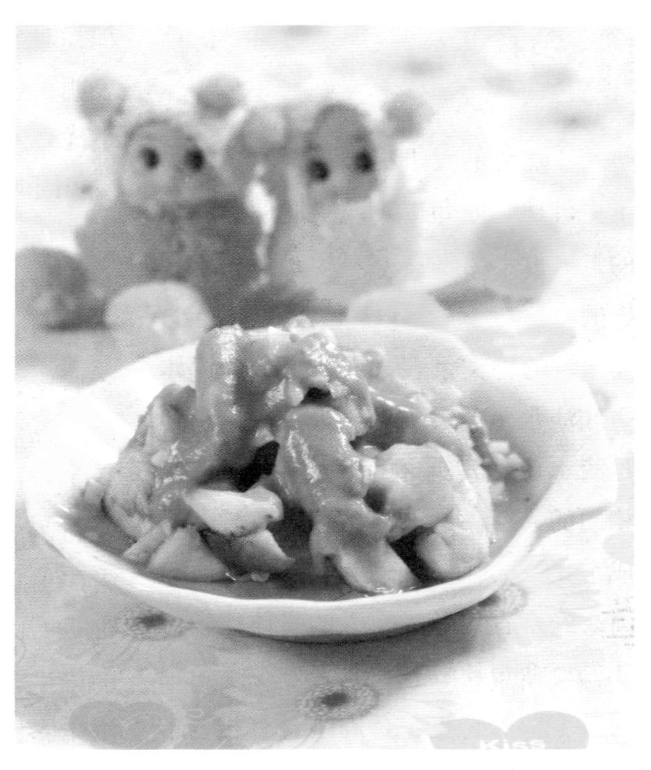

经常食用茄子，茄子纤维中所含的皂草苷可使中老年人血液中的胆固醇减少，增强微血管的韧性，具有很好的保护心血管的功能。茄子还能够限制人体从膳食中吸收胆固醇，并能把肠内过多的胆固醇裹在一起带出体外。美国一家杂志刊载《降低胆固醇十二法》一文，甚至把食用茄子列入十二法之首。高血压、冠心病、坏血病、脑溢血、动脉硬化及胆固醇增高的患者，经常吃茄子，可减少胆固醇，降低血脂。

茄子中含有的物质能抑制消化道肿瘤细胞增殖，特别对胃癌、直肠癌有抑制作用。一些接受化疗的癌症患者出现发热时，用茄子煮熟后凉拌吃，有退热功效。茄子也可作为上述两种癌症的辅助性治疗食物。

茄子可以防治老年斑。医学专家认为，控制老年斑有助于减缓衰老。中老年人因血管老化或硬化，皮肤会出现寿斑（老年斑）。茄子含丰富的维生素A、B族维生素、维生素C及蛋白质和钙，能使人体血管变得柔软，多吃茄子有助于减少老年斑。

茄子可以治疗内痔便血。茄子有清热活血、消肿止痛之效。每日用鲜茄子1～2个，洗净置于碗中，加油盐少许，放锅中隔水蒸熟，连食数日可治疗内痔便血，对便秘也有一定疗效。

茄子赛御膳，越吃体越健。中老年人以及患心血管病或胆固醇高者，经常吃些茄子，对健康长寿十分有益。

鱼肉是个宝，健身又延年

“吃鱼的女士更漂亮，吃鱼的男士更健康，吃鱼的孩童更聪明，吃鱼的老人更长寿”的说法，是有科学根据的。

鱼的种类繁多，大体上分为海水鱼和淡水鱼两大类。不论是海水鱼还是淡水鱼，其所含的营养成分大致是相同的，所不同的只不过是各种营养成分的多少而已。鱼肉营养价值极高，经常食用鱼类，人的身体比较健壮，寿命也比较长，其奥妙在于鱼类的以下营养特点：鱼肉中含有相当丰富的优质蛋白质，它含有多种人体必需的氨基酸，而且量和比值最适合人体需要，容易被人体消化吸收。中老年人适当多吃或经常吃些鱼，可以对脑卒中起到预防作用。同时，充足的优质蛋白质还可以延缓人体的衰老进程，对延年益寿颇为有利。科学研究表明，鱼肉中的蛋白质含量高而且质量优，人体消化吸收率可达96%。

同时，鱼肉的化学组成与人体肌肉的化学组成很接近，蛋白质的氨基酸组成也和人体相似，能供给人体必需的氨基酸。鱼肉所含的钙、磷等矿物质比其他肉类高，尤其是海产鱼中碘的含量极高，比畜肉高10～50倍，每千克含碘量为500～1000微克，淡水鱼为50～400微克。因此，中老年人应多吃些酥鱼，可以连骨带刺都吃进去，以获得丰富的矿物质。鱼肉里的维生素也不少，特别是维生素A、维生素D，更是其他肉类所不能比拟的，维生素B_1、维生素B_2的含量也值得重视。

鱼肉的脂肪含量一般比较低，大多数只有1%~4%。但鱼肉中所含的脂肪多为不饱和脂肪酸，易被人体消化吸收，消化率在95%左右，

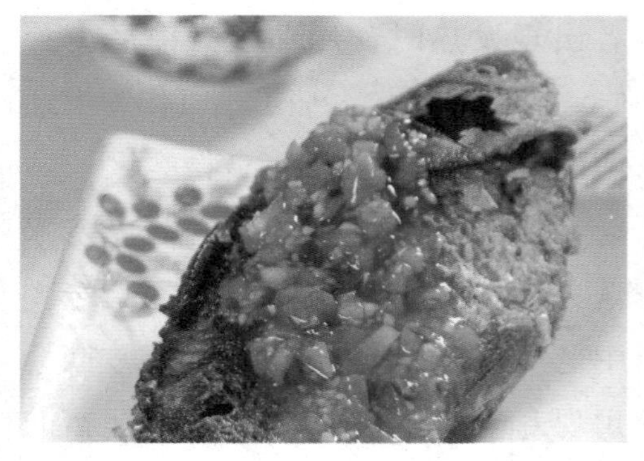

消化吸收后在血液中可与血胆固醇结合，把胆固醇从血管中带走，可防治动脉粥样硬化，因此，对冠心病和脑血栓等严重疾病都具有防治作用。特别是已确诊为动脉粥样硬化的中老年人，应把吃鱼当成饮食疗法的一项重要内容。

一般情况下，中老年人每周吃1～2次鱼为好。有条件的每1～2天吃一次则更好。当今中国，已全面进入小康社会，普通大众的生活已是“连年有鱼”“连月有鱼”，甚至“连周、连日有鱼”都不成问题。希望中老年人的餐桌上都能常常有鱼，进而实现健身益体、延年益寿的目的。

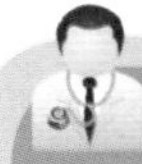

专家提示

哪些病人不宜吃鱼

※结核病患者服药忌吃鱼。 因为服用抗结核药异烟肼（又称“雷米封”）时吃鱼，会使组织胺在体内蓄积，易致过敏反应，轻则恶心、头痛、皮肤潮红、眼结膜充血等；重则心悸、皮疹、腹痛、呼吸困难、血压升高，甚至发生高血压现象。

※肝硬化病人应禁食鱼。 因为病人的机体难生凝血因子，且血小板偏低，易致出血，故应禁食沙丁鱼、青鱼、金枪鱼等鱼类，否则会使病情恶化。二十碳五烯酸含量低的鲤鱼、比目鱼，还可少量服用。

※痛风患者吃海鱼须谨慎。 这是因为人体内的嘌呤代谢发生障碍时引起痛风，主要表现为高尿酸血症（血液中尿酸含量过高），反复发作性关节炎与肾损害等，而海鱼类食品含有嘌呤类物质，可使病情加重，或导致旧病复发。

※出血性患者不宜多吃鱼。 因为鱼肉中含有二十碳六烯酸，可抑制血小板凝集，会加重出血症状，所以应少吃或不吃鱼。

此外，过敏体质的人也不宜吃青鱼、沙丁鱼等鱼类，否则不仅病情加重，且会并发荨麻疹以及腹痛、腹泻等。

鲜奶营养丰，壮骨好饮品

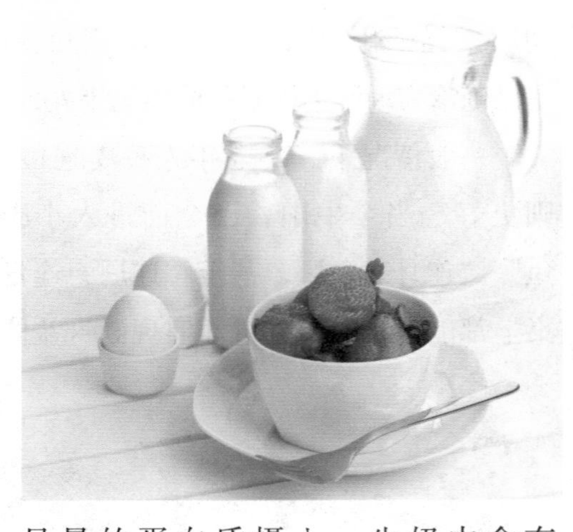

奶类营养成分比较全面丰富，是优质蛋白质、矿物质（如钙）、微量元素（如锌）以及维生素等营养素的极好来源，而且这些营养成分的质量和构成比例都适合人体的需要，并易于消化吸收，所以，常喝牛奶可以改善中老年人的营养状况，提高中老年人的身体素质。对于中老年人来说，牛奶是理想的长寿食品。

牛奶中含有人体所需的各种维生素和无机盐。含量较多的是维生素A和维生素B_2。牛奶中不但钙含量丰富，而且吸收利用率又高。在西方膳食中，钙摄入量的60%～70%来自乳制品。牛奶中钙、磷比例比较合适，也非常适于中老年人。牛奶中的乳糖有调节胃酸、促进胃肠道蠕动和消化液分泌的作用，能够抑制腐败菌的生长。牛奶中含有多种免疫球蛋白，如含有沙门菌抗体、抗脊髓灰质炎病毒抗体等，这些抗体能增强人体免疫抗病能力。中老年人喝奶能促进钙、磷、镁、锌的吸收，还有助于维持体内酸碱平衡，避免抵抗力下降，所以中老年人经常喝奶可增强营养、滋补身体、提高抵抗力、祛病延年。

常喝牛奶可保证中老年人有足量的蛋白质摄入。牛奶中含有3.3%～3.5%的乳蛋白，其消化吸收率可高达96%；而植物蛋白质的消化率仅为78%～84%。蛋白质是维持身体进行正常新陈代谢的必要物质，中老年人每天对蛋白质的需要量为每千克体重不少于0.7克，其总量以70～80克为宜。牛奶中含有赖氨酸、蛋氨酸、色氨酸等9种人体必需却又不能在体内合成的氨基酸，通过喝牛奶适量补充这些氨基酸，对健康十分有益。

常喝牛奶可以预防老年骨质疏松症。骨质疏松症是一种中老年人常见的疾病，是代谢性骨病中最常见的一种，在世界多发病中列第六位。1997年，世界卫生组织（WHO）将每年的6月24日定为“世界骨质疏松日”。预防骨质疏松症的有效办法是补钙。

100克牛奶含钙120毫克，是人奶的3倍，每天如饮用两袋奶，可提供300毫克的钙。牛奶中的钙呈溶解状态，吸收率高，是中老年人补充钙的最佳食品。牛奶中还含有4.6%～4.7%的乳糖，乳糖能促进人体肠道内有益的乳酸菌生长，维持肠道的正常消化功能，进而利于中老年人对钙的吸收。

另外，高血脂老年人可以选择脱脂牛奶，牛奶中乳清酸可以清除附在血管壁上的胆固醇，对于防止动脉硬化的发生有积极意义。

中老年人喝牛奶时需要注意以下几点：

首先，尽量不要空腹喝。因为牛奶中优质蛋白质丰富但碳水化合物较少，如果空腹喝牛奶，牛奶中对人体极为有用的蛋白质等就会被当做碳水化物变成热量消耗，很不经济。合理的食用方法是在喝奶前吃一些淀粉类食物，如面包、花卷、饼干等。

其次，最好在睡前喝一杯牛奶。国外资料报道，睡前喝牛奶有催眠作用。有人对此进行专门实验观察，发现睡觉前喝一杯热牛奶，可使人舒适入睡，后半夜睡得更为香甜。睡前喝牛奶还是最佳的补钙时间。

第三，不要用牛奶喝药。用牛奶代替水喝药，会严重影响药效，甚至会引发疾病。

第四，不要在喝完牛奶后吃酸性水果。因为水果中的果酸与牛奶中的蛋白质易凝结成块状物，难于消化吸收，并且会出现腹胀、腹痛、腹泻等症状。一般以喝牛奶后30～60分钟再吃酸性水果为宜。

第五，牛奶煮后应立即饮用。牛奶不宜保温存放，且不要冷冻，这样会损失奶中的营养素，还会使细菌大量繁殖。另外，要注意牛奶的保存。保存奶类应注意避光。有人发现：新鲜牛奶经日光照射1分钟后，奶中的B族维生素会很快消失，维生素C也所剩无几；即使在微弱的阳光下，经6小时照射后，其中B族维生素也仅剩一半。最后还要注意煮奶、热奶的方法，不要用文火煮牛奶，煮牛奶前不宜加蜂蜜或糖。

鲜奶营养丰，常喝骨不松。喝牛奶可以给中老年人带来强健的筋骨和安康的晚年。

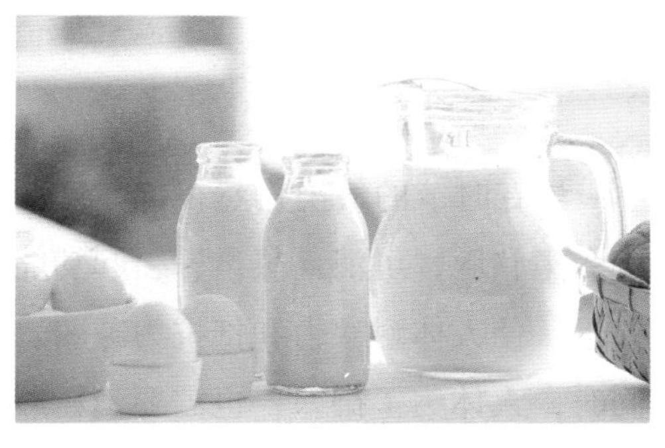

四季饮食

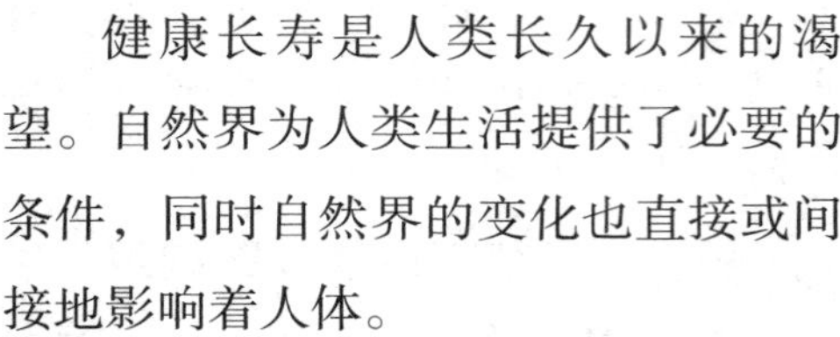

健康长寿是人类长久以来的渴望。自然界为人类生活提供了必要的条件，同时自然界的变化也直接或间接地影响着人体。

因此，只有真正做到顺四时而适寒暑，才能顺时养生、祛病强身、延年益寿。只有顺应四时，科学地选择食物品种，才能与自然界万物一样，适应四季的阴阳变化，做到健康长寿、颐养天年。

春季膳食原则

春季是万物生长更新的季节，也是人体生理功能、新陈代谢最活跃的时期。这时候，人应该顺应天时的变化，调理饮食，补充阳气，保持身体的健康。

进食高热量食物

早春时节的气温仍然很低。寒冷刺激甲状腺，可消耗热量，引起功能亢进，使人体耐寒力和抵抗力减弱。同时，人体为了御寒，也需要消耗热量来稳定基础体温，所以在膳食中，应以高热量为主，除谷类外，可选用糯米制品、黄豆、芝麻、花生、核桃等食物，及时补充热量；可适当吃一些葱、姜、蒜、韭等食物来祛散阴寒。

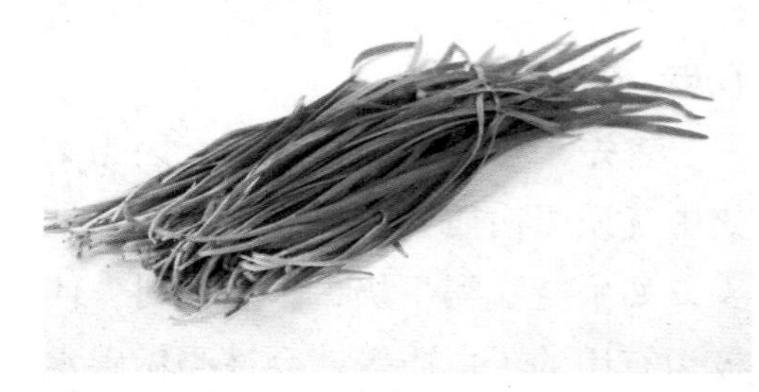

补充优质蛋白质

早春的寒冷能加速体内蛋白质的分解，导致抵抗力降低而致病，所以春季应补充优质蛋白质，以满足机体代谢活跃的需要，如适当进食鸡肉、牛肉、动物肝脏、鱼类、瘦猪肉、鸡蛋、牛乳、豆浆等。

摄取足量的维生素和无机盐

春季由寒转暖，微生物活动增强，很多慢性疾病容易发生，所以中

专家提示

春季宜补肝

“春日宜省酸增甘，以养脾气。”春季为肝气兴旺之时，肝气旺则会影响到脾，所以春季容易出现脾胃虚弱病症。春季的饮食调养，要选辛、甘、温的东西，饮食宜清淡可口，少吃酸涩的东西，以免助肝而伤脾。

老年人在春季要摄入足量的维生素和无机盐，以增强机体免疫力。要多吃新鲜蔬菜和水果，适当进食大枣、蜂蜜、食用菌等食品，以增强抗病毒和保护上呼吸道黏膜及呼吸器官上皮细胞的功能。

夏季膳食原则

对中老年人来说，夏季养生重在“养阳”，就是要求人仍顺从自然界“春主升、夏主长”的规律，重视保养阳气，以达到健体颐年的目的。夏季天气炎热，人体代谢加快，体内的消耗增加，蛋白质分解加速，胰脏和胃肠道消化液及其消化量分解减少，胃肠蠕动减弱，消化功能下降，使人们食欲下降。而且，多数人厌肥肉和油腻食物，机体大量出汗易导致水、盐大量丢失，所以，夏季应根据季节特点调整饮食。

摄取足量的蛋白质

夏季炎热，机体出汗多，会损失大量的水分和营养物质。在饮食滋补方面，应以清补、健脾、祛暑化湿为原则。比如，可选择鸭肉、虾、鲫鱼、瘦肉、香菇、银耳、薏苡仁等清淡且具有滋阴功效的食品。此外，还可进食绿豆粥、扁豆粥、荷叶粥、薄荷粥等“解毒药粥”，它们具有一定的祛暑生津功效，而且味美可口。而肥甘厚味及燥热之品在夏天不宜食用。夏天蛋白质的供应必须酌量增加，可多食鱼类、瘦肉、鸡肉、蛋、奶和豆制品等优质蛋白质食品，以满足夏季身体物质代谢的需求。

勿忘补钾

人体在暑天出汗多，随汗液流失的钾离子也比较多，易造成人体低血钾现象，引起食欲不振、头昏头痛、倦怠无力等症状。防止缺钾最有效的方法是多吃含钾食物。新鲜蔬菜和水果，比如大葱、芹菜、毛豆以及草莓、杏子、荔枝、桃子、李子都含有丰富的钾。另外，茶叶中也含有较多的钾，热天多饮茶，既消暑又补钾，可谓一举两得。

适当吃苦味食物

中医认为，人体阴阳平衡才能不患疾病。由于人们在饮食上嗜肥甘、辛辣而恶苦味，往往导致人体阳有余而阴不足，所以一年四季均应适当进食苦味食品，如苦瓜、苦菜等。夏食苦味食物可以清心败火、消暑祛烦；夏食辛味食物可助养肺气、健脾开胃。

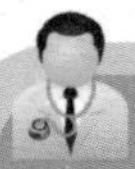

专家提示

可解除困乏的食物

“春困秋乏夏打盹”，点出了春、秋、夏三季都是人们容易困倦与疲乏的季节。以下几种饮食有解除困倦和疲乏的功能，不妨一试：

※咖啡因具有兴奋中枢神经的作用，而茶叶、咖啡与巧克力等食品中咖啡因含量很大，可酌情食用。

※当机体产酸较多时，会感到疲乏，全身与四肢酸软，进而便困倦起来。而碱能中和酸，多吃些偏碱性的食物，能中和肌肉等部位的酸性，使人解除酸乏疲惫，并尽快恢复精力。海带、紫菜、新鲜蔬菜、偏碱馒头及汽水等，都有一定的中和酸的作用。

※缺钾会使肌肉疲乏无力，疲劳也导致犯困。可多吃些含钾量相对充足的黄豆、橘子、菠萝、生菜与苣荬菜等。

※各类维生素尤其是维生素C具有清醒头脑的作用，不妨有意多食些蔬菜与水果，如韭菜、菠菜、番茄、黄瓜、白菜、青椒、白萝卜、胡萝卜、苹果与梨等。

多食汤、茶、粥等饮品

夏季常饮汤、粥，既开胃又补充营养。适合中老年人经常饮用的有清炖肉汤、麦粥、绿豆汤等。夏季，中老年人可经常饮保健茶，以利于祛热解暑、补液止渴，如盐茶、菊花茶等。

不可过食冷饮和饮料

天气炎热时，适量吃些冷饮或喝点儿饮料，能起到一定的解暑降温作用，但不可过食。因为很多饮品都是含糖饮料，而糖是天然的食欲抑制剂，可以很快被血液吸收，会让人觉得一下子饱了，就吃不下别的食物了，从而形成恶性循环。此外，雪糕、冰淇淋等冷食是用牛奶、蛋粉、糖等材料制成的，过食会使胃肠道温度下降，引起不规则收缩，继而诱发腹痛、腹泻等病症。

讲究饮食卫生

夏季气温高，细菌繁殖十分活跃，尤其是动物性食品容易腐败变质，所以食物要选购新鲜的，低温贮藏，食用前彻底加热，以预防食物中毒。生吃的瓜果要清洗消毒；膳食最好现做现吃；在做凉菜时，应加蒜泥和醋，既调味又杀菌，还有增进食欲的作用。

秋季膳食原则

秋季是寒热交替的季节，历经酷暑之后，人体一方面因暑热耗气伤津；另一方面，秋季空气干燥，加之体内水分不足，容易产生一系列燥症，所以，秋季是呼吸道、心脑血管疾病，特别是感冒、流感、支气管炎的高发季节。秋季总体的饮食原则是：以清润食物为主，多吃酸味食

秋季养生宜保胃

秋凉之后，外则暑阳渐和，内则微阴初生，昼夜温差变化大，是脾胃病高发季节，特别是有溃疡的患者更易复发，最当调养脾胃，故患有慢性胃炎或者胃及十二指肠溃疡的人，要特别注意胃部的保暖。在秋季一般应少吃多餐，多食熟软开胃易消化之物，勿进油腻食物，不宜过食寒凉之品或生冷、不洁瓜果，否则会引起湿毒滞肠中，致使腹痛、泄泻。

物，避免辛辣食物，这样才能达到养肺润燥的目的。在膳食中应注意以下几点。

防燥养阴

秋季要以防燥养阴、滋阴润肺为原则，中老年人宜选用鸭肉、瘦猪肉、豆制品、新鲜蔬菜和水果，还可以多食芝麻、核桃、糯米、蜂蜜、乳品、银耳、燕窝、龟肉、海参、山药、甘蔗等，以利于滋阴润肺养血。

少辛增酸

秋天气候干燥，燥气伤肺，人容易上火，如常吃辛辣的生姜，更容易伤害肺部，加剧人体失水、干燥现象，所以，要少吃辣椒、花椒、桂皮、生姜、葱及酒等辛辣食物。多吃一些酸味食品，如柑、山楂等，以防肺气过重而损伤了肝脾功能。

少吃凉性食物

秋天要想保护脾胃，最好多吃些易消化的食物，少吃凉性食物，尤其应避免瓜类。因为“秋瓜坏肚”，如西瓜、香瓜易损脾胃阳气，但可以适量吃些柿子、柑橘、苹果、梨、葡萄和龙眼等。

及时进补

从养生角度看，秋季是很关键的，“春夏养阳，秋冬养阴”。秋季是由夏季往冬季过渡的过程，是进补的黄金季节。此时进补，不仅可以适应秋季气候变化、保证秋季健康，而且还能为“冬藏”做好准备。但进补方法要恰当，否则不仅收不到预想的效果，有时还会损害健康。

冬季膳食原则

冬季气候寒冷，受寒冷气温的影响，人体的生理功能和食欲等都会发生变化。因此，合理地调整饮食，保证人体必需营养素的充足，才能提高人们的耐寒能力和免疫功能。冬季是饮食进补的最好季节，民间有“冬季进补，开春打虎”的谚语。中老年人的冬季膳食应注意以下几点。

增加热量、脂肪和蛋白质的供给

寒冬的饮食原则，一是要有丰富和足量的营养素，热量要充足；二是食物应该为温热性的，有助于保护阳气。中老年人应依据中医理论，多食用一些御寒食物。蛋白质应以优质蛋

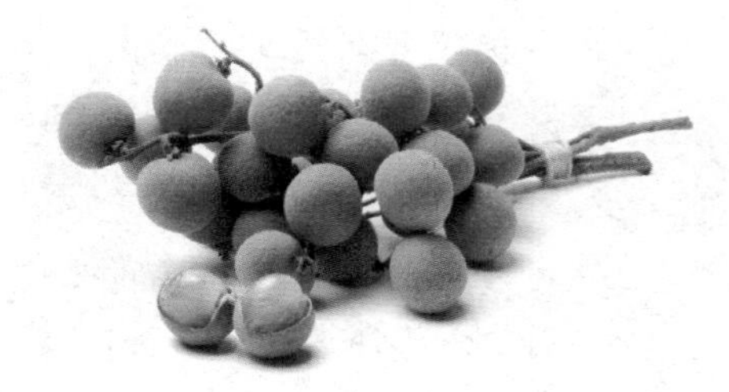

白质为主，如鸡蛋、鱼类、瘦肉、豆类等食物所含的蛋白质容易消化吸收，并且富含氨基酸，营养价值也较高。另外，还要适当增加油脂，植物油应达到一半以上，蔬菜、水果和奶类应充足。要摄入足够的动物性食品和大豆，以保证优质蛋白质的供给，如羊肉、牛肉、狗肉、禽肉、乳类和豆制品等。另外，还应增加主食的供给。这些食物能满足机体对蛋白质、脂肪及热量的需要。

补充维生素

冬季严寒，热量消耗多，导致维生素的代谢加速，特别是维生素B_2的消耗大，所以冬季容易口舌生疮，如口角炎、唇炎、舌炎等。因此，要吃些富含维生素B_2的食物，如动物肝脏、鸡蛋、牛奶等。维生素C能提高人体对寒冷的适应能力，因此要多吃些蔬菜和水果，如大白菜、小白菜、萝卜、绿豆芽、青椒等。维生素A同样能增强人体的耐寒能力，也要注意增补。摄入适量的食盐，可使人体产热量力加强。

补充矿物质

寒冬季节容易缺乏的矿物质，主要是铁和钙。钙在体内的含量多少会影响心肌、血管及肌肉的伸缩性和兴奋性，因此改善中老年人因缺钙引起的骨质疏松、骨折，非常重要。可在冬令蔬菜中选择富含钙而草酸较少的大白菜、小白菜、萝卜等。含钙较丰富的食品还有豆类、荠菜、苋菜、海带、虾皮和骨头汤等。人到中老年，血液循环速度减慢，血流量减少，膳食中需要含铁较多的食物，如瘦肉、鱼、动物肝脏、豆类、大枣等。

适宜进补

冬季五脏属肾，肾主收藏，冬季是最佳的进补季节，为增强体质，人们往往习惯于冬令进补。冬令进补应本着“药补不如食补”的原则，适当地进补一些滋补作用较强、易于消化吸收的食物补品，如黄豆类食品、核桃、甘蔗、山药、鳖、蜂蜜、白木耳、桂圆、食用菌、海参等。各种食物煲汤比较适合中老年人采用。

一句话指导

冬季人们在食用温补食物的同时，要注意饮用一些含菊花、甘草等具有清热解毒、预防上火作用的草本植物饮料。

保健药膳

药膳发展概述

药膳是以药物和食物为原料，经过烹饪加工制成的一种具有食疗作用的膳食。它是中国传统的医药知识与烹调经验相结合的产物。中国药膳不是食物与中药的简单相加，而是在中医辨证配膳理论指导下，“寓医于食”，既将药物作为食物，又将食物赋以药用，药借食力，食助药威；使其不但具有营养价值，还具有防病治病、保健强身、延年益寿的功效。

因此，药膳是药物与食物的一种巧妙的结合。它具有食品的作用，也具有药品的作用，但又不同于食品，也不同于药品。它可以使食用者在心理上感觉是一种享受，在享用中，使其身体得到滋补，疾病得到治疗。因此，中国传统药膳的制作和应用不但是一门科学，而且是一种艺术。人类祖先为了生存需要，不得不在自然界到处觅食，久而久之，也就发现了某些动植物食物不但可以充饥，而且具有某种药用价值。在人类社会的原始阶段，人们还不需要也没有能力把食物与药物分开，这种把食物与药物合二为一的现象就形成了药膳的源头和雏形。也许正是基于这样一种情况，中国的传统医学才说“药食同源”。

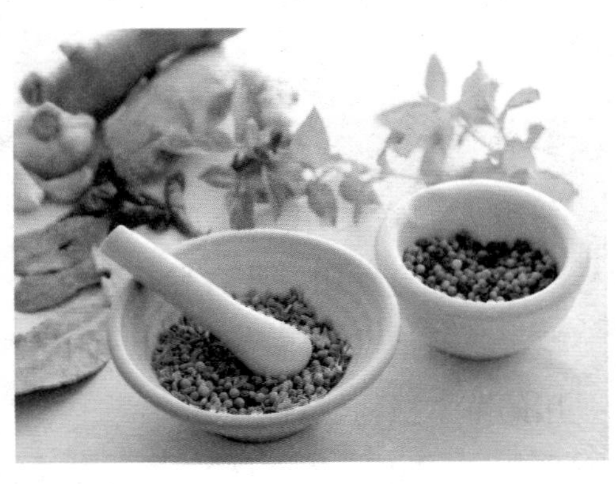

中国药膳源远流长，自文字出现以后，甲骨文与金文中就已经有了药字与膳字。而将药字与膳字联起来使用，形成药膳这个词，则最早见于《后汉书·列女传》，其中有“母亲调药膳思情笃密”这样的字句。

公元前1000多年的周朝，宫廷医生分为四科，其中的“食医”，即通过调配膳食为帝王的养生保健服

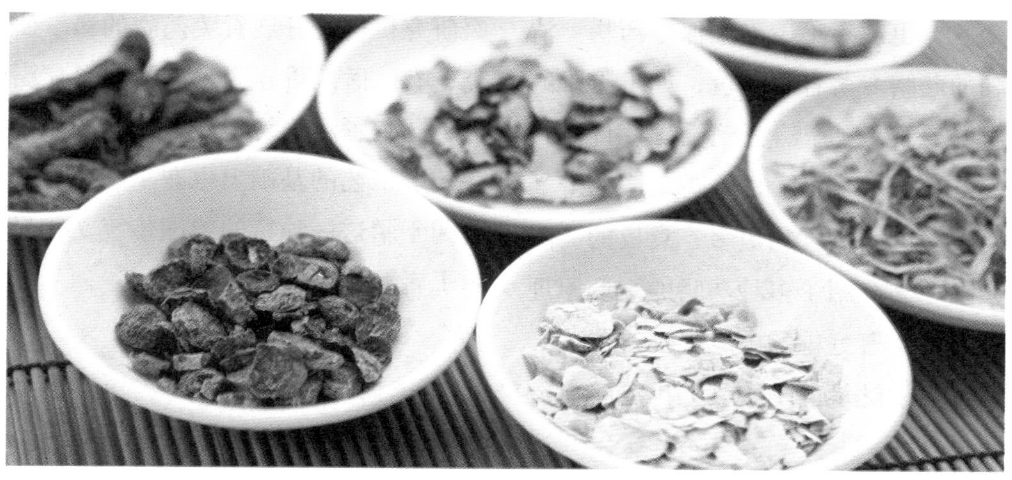

务。约成书于战国时期的中医经典著作《黄帝内经》，载药膳方数则。约成书于秦汉时期，我国现存最早的药学专著《神农本草经》，记载了许多既是药物又是食物的品种，如大枣、芝麻、山药、葡萄、核桃、百合、生姜、薏苡仁等。东汉医圣张仲景在《伤寒杂病论》中，亦载有一些药膳名方，如当归生姜羊肉汤、百合鸡子黄汤、猪肤汤等，至今仍有实用价值。唐朝名医孙思邈的《备急千金要方》和《千金翼方》专列有“食治”和“养老食疗”等门，药膳方药十分丰富。据史书记载，至隋唐时期，我国已有食疗专著约60余种，惜多散佚。唐朝孟诜所著《食疗本草》是我国现存最早的食疗专著，对后世影响较大。

至宋朝，王怀隐等编辑的《太平圣惠》论述了许多疾病的药膳疗法；陈直的《养老奉亲书》是我国现存的早期老年医学专著，在其所载的方剂中，药膳方约占70%。该书强调：“凡老人之患，宜先以食治，食治未愈，然后命药。”

元朝统治者重视医药理论，提倡蒙汉医的结合和吸收外域医学成果，在太医院中专设有饮膳太医。元朝御医忽思慧所著的药膳专书《饮膳正要》，药膳方和食疗药十分丰富，并有妊娠食忌、乳母食忌、饮酒避忌等内容。

明清药膳著述更为丰富多彩，而且在应用上更加广泛和普及，特别是药膳的烹调和制作达到了极高的水平。高濂的养生学专著《遵生八笺》，也载有不少养生保健药膳。清朝的药膳专著各有特色，如王士雄的《随息居饮食谱》介绍了药用食物7门300余种，章穆的《调疾饮食辩》所涉及的药用食物更多，袁枚的《随园食单》介绍了多种药膳的烹调原理和方法，曹庭栋的《老老恒言》（又名《养生随笔》）中则列出老年保健药粥百种。

中国药膳起远古至现今，源远流长；自宫廷到民间，广为流传。药膳是中国传统饮食和传统医学的重要内容，它正作为一种适用的科学、艺术和文化传遍世界各地，走进千家万户。

近年来，许多药膳学术专著和科普著作相继问世，这些书籍促进了药膳疗法的普及与发展。目前，不少中医研究机构已开展有关药膳的科学研究；有的医院设立了食疗科或食疗门诊；药膳餐厅纷纷建立。药膳的品种在传统工艺的基础上也在不断增加。寓药于膳这一独特的中国传统文化显示了崭新的生命力。

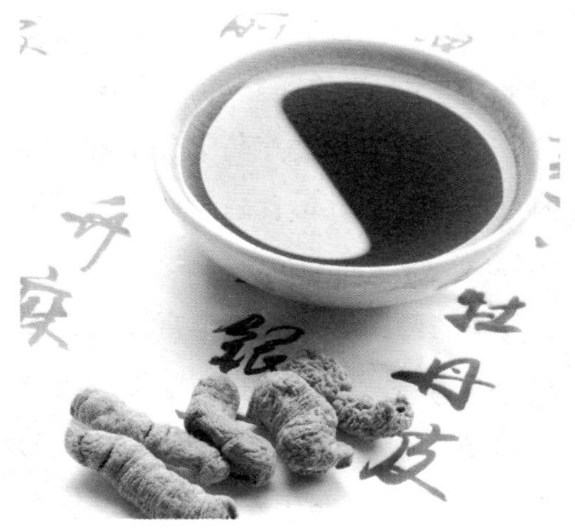

药膳的特点

以中医理论为基础，辨证施膳

药膳从其医疗意义来说，是中医学的一个组成部分。它是以中医学的阴阳五行、脏腑经络、辨证施治的理论为基础，按中医方剂学的组方原则和药物、食物的性能选配组合的。

在中医看来，每一种食物都如同中药一样，具有不同的性味，可以根据人们的体质和患者的病症进行辨证施膳，这是药膳食疗的精髓，也是唯一与现代营养学不同的独特之处。药膳的主要功能是以食物、药物的偏性来矫正脏腑功能的偏性，或以食物、药物的寒、热、温、凉四种不同特性来增强机体的抵抗力和免疫力。能减轻或消除热证的药物或食物一般属于寒性或凉性，如黄芩、板蓝根、紫菜、粟米、荞麦、绿豆、黄瓜、丝瓜、兔肉等；能够减轻或消除寒证的

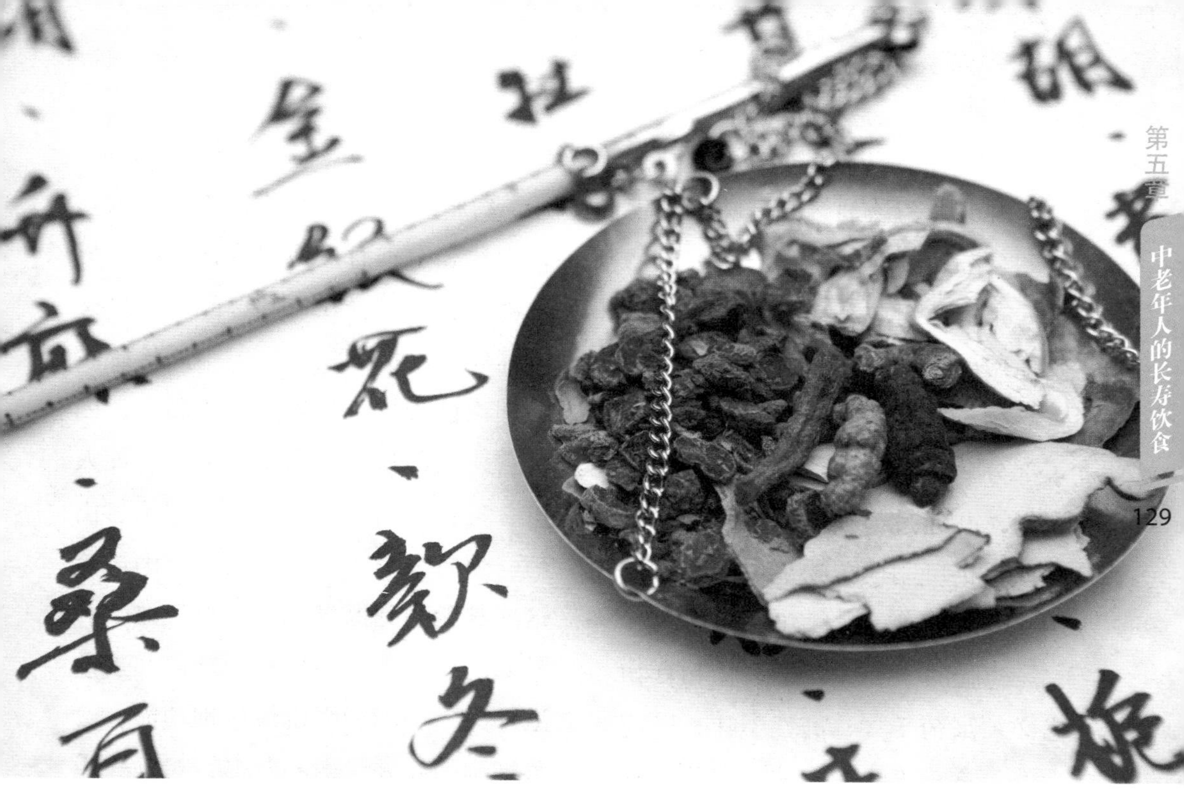

药物或食物，一般属于温性和热性，如附子、干姜、桂枝、葱、籼米等。给患温热的病人配食，应多用绿豆、扁豆、高粱、薏苡仁等食物，以偏凉之性，起到清热解毒作用；给虚寒患者配膳则多用面粉、粳米、糯米等，以温中补虚。

药膳既不是一般的中药方剂，又有别于普通食物，它强调中药和食物的合理调配，在药物或食物的配伍组方上，按药物、食物的性质，有目的地进行选择调配组合，而不是随意地凑合。它是取药物之性，用食物之味，食借药力、药助食威的一类膳食。因此，在食用药膳时，应在辨证论治的原则下，选用对症的食物和药材，才能发挥药膳的作用。药膳的施用是以中医的整体观念和辨证施治的理论为根据，按治病求本、扶正祛邪、调整阴阳、因时因地因人而治的治疗原则运用的。如同为虚证，气虚者宜食用牛肉、糯米、山药、党参以补气；血虚者宜食龙眼肉、当归以补血。又如同为咳嗽患者，对风寒咳嗽以食葱白粥为宜；对肺燥干咳以食百合粥为宜。

药膳以传统的烹调艺术为手段

由于中药汤剂多有苦味，故民间有“良药苦口”之说。有些人，特别是儿童，多畏其苦而拒绝服药。而药膳使用的多为药、食两用之品，且有食品的色、香、味等特性，即使加入了部分药材，由于注意了药物性味的选择，并通过与食物的调配及精细的烹调，仍可制成美味可口的药膳，故谓“良药可口，服食方便”。

药膳的主要原料是药物和食物。它必须寓药于食、寓性于味，融药物功效与食物美味于一体。因此，它也就必须以精湛的烹调艺术为手段，借助炖、焖、煨、蒸、煮、熬、炒、卤、烧等中国传统的烹调方法，按中医理论和患者需要调配好药膳主料和辅料，制成具有一般美食的色、香、味、形的美味食品。通过供人们享用，达到治病、保健和强身的目的。

药膳以治病、保健和强身为目的

食用一般膳食的主要目的是为了消除饥饿、维持生存和获得一种物质享受。服用一般药物的目的则是为了治疗疾病，而食用药膳，除上述两个目的兼而有之外，其最主要的目的还是为了使有病者得到治疗，体弱者得以增进健康，健康者得以更加强壮。

药膳是医疗食养结合的好形式，将中药和中餐有机地结合在一起，将药治和食治结合在一起，既可疗疾又可养体，增加抗病能力。中国传统医药理论认为：药膳最宜扶正固本，因为它所用药物和食物多系补品，如人参、黄芪、当归、阿胶、枸杞子、山药、大枣、鸡、鸭、猪肉、羊肉等，这些都能起到滋养身体、补气血、壮阴阳的作用。经现代科学验证，这些滋补品，确能增强机体生理功能，改善细胞的新陈代谢和营养，对神经内分泌的调节功能和机体的免疫力、抗病能力都有积极作用。

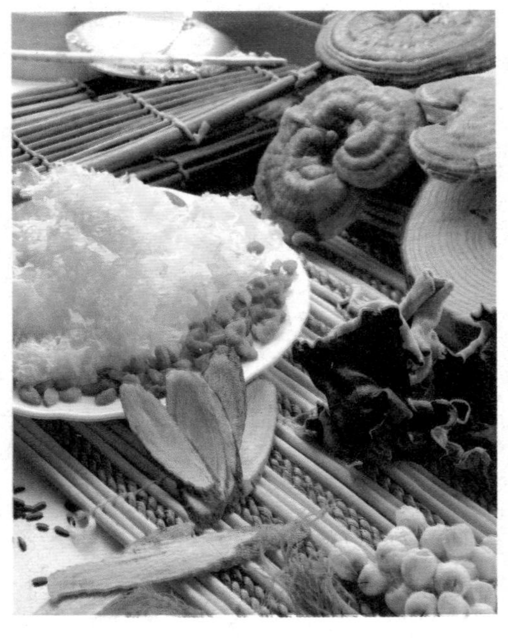

药膳的配伍禁忌

药膳的主要原料之一是中药。据学者统计，在4000余种常用的中药中，有500种可作药膳原料。如冬虫夏草、人参、熊掌、燕窝、银耳、天麻、当归、贝母等。这些药物在与食物配伍、炮制和应用时都需要遵循中医理论，使它们之间的作用互相补充、协调一致，否则就会出现差错或影响效果。

因此，中国医药学对药膳一向有严格的禁忌，主要包括药物配伍禁忌、药物与食物配伍禁忌、食物配伍禁忌和疾病忌口。

1 药物配伍禁忌

药膳的药物配伍禁忌遵循中药理论，古人总结了“十九畏”和“十八反”的配伍原则，一直沿用至今。

“十九畏”的具体内容是：“硫磺畏朴硝，水银畏砒霜，狼毒畏密陀僧，巴豆畏牵牛，丁香畏郁金，川乌、草乌畏犀牛角，牙硝畏三棱，官桂畏石脂，人参畏五灵脂。”

“十八反”的具体内容是：“甘草反甘遂、大戟、海藻、芫花；乌头反贝母、瓜蒌、半夏、白蔹、白及；黎芦反人参、沙参、丹参、玄参、苦参、细辛、芍药。”

上述两说是金元时期人们用药经验的概括，虽与实际有一定出入，但至今仍为人们所遵从，非有经验的医家不宜违逆。

2 药物与食物配伍禁忌

药物与食物配伍禁忌是古人的经验记录，后人多遵从。其中有些禁忌虽还有待于科学证明，但在没有得出可靠的结论以前，还应参用传统说法，以慎重为宜。

（1）猪肉反乌梅、桔梗、黄连、胡黄连、百合、苍术。

（2）猪血忌地黄、何首乌。

（3）猪心忌吴茱萸。

（4）羊肉反半夏、石菖蒲，忌铜、丹砂。

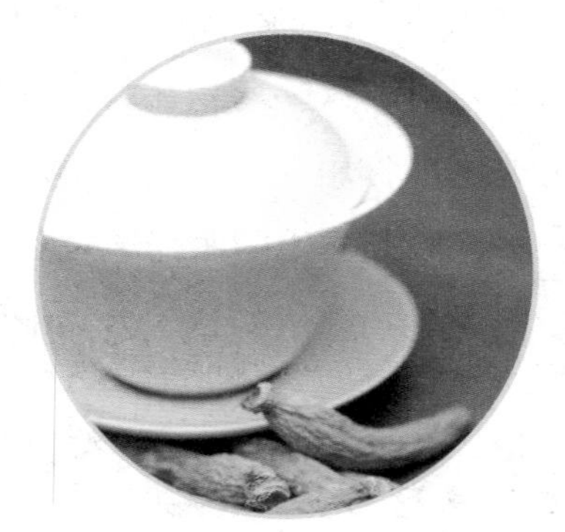

（5）狗肉反商陆，忌杏仁。

（6）鲫鱼反厚朴，忌麦冬。

（7）鲤鱼忌朱砂。

（8）葱忌常山、地黄、何首乌、蜜。

（9）醋忌茯苓。

（10）雀肉忌白术、李子。

（11）人参忌萝卜、龟肉。

3 食物配伍禁忌

古人对食物与食物的配伍也有一些忌讳。其道理虽不充分，但是在药膳应用中仍宜慎重从事，把它们作为重要参考为宜。

（1）猪肉忌荞麦、鸽肉、鲫鱼、黄豆、羊肝、田螺、梅子。

（2）羊肉忌醋、豆腐、南瓜。

（3）狗肉忌葱、蒜、茶、鲤鱼。

（4）鲫鱼忌芥菜、猪肝。

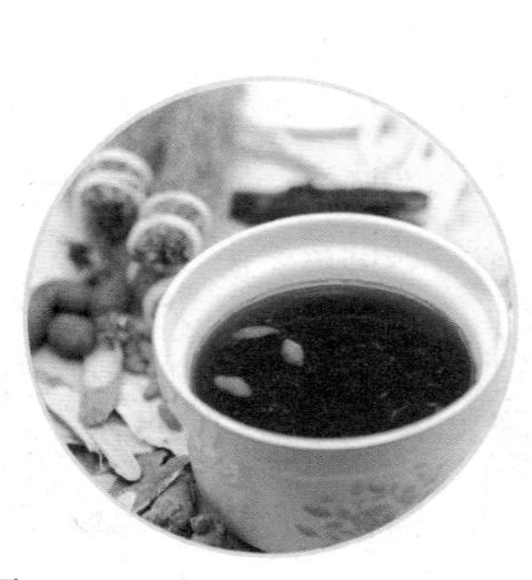

（5）猪肝忌荞麦、豆酱、鲤鱼肠子、鱼肉、番茄、毛豆。

（6）龟肉忌苋菜、酒、果。

（7）鸭蛋忌桑椹、李子。

（8）鸡肉忌芥末、糯米、李子。

（9）牛奶忌红糖、橘子、巧克力、豆浆、米汤。

（10）兔肉忌生姜、芥末、橘子、鳖肉、鸡蛋。

4 疾病忌口

忌口是中医理论与实践的一大内容，主要包括两类：

一类是某种病忌某类食物。如肝病忌辛辣；心病忌咸；水肿忌盐；骨病忌酸甘；疸病忌油腻；寒病忌瓜果；疮疖忌鱼虾；肝阳、肝风、癫痫、过敏、抽风病人忌食发物；头晕、失眠忌胡椒、辣椒、茶等。

另一类是指某类病忌某种食物。如有宿热或热病初愈者，不宜食羊肉；虚胖或痰湿盛者，宜少食猪肉；有湿热证者不宜食牛肉；阳壮火盛者不宜吃狗肉。脾胃虚寒者忌吃兔肉；发风发疮者忌鹅肉；疮毒、痈疽者忌鱼；中气虚寒者忌蟹；动风、疮疥者忌虾；疮疡初起者忌猪蹄；肝病、痔漏者忌酒；肾、肺、咽、疖病者不宜吃辣椒。

忌口之说有些已被证明是科学的，有些则不合实际，在药膳应用中可资参考。

药膳对中老年人的作用

药膳对中老年人的保健功能主要从以下几方面发挥作用：

① 缓解神经系统疲劳
② 调节代谢状况
③ 促进造血功能
④ 促进内分泌系统调节功能
⑤ 改善心血管系统功能
⑥ 增强免疫力
⑦ 改善微循环功能
⑧ 增强消化能力
⑨ 调节泌尿系统功能

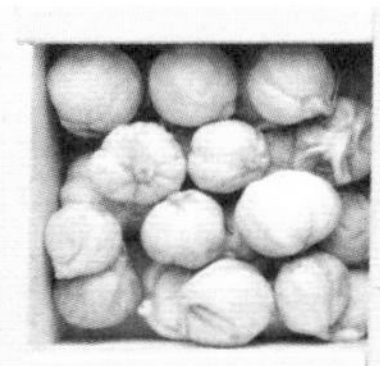
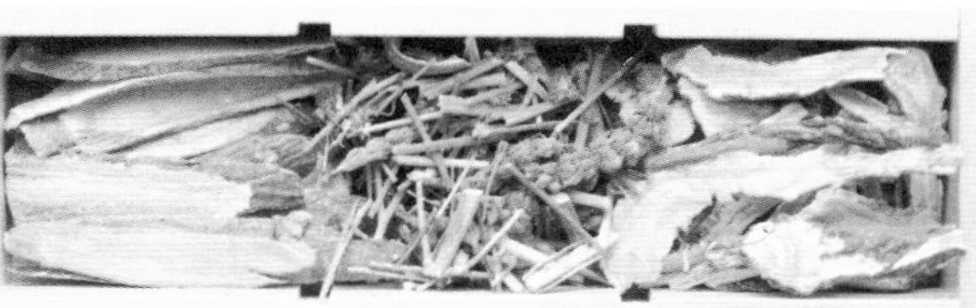
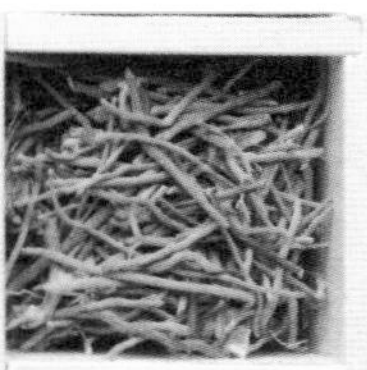

中老年人常用滋补与益寿药膳举例

益气类药膳

益气类药膳是先用补气中药，配合一定的食物，经烹调而成的药膳食品。这类药膳具有补气之功效，可增加机体的抵抗力和免疫功能，增强体质以及对外界环境的适应能力，增强全身组织器官的功能。适用于气虚证，症见倦怠乏力、气短懒言、声音低微、多汗自汗、心悸怔忡、头晕耳鸣、食欲不振、腹胀便溏、舌苔薄白、脉弱无力。

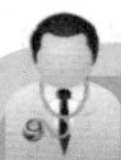

专家提示

调摄气虚证的原则

※强调以脾胃为本，益脾为补气的主要方法。

※宜用营养丰富、易于消化之食物，而且用量不宜过大。

※宜兼补兼益。也就是说，不能一味投入在补气上，如气血两虚者，宜益气养血、益气活血、益气摄血。

※忌寒、忌湿，禁食油腻、厚味食物及发物。

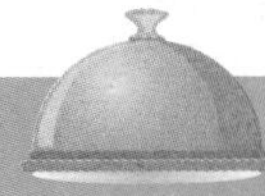

益气类药膳

小麦粥

原料：小麦30～60克，粳米100克，大枣5枚。

制作：

1 将小麦洗净后加水煮熟。

2 捞去小麦取汁，再加入粳米、大枣同煮；或先将小麦捣碎，与枣、米同煮粥食用。

功效解说

此粥能养心神、止虚汗、补脾胃。中医食疗常用于心气不足、神经性心悸、怔忡不安、失眠、妇女脏躁症、多哈欠、喜悲伤欲哭、自汗、盗汗、脾虚泄泻。中医认为，小麦可养心、清热、除烦、健脾、止汗等，而大枣具有补气血、养心神、调营卫的作用。

春盘面

原料：白面粉3000克，羊肉100克，羊肚500克，鸡蛋5个，蘑菇200克，韭黄250克，白菜薹500克，生姜、食盐、胡椒粉、料酒、醋各适量。

制作：

1 将羊肉、羊肚洗净，切成2厘米见方的小块；蘑菇洗净，一切为二；白菜薹洗净，切段；韭黄洗净，剁碎待用。

2 面粉用水和好，稍稍放置，放入韭黄、食盐，揉成面团，用擀面杖擀薄，切成面条。

3 羊肉、羊肚放入铝锅内，加入生姜、蘑菇，置武火上烧熟，然后将面条下入，烧开，放入食盐、料酒、醋、胡椒粉即成。

黄芪炒肉片

原料：黄芪30克，猪瘦肉500克，素油50毫升，红皮萝卜50克，豆腐干50克，葱10克，鸡精2克，红海椒50克，淀粉25克，芹菜梗30克，鸡蛋清1个，生姜5克，味精2克，盐4克。

制作：

1 黄芪润透，切薄片，用100毫升清水煮20分钟，取汁液；猪瘦肉切片，用沸水汆一下；红皮萝卜切条状；豆腐干、芹菜梗、红海椒洗净，切条；生姜切片；葱切段。

2 将鸡蛋清、黄芪汁液、淀粉与肉片抓匀。

3 将炒锅置武火上烧热，加入素油，烧六成热时，下入生姜、葱爆香，随即下入瘦肉片、料酒、黄芪片、红皮萝卜、红海椒、芹菜梗、盐、鸡精，炒熟，加入味精即可。

功效解说

此菜能利水消肿、脱毒、生肌。适用于内伤劳倦、脾虚泄泻、脱肛、气虚、血脱、崩漏及气衰血虚等症。西医用于肾小球肾炎、习惯性腹泻、脏器下垂、月经过多、肺结核、肝硬化等病症的辅助治疗。

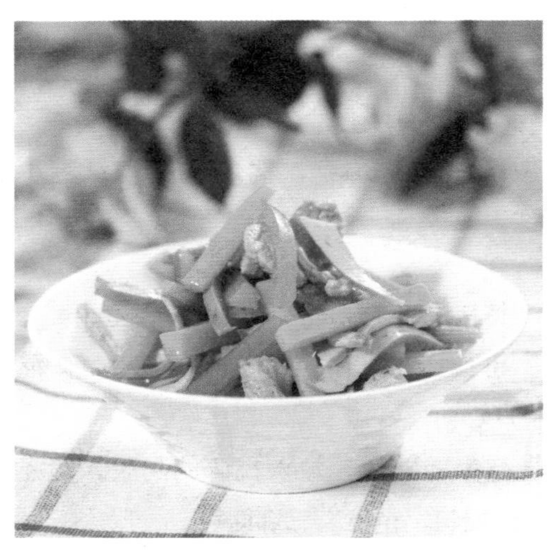

血是人体生命活动的重要物质基础。按照中医理论，它通过气的推动，在脉管中周身循环，以维持脏腑的正常功能活动。若过少或生血不足，均可出现血虚证象。补血药膳，是选用补血中药，配合一定食物，经烹调而成的药膳食品。这类药膳具有补血养肝、养心益脾之功效。适用于血虚证，症见面色萎黄、心悸失眠、头晕眼花、肢端麻木、舌质淡、脉细无力等。

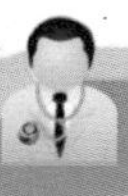

专家提示

调摄血虚证的原则

※宜益气养血，在补血的同时配以益气之品，方有成效。

※补血的同时兼养心、肝。

※宜选择含高铁、高蛋白质、高维生素的食物。

※禁食油腻厚味之饮食。

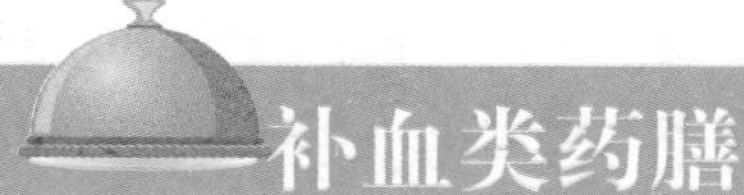

补血类药膳

糯米阿胶粥

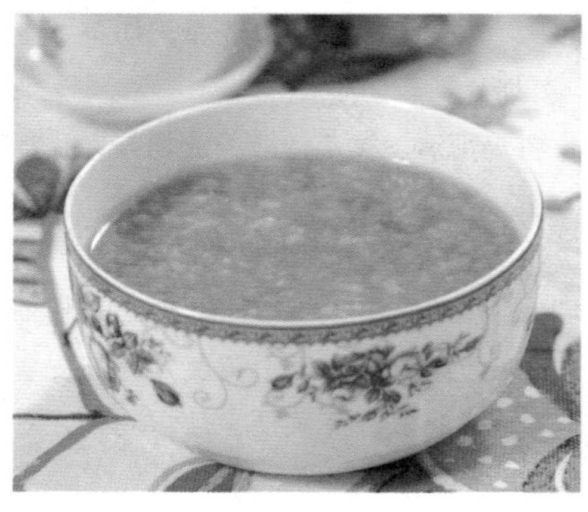

原料：阿胶30克，糯米60克，红糖少许。

制作：

1 将糯米淘洗干净；阿胶捣碎，备用。

2 将糯米放入锅中，加水置火上，熬煮。

3 待粥将熟时，放入捣碎的阿胶，边煮边搅匀，稍煮二三沸即可。

黄芪软炸里脊

原料：猪里脊肉400克，黄芪、料酒各50克，蛋黄1个，水淀粉20克，葱段、姜片各10克，酱油12克，植物油500克，味精、食盐各适量。

制作：

1 将黄芪切片后，按水煮提取法，提取黄芪浓缩汁50克备用；将葱段、姜片、酱油、味精、盐、料酒兑成汁。

2 将里脊肉去掉白筋，片成0.4厘米厚的片，两面用刀划成十字花，再切成0.8厘米宽、2.5厘米长的条，放凉水碗内，淘净血沫，用净布吸干水分，再将蛋黄、水淀粉放碗内，用手搅成糊，将里脊肉放入糊内搅匀。

3 将锅置火上，加入植物油，油热三成，将里脊肉逐块下锅，炸成金黄色。肉发起时，将油滗出，随即将对好的调料汁及黄芪浓缩汁洒在肉上，翻两三个身即可食用。

功效解说

此菜补肾益血，益气固表。可用于自汗、盗汗、浮肿、内伤劳倦、脾虚泄泻、脱肛及一切气衰血虚之症。对老年体虚、产后或病后体弱者更为适宜。

花生衣红枣汁

原料：花生米100克，干红枣50克。

制作：

1 花生米用温水泡半小时，取皮，即为花生衣；干红枣50克洗净后用温水泡发。

2 将红枣与花生衣同放锅内，倒入泡花生米的水，加清水适量，小火煎半小时，捞出花生衣，加适量红糖即成。每日3次，饮汁并吃枣。

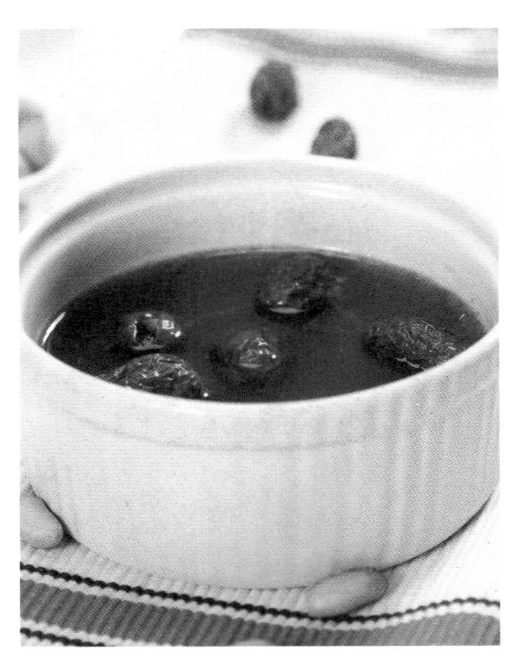

功效解说

此汁养血补血，适用于身体虚弱及产后、病后血虚以及营养不良性贫血、恶性贫血等。

滋阴类药膳

阴虚，为阴精不足、热象相对偏盛的病理现象。滋阴药膳是选用滋阴中药，配合一定的食物，经烹调而成的食品。此类药膳具有滋阴补肾、填精生髓的功效。适用于阴虚证，症见身有潮热、手足心热、口干唇红、便燥秘结、尿黄且少、舌干苔少、舌质红绛、脉细数，或盗汗遗精等。

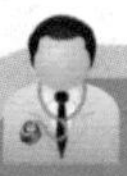

专家提示

调摄阴虚证的原则

※宜滋阴清热。由于阴虚体质兼有阳亢之脉象，故调摄应予以滋阴清热，宜用清补之品。

※须辨证施膳。如心阴虚者，应养心阴，但由于与肝肾虚有关，亦可柔肝滋肾；肝阴虚者，宜滋养肝阴，平肝熄风；脾阴虚者，应滋养脾阴，养胃生津；肺阴虚者，宜滋阴润肺为主；肾阴虚者，予以补肾滋阴。

※食物性宜干而偏凉，忌温热之品，以免燥热益盛。

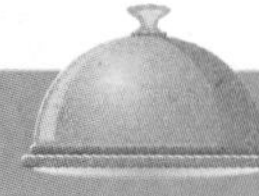

滋阴类药膳

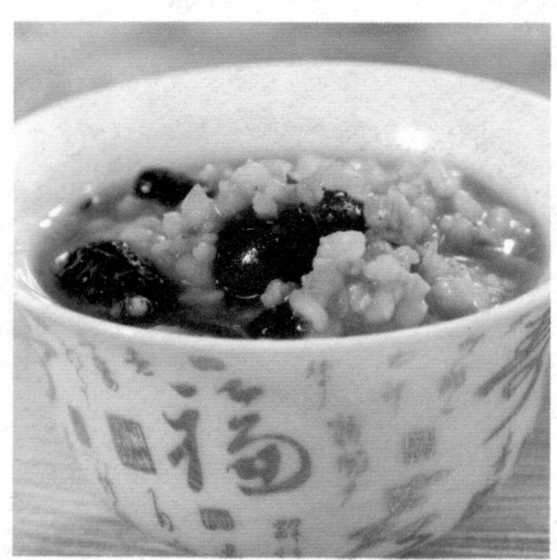

黑豆核桃桑椹粥

原料：红枣5枚，核桃仁、桑椹各10克，黑大豆30克，粳米50克。

制作：上述材料同煮粥食用。

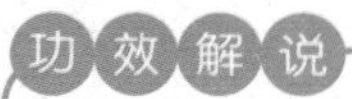

功效解说

红枣有益气养血作用；核桃仁具有补气益血、滋肾固精、养颜乌发等功效；桑椹有滋阴养血、润肠通便和乌发作用；黑豆有补肾固精、乌发美发功效。此粥适用于肾亏血虚所致的斑秃。

红枣煨肘

原料：猪肘1000克，红枣100克，冰糖汁30克，猪骨适量。

制作：

1 将猪肘以常法处理；红枣洗净。

2 在沙锅底上垫几块猪骨，加入清汤，放入猪肘烧开，打去浮沫。

3 将红枣、冰糖汁放入，用微火慢慢煨，待猪肘煨至烂、黏稠、汁浓时即成。

功效解说

此菜补脾益胃，滋阴养血。适用于脾胃虚弱、阴虚血虚者，血小板减少者尤为适宜。健康人食用更能防病强身。

地黄粥

原料：新地黄5000克，白蜜、粳米、酥油各适量。

制作：

1 将新地黄洗净捣汁，每500克汁入白蜜120克，熬成膏状收贮，封好，每次用10克。

2 取米约50克煮粥，粥熟，入地黄膏10克及酥油少许，于每日早晚空腹食用。

功效解说

此菜滋阴，养血，润肺。适用于肺、肾阴虚，干咳少痰，骨蒸劳热，咯血，血崩，阴伤便秘等症。

茶树菇红枣乌鸡

原料：干茶树菇100克，红枣10粒，乌鸡半只，盐适量。

制作：

1 乌鸡洗净，放入开水中汆烫约3分钟，捞出，冲净，沥干。

2 干茶树菇泡水10分钟，洗净；红枣洗净，去核。

3 将所有材料放入沙锅中，加8杯水（约2000毫升）煮沸，转小火炖2小时，加盐调味即可。

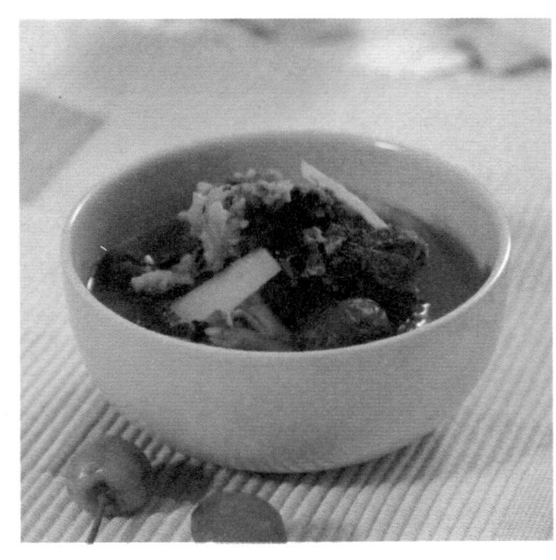

功效解说

茶树菇含有人体所需的17种氨基酸、10多种微量元素和抗癌多糖，具有补肾壮阳、降脂美颜、防癌抗衰的功能，对肾虚、尿频、高血压者有较理想的补助疗效，极具营养保健功效。此菜经常食用，可有效提高机体免疫力。

助阳类药膳

阳虚，是指某一脏腑或全身功能活动的减退。助阳药膳是选用助阳温性药物，配合一定食物，经烹调而成的药膳食品。这类药膳具有温肾壮阳、增强体质、兴奋性欲、提高性功能和生殖力之功效。适用于阳虚证，主要是脾肾阳虚，症见耳鸣目眩、腰膝酸软或冷痛、阳痿早泄、女子不孕、小便清长、大便溏泻、面色白、精神不佳、舌淡白、脉沉细无力。

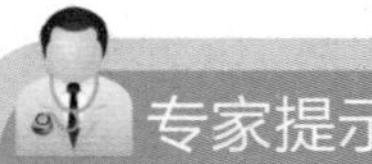

调摄阳虚证的原则

※宜用味甘性温的温补之品予以补阳。

※忌暴饮暴食和生冷寒凉饮食。

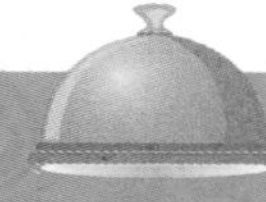

助阳类药膳

人参鹿肉汤

原料：鹿肉250克，人参、黄芪、芡实、枸杞子各5克，白术、茯苓、熟地黄、肉苁蓉、肉桂、白芍、益智仁、仙茅、泽泻、枣仁、怀山药、远志、当归、菟丝子、怀牛膝、淫羊藿各3克，葱、生姜、胡椒粉、食盐各适量。

制作：

1 将鹿肉除去筋膜，洗净，入沸水泡一会，捞出冲凉水洗净切成小块，骨头敲碎；将各味中药用袋装好，扎紧口。

2 将鹿肉放入锅内，再放入药袋，加水适量，放入葱、生姜、胡椒粉、食盐，置武火上烧沸，撇去泡沫，改用文火煨炖2～3小时，待鹿肉熟烂即成。

功效解说

此汤填精补肾，大补元阳，适用于体虚羸弱、面色萎黄、四肢厥冷、腰膝酸痛、阳痿、早泄者。凡属身体壮实或阴虚火旺者及在炎热的夏季，均不宜服用。

胡桃粥

原料：胡桃肉30克，粳米100克。

制作：

1 将胡桃肉放入料理机加水打碎。

2 粳米洗净入开水锅中煮粥。

3 米熟后将胡桃肉汁加入再煮，去掉生油气即可。

功效解说

此粥温肾固精，润肠纳气，治阳虚咳嗽、腰痛脚弱、阳痿滑精、小便频数、大便燥结等症，还可润肤白颜、黑发乌须。胡桃有果实，即为核桃仁，具有补肾、温肺、润肠之效，是常用的一味中药。

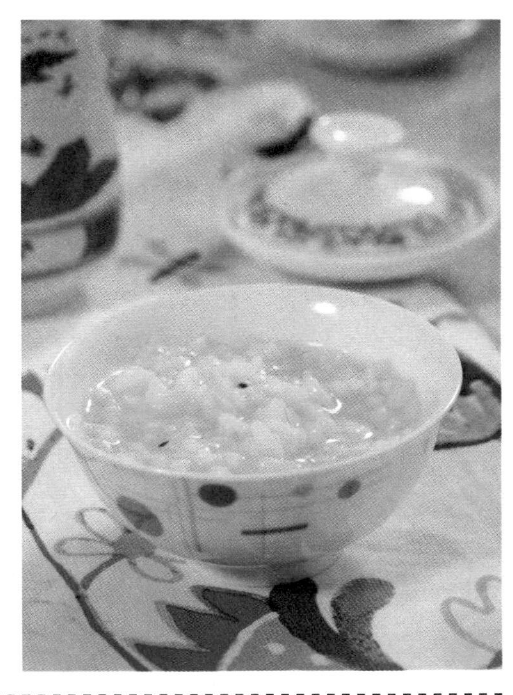

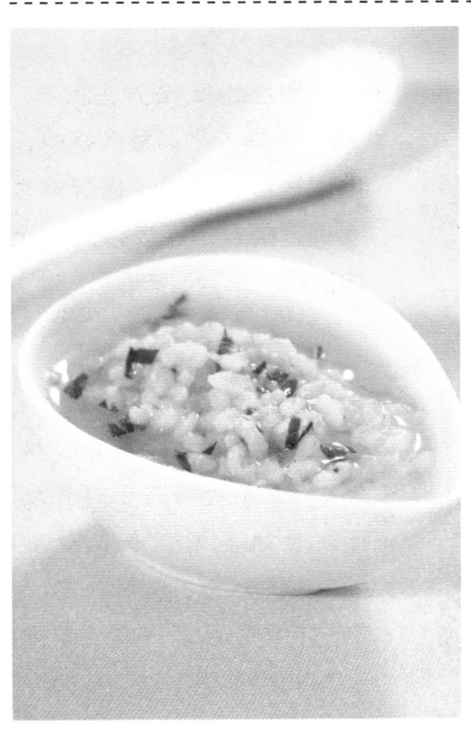

神仙粥

原料：山药30克，芡实30克，韭菜30克，粳米100克。

制作：

1 将韭菜切成细末；芡实煮熟去壳，捣碎；山药捣碎。

2 将上述材料与粳米一同放入锅内，慢火煮成粥。

功效解说

此粥壮阳补虚，益气强志。适用于脾肾阳虚气弱、虚劳羸瘦、气短乏力、精神委靡、泄泻日久等症。韭菜具有健胃、提神、补肾助阳、固精等功效，又名起阳草。常常手脚冰冷、下腹冷、腰酸或月经迟来的妇女可以多吃。

补益五脏药膳

兼补诸脏药膳是选用补五脏、疗虚损的中药，配合一定食物，经烹调而成的药膳食品。此类药膳具有补虚损、益气血、养五脏之功效，可以加强营养，增强机体的免疫功能和抗病能力，起到强壮身体、镇静安神、增加食欲、兴奋性功能的作用。适用于一切虚损证，症见形体羸瘦、营养不良、面色苍白、心悸气短、失眠健忘、倦怠食少、虚劳低热、大便秘结等。

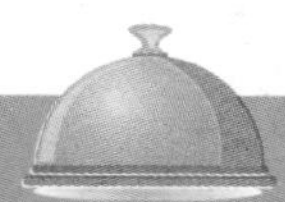

补益五脏药膳

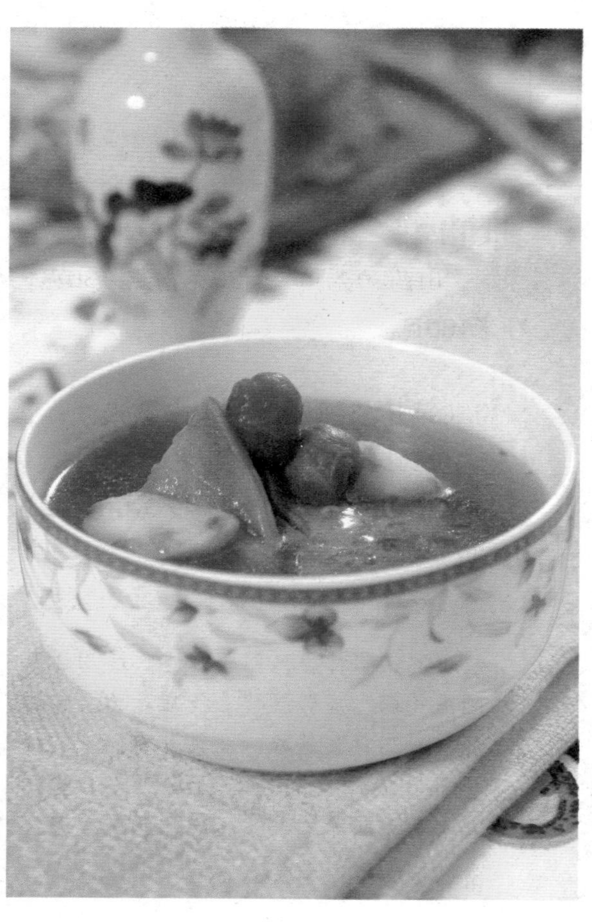

山药桂圆炖甲鱼

原料：山药30克，桂圆肉20克，甲鱼1只，料酒、姜、盐各适量。

制作：

1 先将甲鱼宰杀，洗净去肠杂。

2 将甲鱼连壳带肉放入锅中，加水适量，山药、桂圆肉也入锅，加料酒、姜清炖，至肉熟烂，加盐调味即可。

功效解说

桂圆肉能补脾益胃、养血安神，故也可用于脾胃虚弱、食欲不振，或气血不足、体虚乏力、失眠健忘、惊悸不安等症，非常适合中老年人食用。

芪杞炖鹌鹑

原料：黄芪、枸杞子各30克，活鹌鹑2只，料酒、盐、味精、姜片、鸡清汤、鸡油各适量。

制作：

1 将活鹌鹑宰杀，去毛、内脏，斩脚爪，洗净，放入沸水中汆一会儿，捞出洗净，斩块放炖盅内。

2 黄芪、枸杞子分别洗净，放入炖盅内。

3 将料酒、盐、味精、姜片、鸡清汤同放炖盅内，上笼蒸到肉熟烂，取出笼，拣出姜片、黄芪，淋上鸡油即成。

功效解说

此菜滋补五脏，适宜于肝肾不足、精血亏虚而见神疲乏力、腰膝酸软、眩晕健忘者服食。

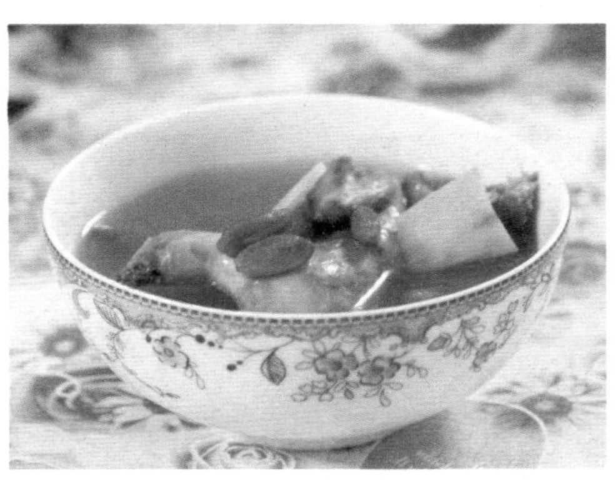

养阴益精竹鼠汤

原料：去皮光竹鼠肉400克，天冬25克，参片20克，黄精20克，鸡骨架1个，姜片5克，生葱10克，精盐、味精、绍酒各少许。

制作：

1 将竹鼠除去内脏，去掉头、尾和脚，切块，放进沸水锅内，加姜、葱、绍酒煮2分钟后，用清水漂洗干净，待用。

2 将竹鼠肉和天冬、参片、黄精以及鸡骨架、姜片、生葱一起放进沙锅内，加入适量清水、绍酒、少许精盐，加盖，先用旺火煮沸，后转慢火煨约40分钟，去掉汤面上的浮油，加精盐、味精调味即成。

功效解说

竹鼠，其肉性味甘平，具有益气养阴、解毒之功效；天冬是一种滋阴清热的补药；黄精既能补气，又能养阴，主要用于补脾气、养胃阴、润心肺，既补又比较滋润、缓和，适合长期服用；此方还配有固液生津、益智安神的人参。四者合用，适用于肾阴虚或体质虚者，为调补良药，久服能补充人体血液中的某些成分，可延缓细胞的衰老，令人“身轻如燕”，对防治早衰和肥胖症有良效。

延年益寿药膳是选用滋补强壮、扶正固本的中药，配合一定食物，经烹调而成的药膳食品。此类药膳具有调整阴阳、补养气血、健脾益气、滋肾填精等功效，可降低胆固醇，维护血管的弹性，调节血压，增强机体免疫能力，预防疾病，延年益寿。它适用于各种年龄的人，尤其适宜于中老年人。

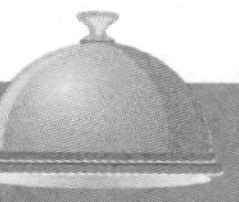

延年益寿药膳

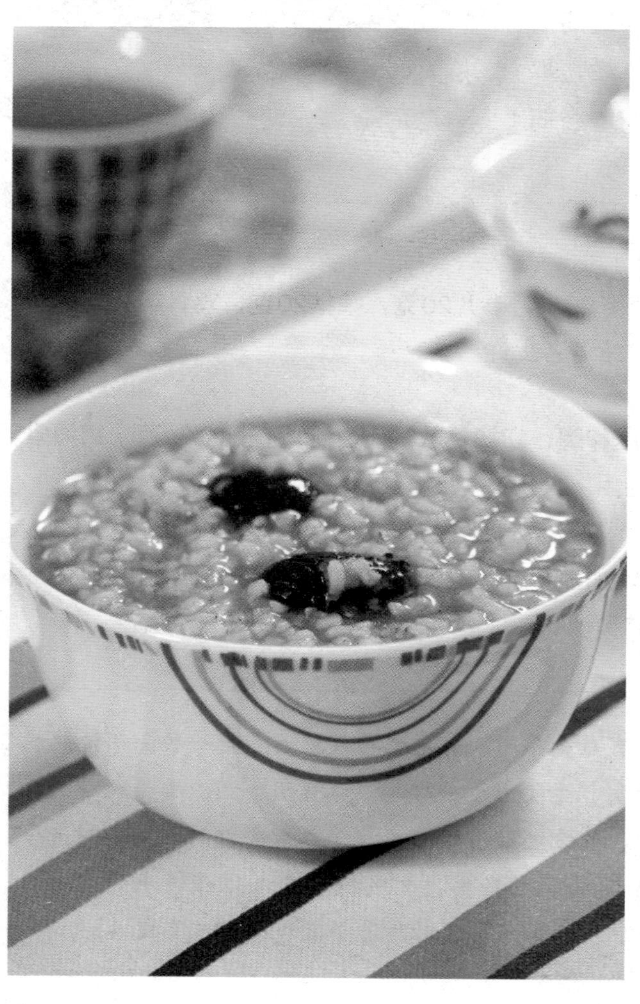

首乌红枣粥

原料：何首乌40克，红枣5枚，粳米100克，红糖20克。

制作：

1 将何首乌洗净，切成薄片，煎汁去渣。

2 红枣洗净去核；粳米淘洗净，共入药汁中煮粥，粥熟加红糖调匀即可食用。

功效解说

此粥能补气血、益肝肾、黑须发、养容颜。适用于面色无华、未老先衰、肌肤干燥、面容憔悴、须发早白者。何首乌是一味补益强身、延年益寿的良药。

人参粥

原料：人参3克（或党参15克），粳米50克，冰糖适量。

制作：先将人参（或党参）研末，与粳米同入沙锅内加水煮粥，粥成后放入冰糖即成。

提示：①食粥期间不可同时服食萝卜和茶叶；②阴虚火旺及身体壮实者不宜服用；③本品以秋冬季节食之为佳，炎热的夏季勿食。

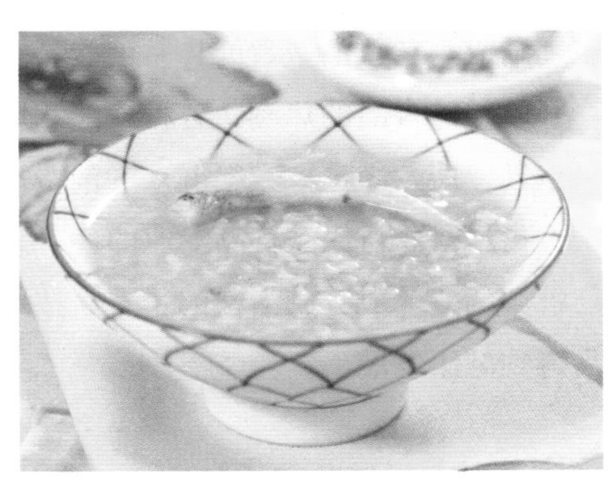

功效解说

此粥益心气，补脾肺，抗衰老。适用于心气亏损、脾肺气虚所致的形体瘦弱、心悸心慌、失眠健忘、气短懒言、容易感冒、食欲不振、慢性泄泻、动则气喘、自汗乏力、性功能减退等。老年气虚体弱者常服能抗衰老益寿。

当归煨鸡汤

原料：母鸡1只，当归30克，葱、姜、盐、料酒各适量。

制作：

1 鸡宰杀后去毛，剖腹洗净；剁去爪，洗净，沥干水分。

2 当归用水洗去浮灰，按块质大小，顺切几刀。

3 姜、葱洗净；姜拍破；葱切段待用。

4 将当归、姜、葱装入鸡腹内，肚腹朝上放入沙锅内，注入清水适量，加入盐、料酒，先用旺火烧开后，移至小火炖3小时，炖至鸡肉烂熟时除去当归即成。

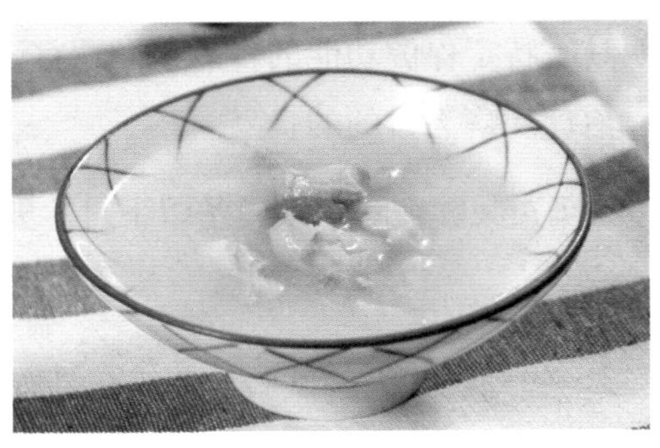

功效解说

此汤鸡香味浓，汁鲜可口，适宜秋、冬、春三季进补。补血调经，保肝润肠，适宜于肝血不足而致肝炎，症见两胁隐痛、头昏、眼花、无力等患者食用；也适宜于老年人便秘时食用。

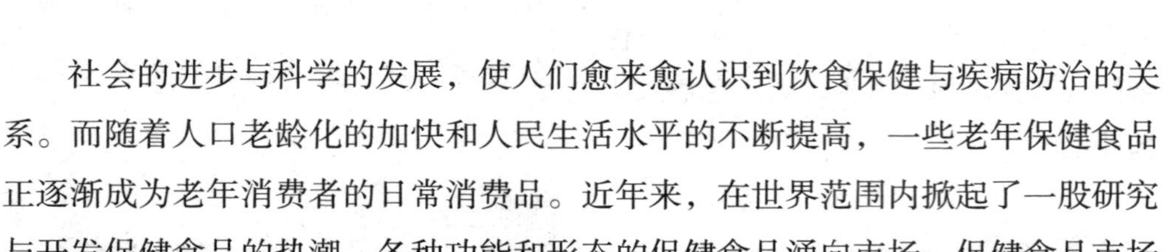

保健食品

社会的进步与科学的发展，使人们愈来愈认识到饮食保健与疾病防治的关系。而随着人口老龄化的加快和人民生活水平的不断提高，一些老年保健食品正逐渐成为老年消费者的日常消费品。近年来，在世界范围内掀起了一股研究与开发保健食品的热潮，各种功能和形态的保健食品涌向市场。保健食品市场的蓬勃发展，满足了人民群众的消费需求，提高了中老年消费者的生活质量。

我国营养与保健食品专业的科研人员充分挖掘中医药宝库，深入开展对食品资源的营养成分、活性因子、新技术、新工艺的研究，使我国的营养保健食品得到健康发展。

何谓保健食品

卫生部于1996年3月15日对保健食品进行了明确定义：“保健食品是指表明具有特定保健功能的食品。即适宜于特定人群食用，具有调节机体功能，不以治疗疾病为目的的食品。”

作为保健食品必须具备以下几个要求：

1 功能性

经动物或人群试验，证明其具有明确和稳定的保健作用（如免疫调节、延缓衰老、改善记忆、促进生长发育、抗疲劳、减肥、保护心血管系统、抗辐射、抗癌抗突变、壮阳等方面的功能）。

2 安全性

各种原料及其产品必须符合食品卫生要求，对人体不产生任何急性、亚急性和慢性危害。

3 配方科学性

组成成分及用量必须要有科学依据，明确功效成分。如在现有技术条件下不能明确有效成分，应确定与保健功能有关的主要原料名称。

4 标签和说明书合法性

名称不得使用人名、地名、代号及夸大或容易令人误解的名称。内容不得宣传疾病疗效作用，但应符合《食品卫生法》第二十一条，标识和标明下列内容：保健作用和适宜人群；食用方法和适宜的食用量；贮藏方法；功效成分的名称及含量（或与保健功能有关的原料名称）；保健食品批准文号；保健食品标志；有关标准或要求所规定的其他标签内容。

5 产品标准化

任何一种保健食品都应有适合其特点的产品标准，明确其具有的功效成分和卫生质量指标，包括对原材料的要求及成品的感官、理化和微生物指标，并应有对功效成分及各项指标的定性或定量试验方法，作为组织生产和销售的依据。

6 不能与药品混淆

保健食品不属于药品，两者有一定区别。前者由《食品卫生法》调整，后者由《药品管理法》调整；前者以保健为目的，属预防医学范畴，后者以治疗疾病为目的，属临床医学范畴；前者可表明其功效成分和保健作用，但不准宣传治疗疾病的效果，后者还可有针对性地宣传对某种疾病的治疗效果、剂量和适应证、禁忌证；前者在食品行业经营，由群众自选食用，后者在医院或药房经营，由医生指导服用。

7 工艺合理性

选用的工艺应能保持产品功效成分的稳定性，加工过程中功效成分不损失、不破坏、不转化和不产生有害的中间体。

保健食品首先必须是食品，《中华人民共和国食品卫生法》将食品定义为："指各种供人食用或者饮用的成品和原料，以及按照传统既是食品又是药品的物品，但是不包括以治疗为目的的物品。"食品应当无毒、无害，符合应当有的营养要求，具有相应的色、香、味等感官性状。

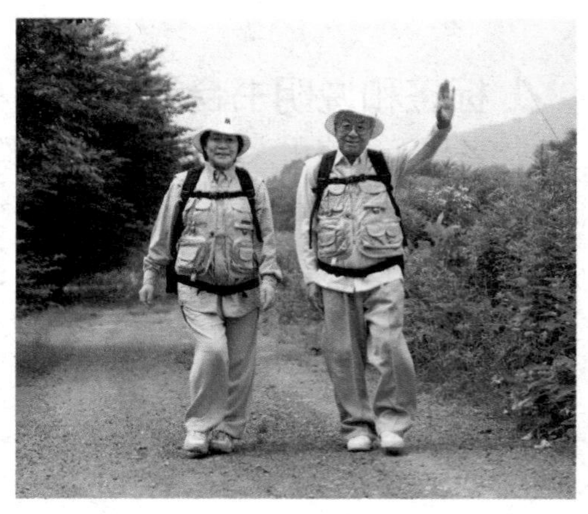

它所具有的"特定保健功能"必须明确、具体，而且经过科学实验所证实。同时，它不能取代人体正常膳食摄入和对各类营养素的需要。保健食品的功能是纠正不同原因、不同程度的人体营养失衡，调节与此有密切关系的代谢异常和生理功能异常，抑制或缓解有关的病理过程。

保健食品对特定人群具有一定的调节作用，但与药品有严格的区分。保健食品不以治疗为目的，不追求短期临床疗效，不需医生处方，对适应人群无严格剂量限制，正常条件下食用安全，在评价其食用安全性时，不能权衡利益与危险。保健食品具有特定的保健功能，对亚健康人群起着促进健康、增强机体免疫力、预防疾病的发生以及具有辅助药物治疗的作用。

保健食品的分类

我国现代科学意义上的保健食品是从20世纪80年代开始发展的。从20世纪80年代初到1995年，是我国保健食品兴起和发展最快的阶段。这一阶段的保健食品仅根据食品中的营养素成分或强化的营养素来推断该类食品的功能，未经严格的实验证明或严格的科学论证。这一代保健食品包括各类强化食品及滋补食品，如鳖精、蜂产品、乌骨鸡类产品等，属于第一代保健食品，为初级保健食品。

自1995年10月《食品卫生法》及1996年6月《保健食品管理办法》发布以来，到1997年底，我国保健食品开始进入第二个阶段。这一阶段卫生部开始整顿保健食品市场，制定了保健食品功能检验的技术文件，批准了一些保健食品功能检验的单位，并规定了未经检验的保健食品不准上市。一系列整顿措施遏制住了保健食品市场的混乱局面，保健食品的生产、销售基本走上正轨。卫生部审查批准的保健食品中，大部分属于第二代保健食品。第二代保健食品，须经过动物和（或）人体实验，证明其具有某种生理调节功能。第二代保健食品比第一代保健食品有了较大的进步，其特定的功能有了科学的实验基础。

第三代保健食品，不仅其特定生理调节功能需经动物和（或）人体实验，证明其明确可靠，而且还需确知有该项功能的功效成分的化学结构及其含量。第三代保健食品应具有功效成分明确，含量可以测定，作用机制清楚，研究资料充实等特点。目前，欧美、日本等发达国家第三代保健食品已大量上市，并占据越来越大的比例。我国第三代保健食品的数量较少，约占10%。

我国保健食品按保健食品的应用范围和服务对象可划分为以下三类：

1 专用保健食品

专用保健食品是以特殊生理需求或特殊工种需要的人群为食用对象的保健食品。这类保健食品强调其成分能充分提高身体防御功能和调节生理节律，如中老年抗衰老食品、婴儿保健食品、儿童益智食品等。对于中老年保健食品，应符合“一优三足四低”的要求，即优质蛋白质、足量的膳食纤维、足量的维生素、足量的矿物元素，低热量、低脂肪、低胆固醇和低盐。特殊工作条件的人群，如井下、高空、低温、高温等环境下工作的人群，以及运动员等，也需要特殊的保健食品。

2 营养保健食品

营养保健食品是以增进健康和各项体能为主要目的的保健食品，适用对象是一般健康人群或亚健康人群。这类保健食品一般含有较全面的营养素，主要用以调节人体免疫功能。已审批的大部分保健食品属于这一类，如枸杞子、鳖精、灵芝类产品、蜂产品、螺旋藻类产品；乳酸菌、双歧杆菌、SOD产品以及氨基酸补剂、维生素补剂、微量元素补剂、钙补剂等。

3 防病保健食品

这类保健食品主要供给健康异常的人群，以防病治病为目的。一般用于特殊人群，专一性较强，如糖尿病患者、高脂血症患者、心脑血管疾病患者等。

我国保健食品表如下：

<table>
<tr><td rowspan="4">保健食品</td><td rowspan="2">营养保健食品</td><td colspan="2">营养素补充剂</td></tr>
<tr><td>广谱性保健食品</td><td>免疫调节
抗疲劳
美容</td></tr>
<tr><td>专用保健食品</td><td colspan="2">婴儿保健食品
儿童益智食品
孕妇专用保健食品
抗衰老保健食品
运动员保健食品
特殊工种保健食品</td></tr>
<tr><td>防病保健食品</td><td colspan="2">调节血脂
调节血糖
调节血压
改善骨质疏松等</td></tr>
</table>

卫生部先后批准的保健食品功能有以下方面：

1. 免疫调节功能
2. 延缓衰老功能
3. 改善记忆功能
4. 调节血脂功能
5. 调节血糖功能
6. 调节血压功能
7. 改善视力功能
8. 改善睡眠功能
9. 促进排铅功能
10. 减肥功能
11. 美容功能
12. 抗疲劳功能
13. 抗辐射功能
14. 抗突变功能
15. 耐缺氧功能
16. 清咽润喉功能
17. 改善胃肠道功能
18. 改善骨质疏松功能
19. 促进生长发育功能
20. 改善营养性贫血功能
21. 对化学性肝损伤的保护功能
22. 促进泌乳功能

目前，我国社会趋向老龄化，中老年保健食品需求不断上升，中老年人保健食品市场潜力较大。我国独有的食疗养生文化和几千年的中医药学宝库是保健食品取之不尽、用之不竭的源泉，还有广阔的地域资源作为保健食品开发的基础，结合现代科学技术，中老年保健食品的发展将会出现一个新局面。

目前的中老年保健食品大致可分为四大类：

第一类为功能性中老年食品。是指在食品加工中强化某一种营养素或者有意识降低某种营养素的食品，以及适应某些中老年人生理需要及中老年人常见病所需或所忌讳的食品。如维生素A、维生素B_1、维生素B_2、尼克酸、亚铁盐和钙、锌、硒、碘等食品，还有低钠、高纤维食品等。

第二类为适应性中老年食品。适应中老年人生理特征的，容易嚼烂和消化吸收，采用冷冻、升华、干燥工艺制成的糊状、泥状、酱状、液状食品，如芝麻糊、花生酱、果冻、果汁等。

第三类为康复性中老年食品。这类食品是针对中老年常见疾病的，基本功能是配合药物食用，不是单纯起作用，而是与药物协同起作用的食品，如降糖与低糖食品、降脂食品等。

第四类为滋补性中老年食品。它是指在食品中添加某些天然滋补食物，可以起到修补组织的作用，把有限的滋补成分组合到食品中。可以经常食用，比单纯吃滋补品好。如含花粉、蜂蜜、珍珠粉、花旗参粉、枸杞子、大枣等食品。

保健食品的功效成分及原料

保健食品一般含有明确的功效成分，功效成分又称为功能因子、活性成分、有效成分等，能通过激活酶的活性或其他途径，调节人体功能。了解功效成分的化学结构、性质、生理功能及其应用，才能了解保健食品的保健功能。

目前，已明确的功效成分有10余类100多种。主要类别有：多糖，功能性甜味剂，功能性油脂，自由基清除剂，条件性必需氨基酸，微量元素，活性肽与活性蛋白质，有益微生物，海洋生物活性物质，其他活性因子等。

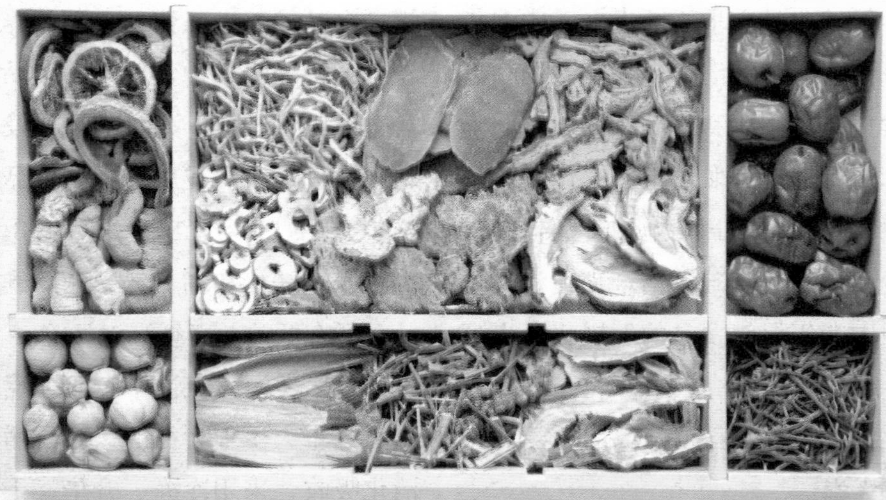

国家公布的可作为保健食品的原料

1. 普通食品的原料，食用安全，可以作为保健食品的原料。

2. 既是食品又是药品的物品，共87个。主要是中国传统上有食用习惯、民间广泛食用，但又在中医临床中使用的物品：

种子类：枣（大枣、酸枣、黑枣）、酸枣仁、刀豆、白扁豆、赤小豆、淡豆豉、杏仁（苦、甜）、桃仁、薏苡仁、火麻仁、郁李仁、砂仁、决明子、莱菔子、肉豆蔻、益智仁、麦芽、紫苏籽、龙眼肉、黑芝麻、覆盆子、胖大海、榧子、芡实、莲子、白果（银杏种子）。

果类：沙棘、枸杞子、栀子、山楂、桑椹、乌梅、佛手、木瓜、黄荆子、余甘子、罗汉果、益智、青果、香橼、陈皮、橘红、花椒、槐米、小茴香、黑胡椒、八角茴香。

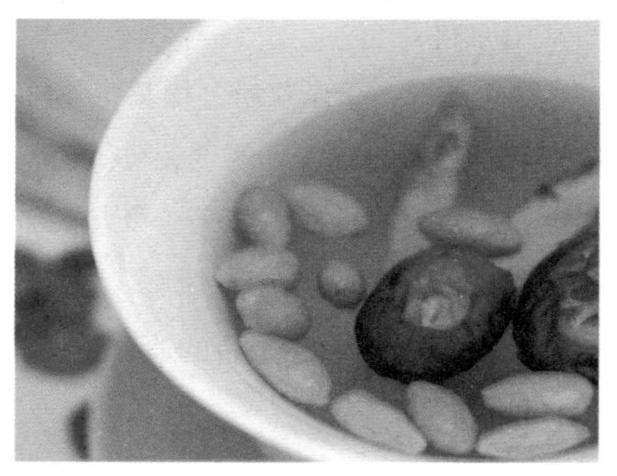

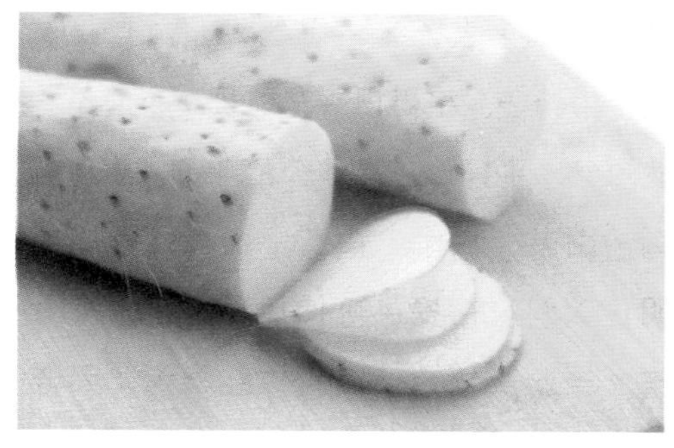

根茎类：甘草、葛根、白芷、肉桂、姜（干姜、生姜）、高良姜、百合、玉竹、薤白、桔梗、山药、鲜白茅根、鲜芦根、小蓟、莴苣。

花草类：金银花、红花、菊花、丁香、代代花、鱼腥草、蒲公英、槐花、薄荷、白扁豆花、藿香、马齿苋、香薷、淡竹叶。

叶类：紫苏、桑叶、荷叶。

动物类：乌梢蛇、蝮蛇、蜂蜜、牡蛎、鸡内金。

菌类：茯苓。

藻类：昆布。

3. 可用于保健食品的物品，共114个。这些品种经SFDA批准，可以在保健食品中使用，但不能在普通食品中使用：

人参、人参叶、人参果、三七、土茯苓、大蓟、女贞子、山茱萸、川牛膝、川贝母、川芎、马鹿胎、马鹿茸、马鹿骨、丹参、五加皮、五味子、升麻、天冬、天麻、太子参、巴戟天、木香、木贼、牛蒡子、牛蒡根、车前子、车前草、北沙参、平贝母、玄参、生地黄、生何首乌、白芨、白术、白芍、白豆蔻、石决明、石斛（需提供可使用证明）、地骨皮、当归、竹茹、红花、红景天、西洋参、吴茱萸、怀牛膝、杜仲、杜仲叶、沙苑子、牡丹皮、芦荟、苍术、补骨脂、诃子、赤芍、远志、麦门冬、龟甲、佩兰、侧柏叶、制大黄、制何首乌、刺五加、刺玫果、泽兰、泽泻、玫瑰花、玫瑰茄、知母、罗布麻、苦丁茶、金荞麦、金樱子、青皮、厚朴、厚朴花、姜黄、枳壳、枳实、柏子仁、珍珠、绞股蓝、胡芦巴、茜草、荜茇、韭菜子、首乌藤、香附、骨碎补、党参、桑白皮、桑枝、浙贝母、益母草、积雪草、淫羊藿、菟丝子、野菊花、银杏叶、黄芪、湖北贝母、番泻叶、蛤蚧、越橘、槐实、蒲黄、蒺藜、蜂胶、酸角、墨旱莲、熟大黄、熟地黄、鳖甲等。

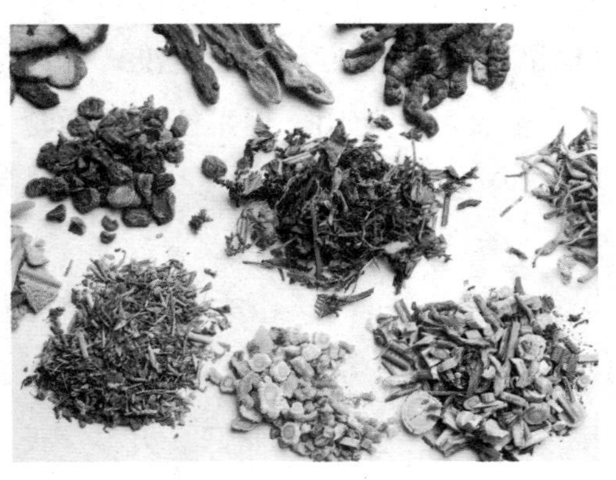

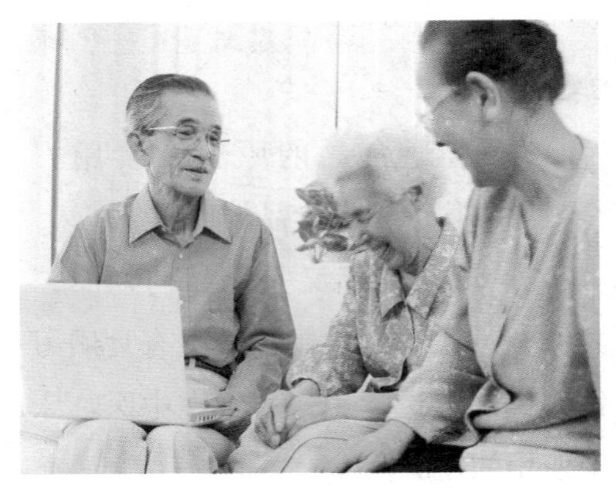

4. 列入《食品添加剂使用卫生标准》和《营养强化剂卫生标准》的食品添加剂和营养强化剂；可用于保健食品的真菌和益生菌菌种；一些列入药典的辅料，如赋形剂、填充剂。不在上述范围内的品种也可作为保健食品的原料，但是须按照有关规定，提供该原料相应的安全性毒理学评价试验报告及相关的食用安全资料。

5. 食品新资源品种。食品新资源管理的6类14个品种现已作为普通食品管理，它们也是开发功能性食品的常用原料：

油菜花粉、玉米花粉、松花粉、向日葵花粉、紫云英花粉、荞麦花粉、芝麻花粉、高粱花粉、钝顶螺旋藻、极大螺旋藻、魔芋、刺梨、玫瑰茄、蚕蛹。

6. 可用于保健食品的真菌名单（11种）：

酿酒酵母、产朊假丝酵母、乳酸克鲁维酵母、卡氏酵母、蝙蝠蛾拟青霉、蝙蝠蛾被毛孢、灵芝、紫芝、松杉灵芝、红曲霉、紫红曲霉。

7. 可用于保健食品的益生菌名单（10种）：

两歧双歧杆菌、婴儿两歧双歧杆菌、长两歧双歧杆菌、短两歧双歧杆菌、青春两歧双歧杆菌、保加利亚乳杆菌、嗜酸乳杆菌、嗜热链球菌、干酪乳杆菌干酪亚种、罗伊氏乳杆菌。

国家公布的不可作为保健食品的原料

1. 保健食品禁用物品，共有59个：

八角莲、八里麻、千金子、土青木香、山莨菪、川乌、广防己、马桑叶、马钱子、六角莲、天仙子、巴豆、水银、长春花、甘遂、生天南星、生半夏、生白附子、生狼毒、白降丹、石蒜、关木通、农吉痢、夹竹桃、朱砂、米壳（罂粟壳）、红升丹、红豆杉、红茴香、红粉、羊角拗、羊踯躅、丽江山慈姑、京大戟、昆明山海棠、河豚、闹羊花、青娘虫、鱼藤、洋地黄、洋金花、牵牛子、砒石（白砒、红砒、砒霜）、草乌、香加皮（杠柳皮）、骆驼蓬、鬼臼、莽草、铁棒槌、铃兰、雪上一枝蒿、黄花夹竹桃、斑蝥、硫磺、雄黄、雷公藤、颠茄、藜芦、蟾酥。

2. 国家保护一、二级野生动植物及其产品；人工驯养繁殖或人工栽培的国家保护一级野生动植物及其产品。

3. 肌酸、熊胆粉、金属硫蛋白等。

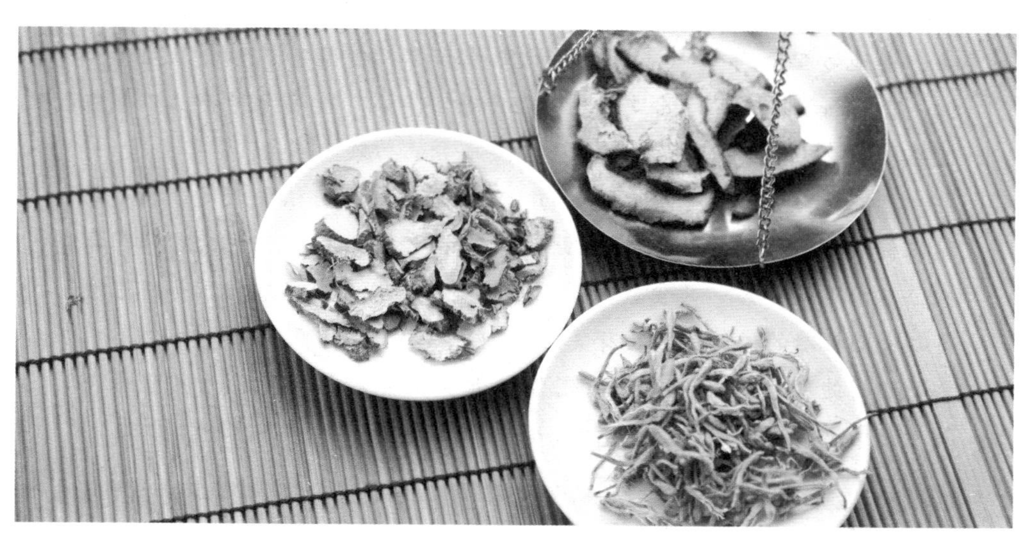

保健食品的选购

保健食品与一般食品的区别，在于它具有调节机体功能的作用，如调节免疫功能、延缓衰老、改善记忆、促进生长发育、抗疲劳等。保健食品适于特定人群，并非男女老少皆宜。有关专家指出，消费者在购买、服用保健品过程中，需要更多的营养保健知识，这样才能正确选择适合自己的保健品。

根据需要选择保健食品

每种保健食品都有一定的功能，但没有具备各种功能的保健食品。保健食品并非人人适用，目前保健食品的功能很多，适宜人群也有很大的差异，在选购保健食品的时候，重要的是看产品的说明书，了解产品原料、功效成分、保健功能、适宜人群、不适宜人群等，是否能满足您的需要。所以中老年人要根据自己的实际需要选购保健食品，不能道听途说、盲目购买。

注意保健食品的标志

中老年人在购买保健食品时，一定要看看是否有卫生部批准的保健食品的标志，无标志的不要购买。国家正式批准的保健食品都要有卫生

专家提示

“食字”号产品：一般为含有营养成分的食品或含有新资源的食品，由地方卫生部门审批，食品批文号如“×食监字”。由卫生部审批、含有新资源食品的批文号为“卫新食字”。“食字”号产品不能宣传药用功效，但可以介绍产品所含主要成分的功效。

“食健字”产品：国家制定的《保健食品管理办法》规定，具有特定保健功能的食品，称为“保健食品”，需经国务院卫生行政部门审批，其批准文号为“×食健字”。“食健字”产品可以宣传国务院卫生行政部门批准的保健功能的有关内容。

“药健字”产品：具有特定保健营养功能的药品，称为“保健药品”。由卫生行政部门严格审批，其批准文号如“×卫药健字”。

部（或国家食品药品监督管理局）的批准文号：“卫食健字”和“卫食健进字”（2003年前），或“国食健字G”和“国食健字J”（2003年后），分别对应国产产品和进口产品。同时，所有批准的保健食品都有“保健食品”标志。保健食品的标志为天蓝色专用标志，与批准文号上下排列或并列。另外，还应注意产品的有效期和功能作用是否适宜自己食用。

仔细查看产品包装及说明书，确定产品的保健功能

保健食品的外包装上除印有简要说明外，还应标有配料名称、功能、成分含量、保健作用、适宜人群、不适宜人群、食用方法、注意事项等，以及储存方法、批号、生产厂家。消费者在购买时一定要注意分辨，一般来说，产品功能是要在包装上予以体现的。同时，保健食品的说明书也是经过评审部门审批的，企业不得随意修改。特别需要提醒消费者注意的是，所有进口的“保健食品”包装上的说明文字也应该是中文，如果只有外文说明，又没有批准文号和保健食品标识，就可以立即断定此产品是假冒伪劣产品或非法走私的水货。

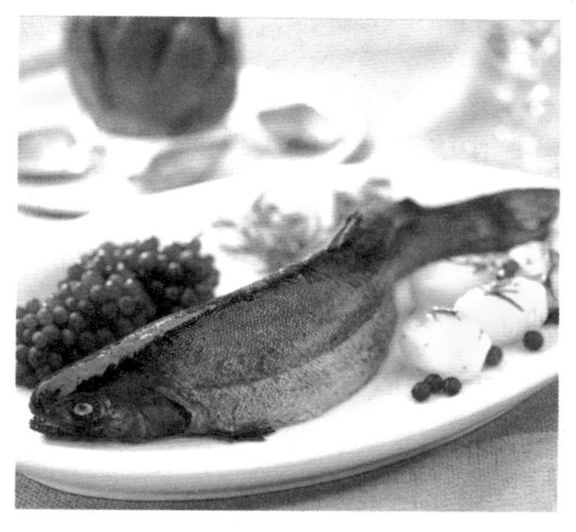

中老年人在食用保健食品时，应注意对机体功能调节的情况。如食用调节血糖、血脂的保健食品，应经常检查自己的血糖、血脂，了解该食品是否有调节作用。因为每个人的身体状况、疾病情况、免疫系统状态等都不一样，所以不同的人食用同一种保健食品，可能会得到不同的效果。

认识保健食品的属性

保健食品的基本属性是食品，而食品不同于药品的主要点是药品以治疗为目的，而保健食品是起预防作用或辅助治疗作用，更注重安全性。真正患病时，还是需要药物来进行治疗。购买保健食品时，注意不要盲目听信夸大的宣传和虚假宣传，以免延误治疗。

注意产品的禁忌，因人而异选购保健食品

中老年人在购买保健食品时，一定要注意查看服用禁忌，以免对身体造成伤害。保健食品的批准证书上注明了一些不适宜人群或禁忌，并要求企业标注在产品包装说明书上。消费者在选用这类保健食品时，要注意是否适合自己或赠送的对象。

注意产品质量和生产日期

购买保健食品时，尽量购买知名产品。具有知名度的厂家，经济实力比较强，设备较完善，产品质量一般可以得到保证。为了降低买到假冒或掺假产品的概率和保护自己，建议购买者一定要到信得过的药店、商场、超市或保健品专卖店购买，同时切记保留购物发票，千万不要贪图便宜而到街头摊贩处购买。还要注意产品的生产日期和有效期，如产品质量有问题，产品发霉、变质，切不可食用。

药补不如食补

虽然保健食品不是药品，但和普通食品也有一定区别，特别是一些保健食品添加了一些中药。所以，若不是身体确实需要在某些方面进行功能调整，建议中老年人最好不要以保健食品来强壮身体，应正确认识保健食品的功能。

历代名医均认为“药物多用于攻病，食物多重于调补”，自古以来，人们就认定“药补不如食补”之理。其实，要想获得健康，最好的办法应该是通过调整自己的饮食结构，养成良好的饮食习惯，采用平衡膳食，这才是最重要的。

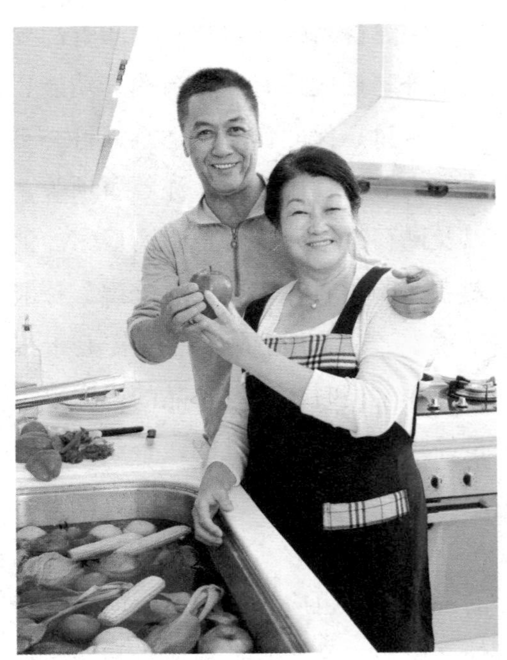

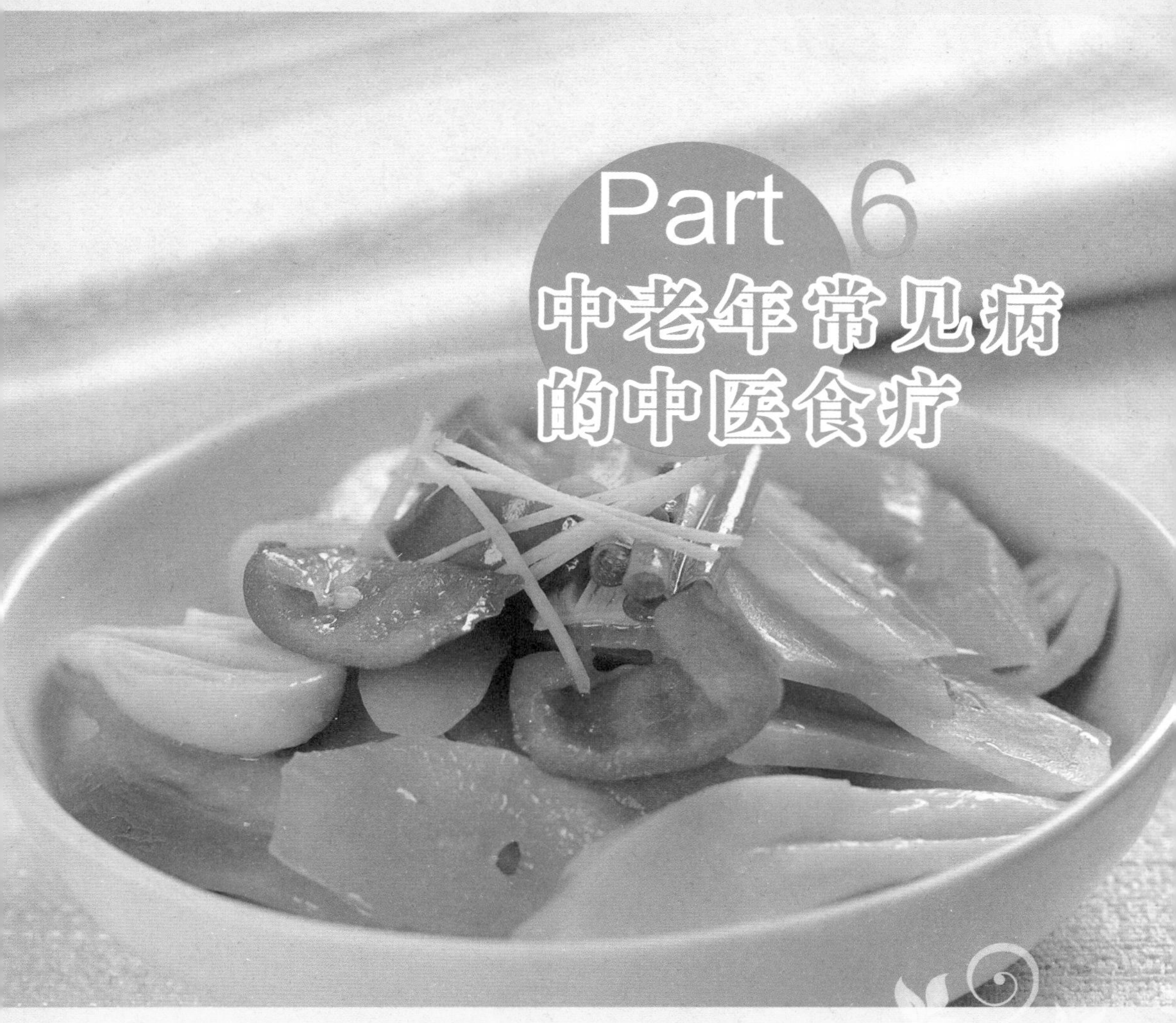

Part 6 中老年常见病的中医食疗

人体与饮食关系密切。人的生存和活动，依靠食物供给热量；而食物的生产、运输、贮藏和加工，又依赖于人的劳动。合理的饮食可使身体健康地生长发育，饮食不当则会导致人体正常的生理功能紊乱而感染疾病。同时，恰当的饮食对疾病也能起到一定的治疗作用，帮助人体恢复健康。

中医食疗浅析

用不同的食物来增强机体的功能，使之恢复健康或治愈疾病的手段和措施叫做饮食疗法，简称食疗。食疗学则是研究膳食物质及其要素作用于人体时，能起防治疾病、增强体质作用的一门学科。饮食是维持生命的物质基础和人体代谢的热量来源，食物通过机体的消化、吸收和代谢来影响整个机体的功能，不同的食物则可产生不同的影响。根据不同的体质或病症，用不同的食物来补虚损、恢复元气、抵抗疾病、延年益寿，是食疗的最终目的。

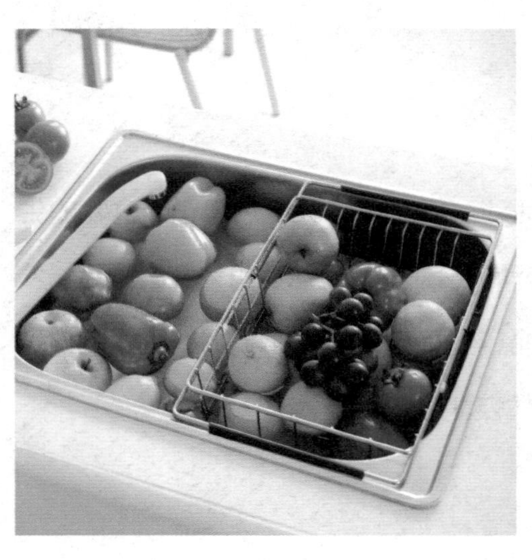

食疗对中老年及中老年慢性病的作用

食物疗法有较好的持久作用，对中老年及老年慢性病更为适宜

中老年人的机体脏腑功能处于虚衰阶段，这种走下坡路的过程是缓慢的。中老年慢性病，其共同特点也是一个“慢”字，常可迁延几年、十几年，甚至纠缠终身。食物，特别是其中的蜜、膏、汁、露、茶等，持久作用较好，可以经常作用于机体，以行使其祛除病邪、增强体质的功能。

食疗法味美可口，易被中老年及中老年慢性病患者所接受

多数中药或西药，其味苦涩难吃，久服碍胃或产生其他不良反应，患者往往难以坚持长期服用。食物疗法则不同，食物为人们日常饮食所习惯，可以细水长流，经常服食；又可以根据个人的胃口和病情，变换花样，慢性病患者也乐于接受。如果配制得法、烹调有方，还能增进患者的食欲，对健康有利。有的食疗名方，

色、香、味俱佳，就是健康人也想尝尝它的滋味，中老年人及中老年慢性病患者则更希望能服食味美适口之品。

食物疗法有既能治病又能养生的双重作用

食疗最优越之处，就是既治病又养生，这对于中老年慢性病人，是十分需要的。因为它在作用于疾病的同时，还可调节有病器官的生理功能，增强整体的抗病能力，所以，有的食物可以在治疗过程中起主要作用，收到明显的效果；有的食物可以配合其他疗法，起辅助治疗作用；有的食物看起来很平淡，是普通的蔬菜、水果，但由于这些食物的性味适宜于某种体质的老人或病人，常吃也会使食者受益。对于中老年慢性病来说，食物疗法是一种比较理想的治疗方法。用食物平和之性，治疗缓慢之疾或抗老延年，适宜而平稳。中医有“急则治其标，缓则治其本”之说，食疗之法正是治本之大法。

中医食疗的原则

中医食疗与其他养生、药物治病一样，需要掌握一定的原则，才能取得良好的效果。

首先，中医重视整体观念，因为人是一个有机的统一体，局部与全身之间存在着辩证关系，疾病虽可表现于局部，但也都离不开整体，因而疗病必须考虑到局部与整体的关系，不能只顾局部而忽略全身。

其次，中医食疗讲究辨证施治。中医治病有以辨证论治为主的特点，因而在传统的食疗方法中，也多以辨证施膳为先导。所谓辨证施膳，即根据病变中出现的阴阳、虚实、寒热等属证，分别给予不同的饮食治疗。轻者治以食，重者食药并用。

再次，中医食疗要以预防为主，防治结合。健康的人不仅应有合理的营养摄入和饮食卫生，避免由于饮食因素而导致疾病的发生，也可通过合理的膳食配制，以防各类人群与特定个体有可能发生的病症，如中老年人通过适当饮食调补，以减少某些老年病的发病率。人们在患病之后，也应注意用饮食来防止病情的加重。

最后，中医食疗要掌握一个很重要的原则，即把握饮食宜忌。不论健康人的食养，还是患者的食疗，都必须按照不同体质、不同时间、不同地点和各种病症掌握饮食的宜忌，以免取得反效果。

高血压的中医食疗

高血压是严重威胁人类健康的慢性疾病之一，是全世界流行最广的心血管疾病。高血压发病率随年龄的增加而增加，40岁以上者多见。在我国，患高血压病者人数估计已达1亿。

高血压是以动脉血压升高为主要表现的一种独立疾病，能引起动脉、脑、心和肾脏等器官的损害。临床表现，初期主要是头痛头晕、记忆力减退、失眠、健忘、心悸、乏力等症状，并在工作紧张或用脑过度时症状加重；晚期患者可发生心、脑、肾及视网膜的小动脉硬化和痉挛，并可产生组织病理改变。

造成高血压的原因很多。许多调查和临床观察的结果表明，在影响血压升高的众多因素中，膳食和营养是非常重要的。也就是说，通过改善膳食和营养，不但可以预防高血压的发生，还能帮助高血压患者控制血压，所以高血压患者一定要注意日常饮食习惯。

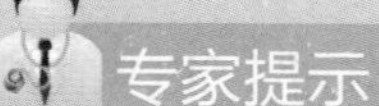

高血压的诊断标准

世界卫生组织于1999年制订了新的18岁以上者高血压诊断标准及分级：见下表

类别	收缩压（mmHg）	舒张压（mmHg）
理想血压	<120	<80
正常血压	<130	<85
正常高值	130~139	85~89
1级高血压（轻度）	140~159	90~99
亚组：临界高血压	140~149	90~94
2级高血压（中级）	160~179	100~109
3级高血压（重度）	≥180	≥110

高血压的饮食防治原则

限制总热量，避免肥胖

高血压患者常合并有肥胖或超重。美国的一项研究表明，肥胖者患高血压的危险性是正常体重者的8倍，因此，中老年人应使体重控制在标准体重之内。为了使体重达到并维持在一个正常范围之内，必须控制总热量摄入，这样对预防和控制血压非常有益。热量总量合理摄入应以达到并维持合理体重为宜。为了控制总热量，饮食要定时定量，少食多餐，吃饭不宜过饱，每餐八分饱，因为饱餐后可使高血压病患者的血管舒张，调节功能降低，从而引起血压的显著波动。临床观察表明，多数患者的血压常随体重减轻而下降。

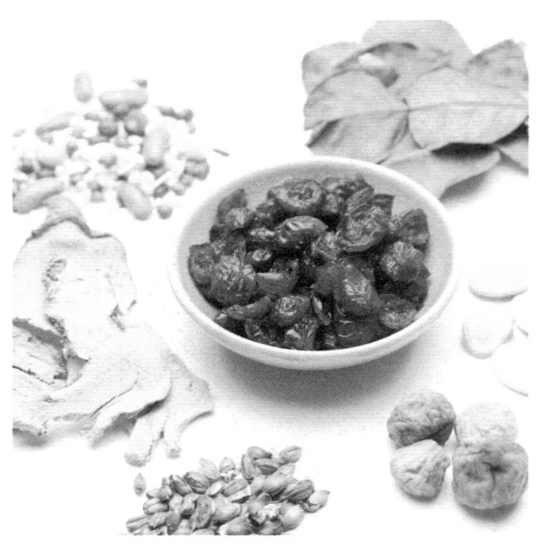

保证足够的蛋白质供应

中老年人调配饮食时，应考虑蛋白质的生理作用，多选择优质蛋白质。一般每天以每千克体重不超过1克为宜。动物蛋白质可选用鱼肉、鸡肉、牛肉、鸡蛋白、牛奶、猪瘦肉等。植物蛋白可选用豆类、花生等。平时还应多注意吃含酪氨酸丰富的食物，如酸牛奶、海鱼等。高血压合并肾功能不全者，更应限制蛋白质的摄入量。

限制食物脂肪和胆固醇

流行病学资料显示，即使不减少膳食中的钠，如果能将膳食脂肪控制在总热量25%以下，多不饱和脂肪酸与饱和脂肪酸的比值维持在1：1，连续40天可使男性血压下降12%，女性血压下降5%。所以中老年人的饮食中，脂肪的摄入应限制在总热量的30%以下，特别是要严格控制动物脂肪和富含胆固醇食物的摄入。因此，烹调时应多采用植物油。患高脂血症及冠心病的中老年人，更应限制动物脂肪摄入。长期过量食用高胆固醇食物，如动物内脏、脑髓、蛋黄、肥肉、贝类、乌贼鱼、动物脂肪等，可引起高脂蛋白血症，促使脂质沉积，加重高血压病。

提倡吃复合糖

在饮食中，提倡中老年人吃谷物等富含植物纤维的复合糖类（多糖类）食物，促进肠道蠕动，有利于胆固醇的排泄，这对防治高血压病十分有利；而葡萄糖、果糖及蔗糖等，均可升高血脂，因此中老年人应尽量少食用。

保证足够数量的维生素

多吃新鲜蔬菜和水果，有助于高血压病的防治。蔬菜水果里面含有人体必需的维生素和矿物质，如维生素B_2、维生素C和维生素E以及铁、锌、钙等，有利于心肌代谢，改善心肌功能和血液循环，促使胆固醇的排泄，它们可以降低血压，降低血中胆固醇浓度，降低脑卒中，避免急性心肌梗死和猝死等心脑血管疾病意外的发生，防止高血压病的发展。

保证足够数量的矿物质和微量元素

多吃含钾丰富的食品，如龙须菜、豌豆苗、莴苣、芹菜、丝瓜、茄子等。研究表明，钾的摄入量可能是影响钠升压效应的一个重要因素，尿钾含量越高，血压越低。有些利尿药可使钾大量从尿中排出，因此高血压的中老年患者应多吃含钾丰富的食物或补充钾制剂。

多食含钙丰富的食品，如牛奶、酸牛奶、芝麻酱、虾米、绿色蔬菜等，有利于控制血压。钙能够松弛血管平滑肌，降低外周血管阻力，从而使血压下降。钙治疗高血压病有一定疗效，多吃一些含钙高的食物或服钙制剂，可以使中老年人的血压下降；即使部分人不用降压药，也可使血压恢复正常。

微量元素锌在体内参与酶的代谢和各种生理过程，包括参与血压的调节。锌可以通过调节免疫功能来调节血压，促进尿排泄，达到治疗高血压的目的。镁盐可通过舒张血管来降压，因此也可多选用含镁丰富的食

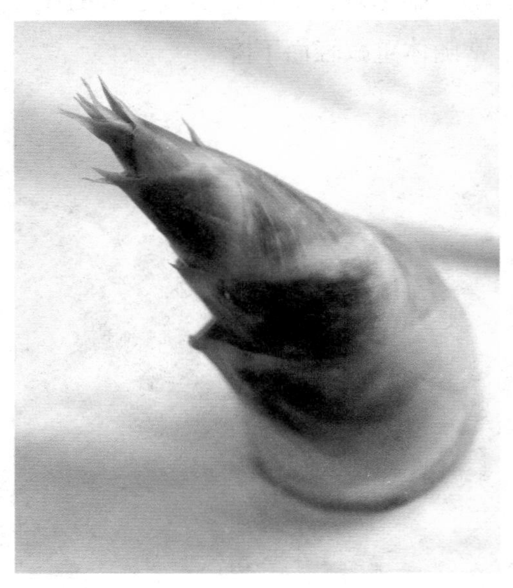

品，如绿叶蔬菜、小米、荞麦面、豆类及豆制品。

减少食盐摄入量

如前所述，人群普查和动物试验都证明，吃盐越多，高血压病患病率越高。世界卫生组织及我国营养学会均提出，限制食盐是预防高血压的重要措施。减少钠盐的摄入有助于降低血压，减少体内的钠水潴留。每日食盐的摄入量应在5克以下或酱油10毫升，可在菜肴烹调好后再放入盐或酱油，以达到调味的目的。也可以先炒好菜，再蘸盐或酱油食用。在注意减少钠盐的同时，应注意食物中的含钠量，例如挂面含钠较多，蒸馒头时，应避免用碱，改用酵母发面；用食盐代用品如无盐酱油等，都有利于高血压病患者。但要注意的是，低钠饮食应以维持机体正常代谢为前提，防止出现低钠血症。

养成良好的饮食习惯

中老年人的饮食要有节、清淡，避免长期素食、暴食、甜食或咸食。高血压病常发生于夜间，高血压病人应安排好自己的休息与睡眠。中老年人饮食要定时定量，少食多餐，每餐七八分饱，早餐吃好，晚餐宜少，餐

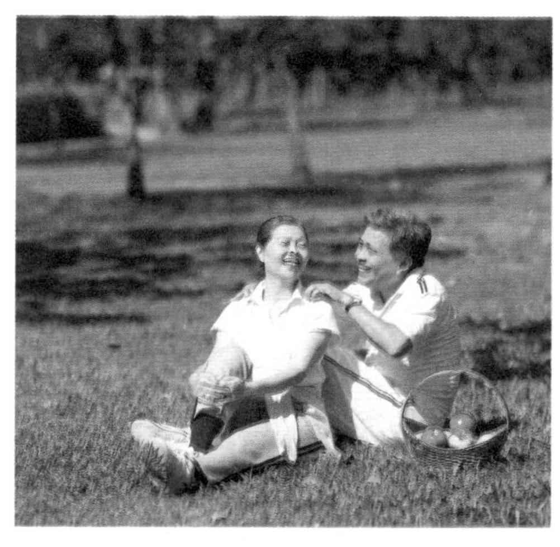

后不宜立即睡觉或剧烈运动；饭前、睡前不要喝浓茶和咖啡，以免影响消化和睡眠；少吃肉汤类，因为肉汤中有很多含氮浸出物，它会使体内尿酸增加，加重心、肝、肾脏的负担；高血压老年患者应戒酒。

此外，在高血压的治疗过程中，还必须注意某些营养素与药物之间的相互作用。如使用单胺氧化酶抑制剂（优降宁）治疗时，不宜进食含酪胺高的食物（如干酪、酸奶油、扁豆、蘑菇、腌肉或腌鱼、啤酒、红葡萄酒、鳄梨、香蕉、葡萄干等）。因酪胺能促使节后交感神经末梢释放去甲肾上腺素，引起血压急剧上升而发生高血压危象的严重后果。又如，进行一般降压治疗的患者，不宜用天然甘草或含有甘草的药物（如治疗胃炎的

甘链片）。因为其中所含的甘草酸可引起低钾血症的钠潴留，如果再使用利尿剂，容易引起电解质紊乱，因此中老年人应适当调整膳食中钠、钾的含量。

宜用食品

三文鱼 三文鱼中含有丰富的不饱和脂肪酸，能有效降低血脂和血胆固醇，防治心血管疾病。高血压患者常吃三文鱼，对身体大有益处。

海带 海带中含有一种褐藻氨酸的物质，这种物质不仅是降血压的有效成分，还含有丰富的钙质。用50～60℃的水浸泡海带后，把浸液给高血压患者服用，可使血压明显降低。另外，干海带上常有白色的结晶物质，这种物质是一种甘露醇，有很好的利尿作用。通过利尿，也能起到降血压的作用。

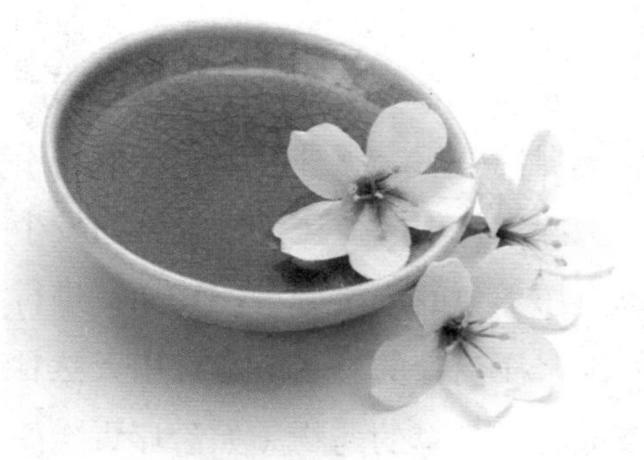

芹菜 芹菜富含蛋白质、胡萝卜素和多种维生素、氨基酸以及钙、磷等矿物质。营养价值高、药用价值大，具有降压降脂的功效。

山楂 山楂中含有的一种特殊物质能促进体内胆固醇的代谢，有降低胆固醇、软化血管、降血压的作用。高血压患者吃山楂，可起到辅助治疗的效果。

香蕉 香蕉中含有大量的钾，钾能促进体内钠和水分的排泄，减少机体的血容量，从而使血压降低；另外，香蕉还含有丰富的维生素C、维生素P和维生素E等，可增加血管壁的弹性，促进胆固醇代谢，预防动脉硬化症的发生。一般每日吃3～5个香蕉，就可有效预防高血压病的发生和发展。

豌豆 豌豆中钾/钠的比例大大超过具有降压作用的界定范围，是食疗专家心中的“优质降压食品”，患有高血压病或者有血压升高的人，经常吃豌豆，对身体大有裨益。

黑木耳 黑木耳有降低胆固醇的功效，对于高血压、血管硬化等疾病都有很好的疗效。

专家提示

高黏度血症饮水疗法

多喝水可以缓解血黏度，特别是早晨起床后喝一杯新鲜温开水，体内水分多了，能稀释血液，降低血液的黏稠度，保持血液循环通畅，特别适宜于晨起容易头晕的人。

“饮水降黏”要做到最佳用水，最理想的饮用水是新鲜凉开水和淡茶水。

夏天应多喝新鲜的凉开水，它最易吸收进入人体组织和细胞内，立即起到解渴、补水和降黏的作用。长期坚持多饮凉开水，能有效地预防高血压、高黏度血症、高脂血症、脑中风和心肌梗死等心脑血管病，以及尿结石、痔疮和肛裂等疾病。

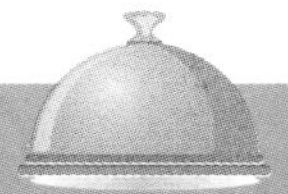

食疗方

番茄菜包

原料：猪肉馅200克，卷心菜150克，鸡蛋2个，番茄酱、糖、酱油、醋、大蒜、葱、姜、盐、玉米淀粉、鸡精、植物油等各适量。

制作：

1 将卷心菜取叶用沸水烫一下，投凉控净水，切成较大的块16片，沾上一薄层淀粉，剩余叶子切成小方丁。

2 将猪肉馅放入小盆内加蛋清、玉米淀粉、卷心菜小方丁、酱油、盐、鸡精、葱姜末拌均匀。

3 分成16等份，放入16瓣卷心菜叶片上，包成16个菜包，接口朝下摆入平盘内，放入屉内蒸熟取出。

4 炒锅放火上，倒入植物油，油热，放番茄酱炒熟。

5 再放入葱姜蒜，适量鲜汤、糖、醋、酱油、盐、鸡精调好口味。

6 汤沸时，用水淀粉勾芡，淋入猪油、淋香油即可拨到蒸好的菜包上。

芦笋饺子

原料：面粉200克，猪肉200克，芦笋100克，鸡蛋3个，葱、姜、盐、鸡精各适量。

制作：

1 将鲜猪肉洗净绞成肉馅备用。

2 将鲜芦笋去掉老根，放入沸水锅内焯水，捞出放入冷水锅内冷却，先切成丝，再切成粒。

3 将笋粒放入盛器中，加调味料、葱花、姜末，再加入猪肉馅后拌匀即成芦笋馅。

4 将面粉、盐、水、鸡蛋混合在一起，揉搓成面团，将面团分小块，再擀成面皮，备用

5 擀好的面皮中包入馅，捏好，包成饺子，煮熟即可。

海蜇荸荠汤

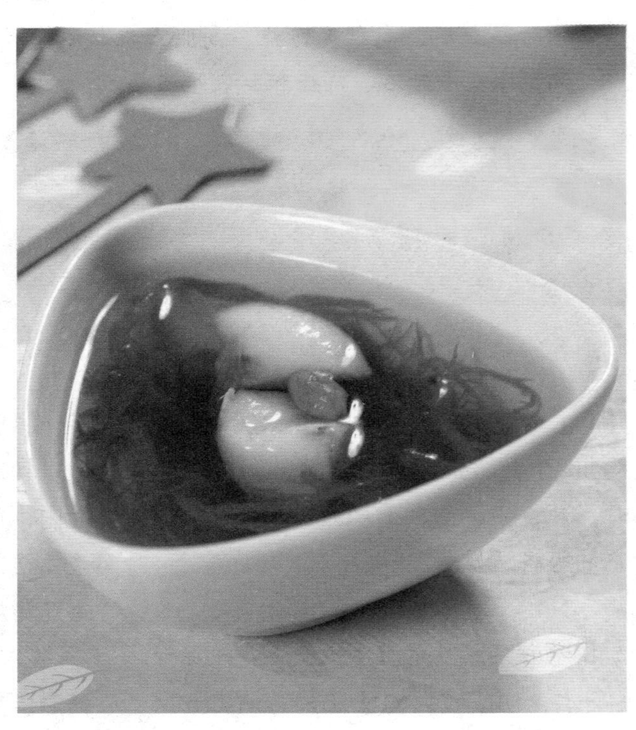

原料：海蜇100克，荸荠250克，料酒5克，精盐2克，蒜蓉3克，姜片5克，葱段5克，胡椒粉1克。

制作：

1 将海蜇洗净切成丝；荸荠洗净去皮切薄片，待用。

2 锅置火上，注入清水适量，放入海蜇、荸荠、蒜蓉、精盐、料酒、姜片、葱段煮开，撇尽浮沫，再煮至海蜇、荸荠熟，拣去姜、葱不用，撒上胡椒粉即成。

功效解说

此汤适用于高血压病且兼见痰浊表现者，临床以眩晕、头痛、胸脘满闷或有呕恶痰涎、舌苔白腻、脉弦滑为特征。

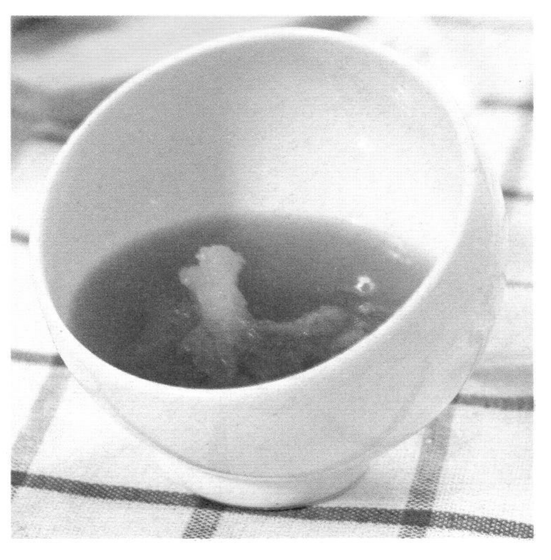

银耳杜仲熬灵芝

原料：银耳20克，炙杜仲20克，灵芝10克，冰糖150克。

制作：

1 将银耳洗净后去除杂质、去蒂。

2 将炙杜仲、灵芝洗净，加2000毫升清水煎熬至1000毫升，取汁。

3 将银耳放入锅内，加清水适量，置文火上熬至微黄色，加入煎好的药汁，以文火熬至银耳酥烂成胶状，再加入冰糖，调匀即可食用。

功效解说

此药汤养阴润肺，益胃生津。适宜于中老年脾肾两虚型高血压病患者，以及临床表现头昏、耳鸣、失眠、腰膝酸痛等症者。

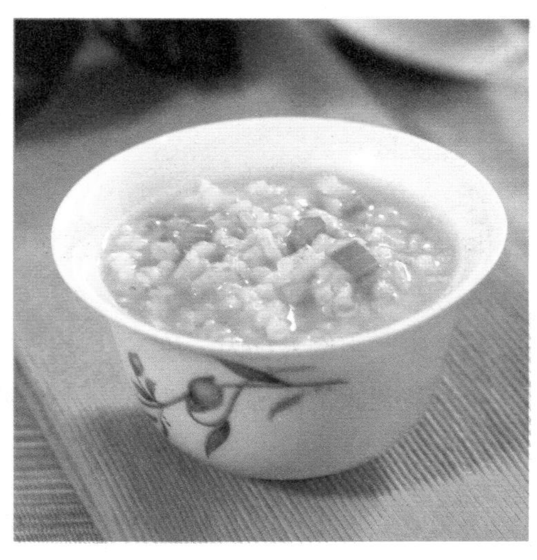

芹菜粳米粥

原料：芹菜100克，粳米100克，盐3克，味精2克。

制作：

1 芹菜去黄叶后，洗净切碎；粳米淘洗干净。

2 加清水适量，文火煨成粥，粥成后放入盐、味精调味即可。

功效解说

中医认为，芹菜具有清热除烦、平肝、利水消肿、凉血止血等功效。芹菜对于高血压、头痛、头晕、暴热烦渴等病症有较好的食疗作用。现代医学认为，芹菜是缓解高血压病及其并发症的首选之品，对于血管硬化、神经衰弱等症亦有辅助食疗作用。

茯苓黄芪粥

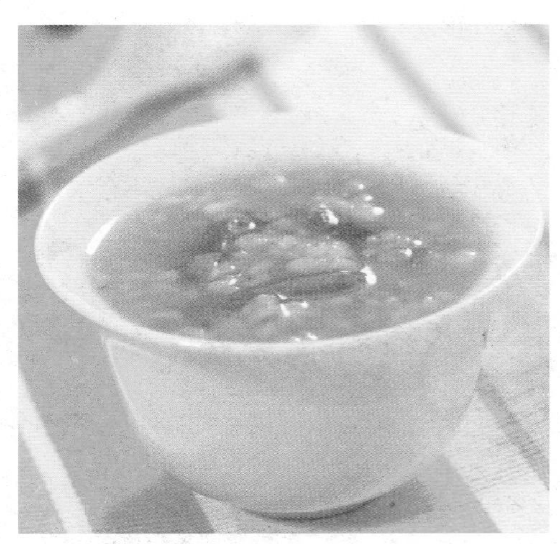

原料：粳米150克，茯苓30克，黄芪20克，糖少量。

制作：

1 将茯苓烘干后研成细粉。黄芪洗净后切成片。粳米淘洗干净。
2 将粳米、水倒入锅内，放入黄芪片。
3 将锅置武火上烧沸，再改用文火煮半小时。
4 加入茯苓粉煮沸5分钟即成。

芹菜山楂粥

原料：芹菜100克，山楂10颗，粳米100克，盐少许。

制作：

1 把粳米淘洗干净，山楂洗净切片，芹菜洗净切成颗粒状。
2 把粳米放入锅内，加水煮沸。
3 用文火煮30分钟，下入芹菜、山楂。最后再煮10分钟即可。

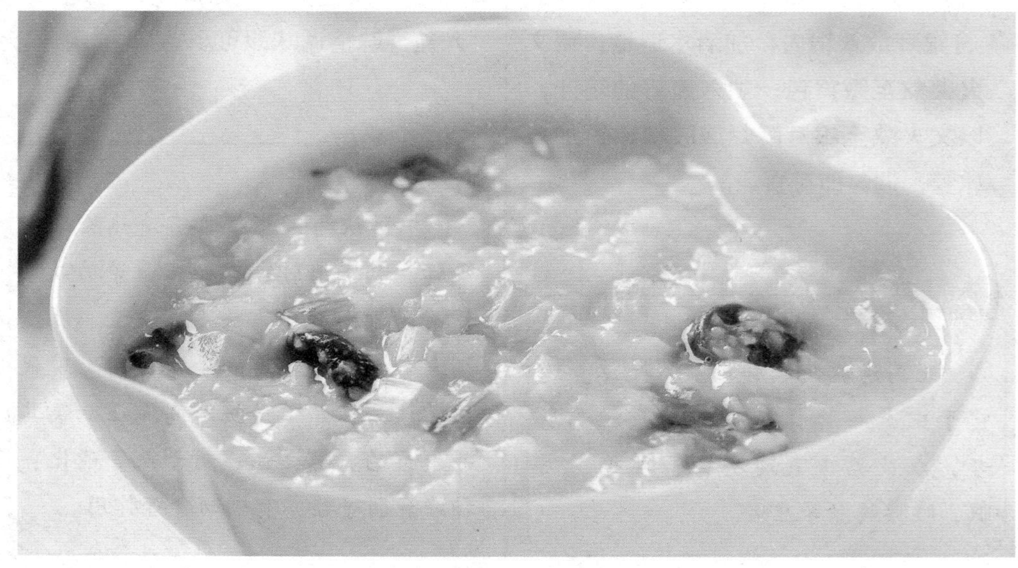

荷叶玉米须粥

原料：大米100克，玉米须30克，鲜荷叶1张，冰糖少许。

制作：

1 把大米淘洗干净；鲜荷叶洗净，切成3厘米见方的块。

2 把锅置旺火上，将鲜荷叶和玉米须放入锅内，加清水适量，用旺火煮沸，再用小火煮15分钟，去渣留汁，备用。

3 将大米、荷叶汁放入锅内，加冰糖、清水适量，用旺火烧沸。

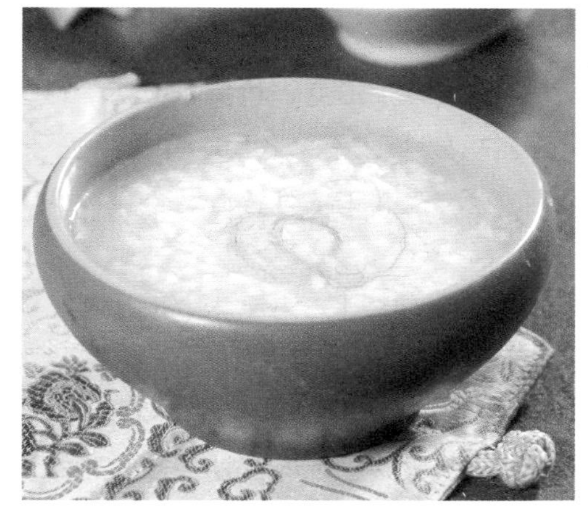

4 再转用小火煮至米烂成粥，即可食用。

功效解说

此粥可降血压、解暑热、减肥。适用于高血压、高血脂、肥胖症、夏天感受暑热、胸闷烦渴、小便短赤、骨质疏松等症。每日2次，早、晚餐食用。

清炒魔芋丝

原料：魔芋150克，火腿肉100克，葱、姜、糖、玉米淀粉、盐、鸡精各适量。

制作：

1 将包装中的魔芋取出洗净，切丝。火腿切丝。葱姜洗净分别切段、丝备用。

2 锅内倒油烧热，放入姜丝、葱段、火腿炒香。

3 然后加入魔芋丝、盐、鸡精、糖炒入味，用水淀粉勾芡即可。

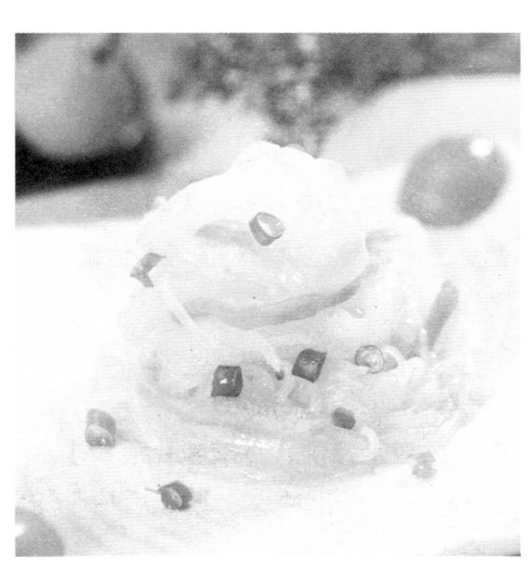

罗汉豆腐

原料：豆腐150克，竹笋100克，鲜香菇、胡萝卜、菠菜各50克，料酒、酱油、糖、盐、鸡精等各适量。

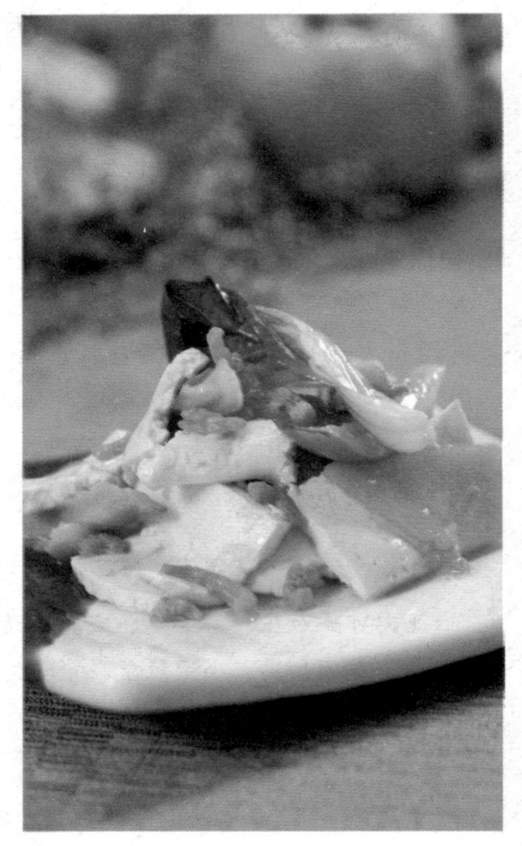

制作：

1 将豆腐切成长3.5厘米、宽1厘米的条。香菇、竹笋均切成1厘米长的条，把胡萝卜洗净也切成条。

2 炒锅上火，下入花生油烧热，把香菇条、竹笋条、胡萝卜条下入油锅浸炸一下，捞出控净油。再将油烧至七八成热，下入豆腐条炸至金黄色捞出，控净油。

3 将炒锅中的油倒出，下入汤，下入炸好的豆腐，加入盐、鸡精、料酒、酱油、糖用武火烧沸。

4 再改用文火，加盖焖至汤汁剩一半时，下入炸好的胡萝卜条、竹笋条和香菇条焖至汤汁将尽时，淋入香油拌匀即成。

糖醋荸荠

原料：荸荠200克，姜、大蒜、葱、糖、醋、玉米淀粉、盐、鸡精等各适量。

制作：

1 荸荠去皮，洗净切片。葱、姜、蒜洗净分别切花、末备用。

2 锅内放水煮沸，将荸荠片放入沸水中焯一下，捞出冲凉、沥干后拍干淀粉备用。

3 另起锅放油，烧至八热，投入荸荠片炸约30秒钟，捞出沥油。

4 锅内留余油，放入盐、糖、醋、姜末、水，搅拌至糖溶化，用水淀粉勾芡汁。

5 锅中倒入蒜末、鸡精、荸荠片，翻炒几下，放入葱花即可。

萝卜缨拌蚕豆

原料：蚕豆150克，萝卜缨100克，辣椒油、醋、盐、鸡精、糖、香油各适量。

制作：

1 萝卜缨择洗干净，鲜蚕豆下入沸水锅中煮熟。把萝卜缨捞出沥干水分，备用。

2 把辣椒油、盐、糖、鸡精、香油及醋共放入碗中，调成酸辣味汁。

3 把萝卜缨、蚕豆拌匀装盘，浇上酸辣味汁，撒入少许熟芝麻即可。

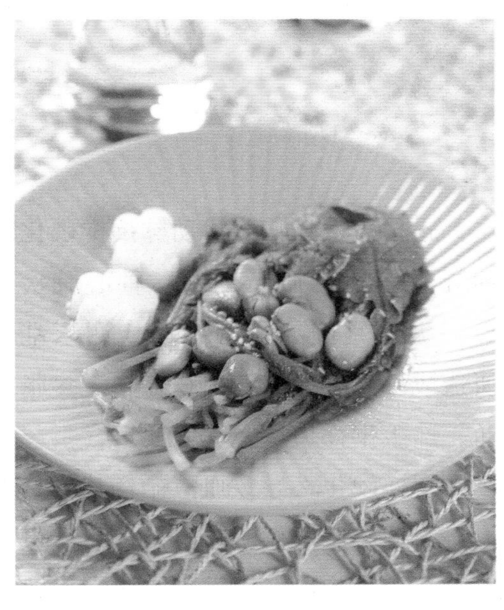

香菇烧面筋

原料：鲜香菇200克，油面筋100克，淀粉、盐、黄酒、酱油、花椒油、糖色各适量。

制作：

1 将油面筋撕成碎块，放入沸水中焯透，捞出沥净水分。香菇择洗干净，去蒂，投入沸水锅中焯透，捞出沥干。淀粉加水适量调匀成湿淀粉约20克，备用。

2 汤锅架火上，放入素汤、鸡精、黄酒、酱油、盐、糖色、油面筋和香菇。

3 烧沸后用文火煨至入味，收浓汤汁，用湿淀粉勾芡，淋入花椒油翻几下，盛入盘中即成。

双心芦笋玉竹荪

原料：芦笋150克，干竹荪5个，圣女果10个，山楂5个，红枣7个，乌梅10个，玉米淀粉、枸杞子、淀粉各适量。

制作：

1 竹荪泡软去头尾，取中间部分切成小段，放入沸水中烫3分钟后取出。

2 芦笋削皮，切成和竹荪一样长度的段。圣女果洗净切成两半。

3 把每段芦笋放入每段竹荪内，再放入蒸笼内蒸一会儿取出。

4 山楂、红枣、乌梅加适量水熬煮至还剩一半水。

5 滤去渣取汁加入淀粉并淋在蒸好的芦笋和竹荪上。撒上枸杞子，旁边摆上圣女果即可。

冠心病的中医食疗

冠心病是心脏冠状动脉粥样硬化而导致心肌供血不足的一种心脏疾患，大多是因人体内脂质代谢紊乱所造成。患者血管壁上积存了过多脂肪，产生粥样斑块，管壁狭窄，引起动脉粥样硬化，导致血液循环减少、变慢，使心肌供血明显不足，引发冠心病。冠心病患者可出现心肌缺血缺氧、心绞痛、心律失常，甚至心肌梗死、心肌坏死等，严重危及生命。此病多发生在中老年人群。

冠心病患者宜注意多方面治疗，而饮食保健非常重要。如能长期服食具有振奋心阳、行气消瘀、化痰宽胸作用的药膳，对改善症状，减少或预防心律失常、心绞痛的发生，有较好的作用。

冠心病的饮食防治原则

控制膳食总热量

合理控制膳食总热量，主食每日不得超过500克；多吃些粗粮，以增加复合糖类、纤维素、维生素的摄入；可有规律地少食多餐，切忌暴饮暴食，晚餐也不宜吃得过饱，否则易诱发急性心肌梗死。

控制脂肪与胆固醇摄入

中老年人，特别是患有冠心病的中老年人，应该减少脂肪的摄入量，避免吃过多的动物性脂肪及含有大量胆固醇的食物。每日吃的食品中，所含有的胆固醇最好控制在300毫克以内。由于动物脂肪主要含饱和脂肪酸，尤其是猪、牛、羊肉及奶油中的饱和脂肪酸可以使血清胆固醇升高，所以中老年人应该注意少吃或不吃肥

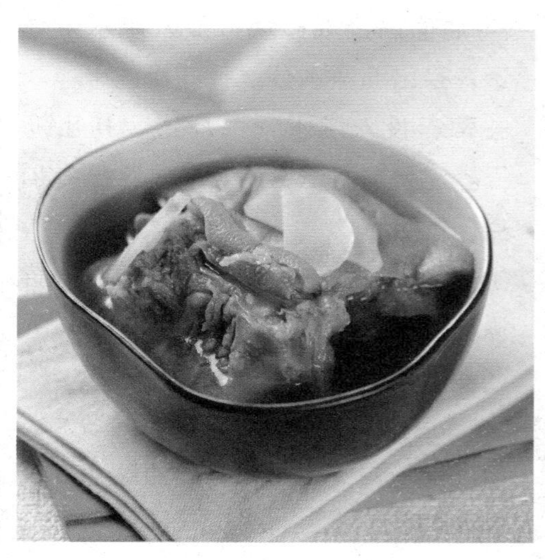

肉。同时，高胆固醇血症和冠心病患者应选用富含多不饱和脂肪酸的植物油，特别是要尽可能食用有助于身体健康的，含有ω－3脂肪酸的多不饱和脂肪酸。不饱和脂肪酸能抑制胆固醇的吸收，加速胆固醇的分解和排泄，具有显著的降血胆固醇的作用，对防治心血管系统疾病非常有益。由于一个鸡蛋中的胆固醇为250毫克左右，因此患有冠心病的中老年人对鸡蛋的食用原则是限制到每周只宜进食2～3个鸡蛋黄。

选择适宜的蛋白质

蛋白质是维持心脏功能必需的营养物质，能够增强人体的抵抗力。鱼类、低脂奶制品（如酸奶）等动物蛋白膳食，或者含大豆蛋白（如豆制品）的植物蛋白质膳食，可以降低多种冠心病的危险因素。摄入蛋白质应适量，因摄入过多不易消化，会加快新陈代谢，增加心脏的负担。所以每日食物中蛋白质的含量以每千克体重不超过1克为宜，宜选用优质蛋白质。多吃海鱼有益于冠心病的防治。另外，大豆蛋白有很好的降血脂作用，对防治冠心病也十分有利。

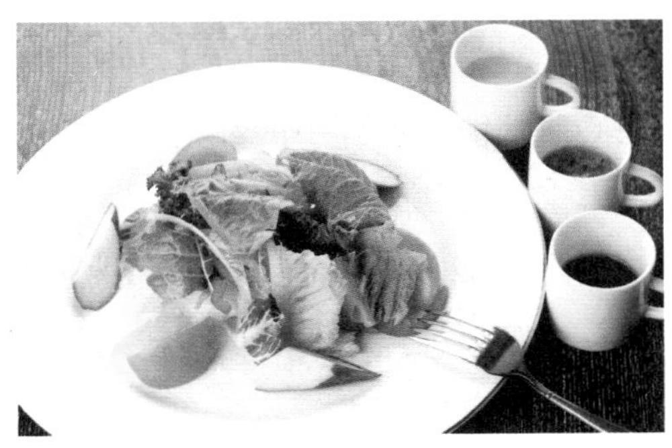

限盐饮食

饮食宜清淡，低盐饮食对合并高血压病患者尤为重要，食盐的摄入量每天控制在3克以下。活动量可随季节适当增减，夏季出汗较多或户外活动多时，可适当增加盐的摄入量。

多吃矿物质丰富的食品

碘能抑制胆固醇被肠道吸收，降低胆固醇在血管壁上的沉积，故能减缓或阻止动脉粥样硬化的发展，常食海带、紫菜等含碘丰富的海产品，可降低冠心病发病率。中老年人还应进食含镁丰富的食品，镁可以影响血脂代谢和血栓形成，促进纤维蛋白溶解，抑制凝血或对血小板起稳定作用，防止血小板凝聚。另外，膳食中的钙、钾、钠、铜、铬等也同冠心病发病有关。

宜吃富含维生素C和维生素E的食物

维生素C能加快胆固醇转变为胆汁酸的速度，降低血中胆固醇水平；同时还能改善冠状动脉循环及心脏功

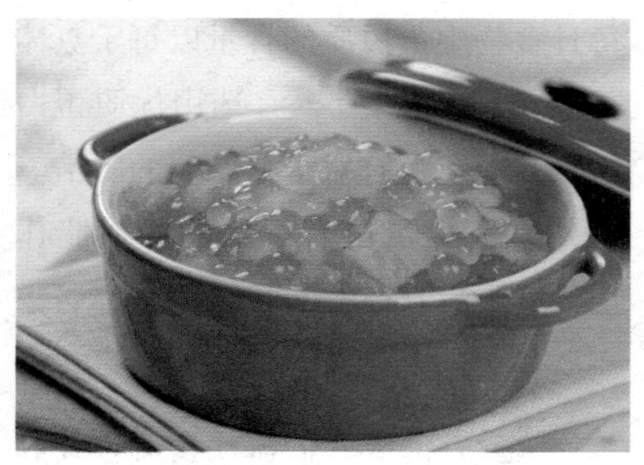

能；还能改善冠状循环，保护血管壁。因此冠心病中老年人应多吃一些富含维生素C的蔬菜和水果。新鲜的绿叶蔬菜以及红果、大枣、橘子等，含维生素C较多。

维生素E具有抗氧化作用，能阻止不饱和脂肪酸过氧化，保护心肌并改善心肌缺氧状况，预防血栓发生。通常每摄入1克多不饱和脂肪酸，约需要0.6毫克的维生素E。如果患冠心病老年人摄入较多的不饱和脂肪酸而没有同时供给相应的维生素E，就会在体内形成过氧化脂质，损害细胞膜的正常结构。

少吃甜食，多食富含膳食纤维的食物

碳水化合物虽然是人体主要的热量物质，但它具有升高血清三酰甘油的作用，其中果糖高于蔗糖，蔗糖高于淀粉，因此中老年人要控制葡萄糖、蔗糖、麦芽糖等单糖和双糖的摄入量。如果中老年人（特别是患有冠心病的中老年人）大量摄入单糖和双糖，就会使三酰甘油升高，促进动脉粥样硬化发生。普通饮食中的谷类、稻米、小麦等所含的是多糖，这些多糖又富含膳食纤维，食物纤维可以起降低胆固醇药物的作用，能吸附肠道胆固醇，可以预防便秘，有降低胆固醇和三酰甘油的作用，加速胆酸从粪便中排出，防止血胆固醇升高（如燕麦麸能使血清胆固醇下降5%～15%），也有助于防止心绞痛，特别能保护心脏。

适量饮茶，少饮酒，坚决戒烟

适量饮茶可防治冠心病。茶叶具有抗凝血和促进纤维蛋白溶解的作用。茶叶中的茶多酚可改善微血管壁的渗透性，能有效地增强心肌及血管壁的弹性和抵抗力，减轻动脉粥样硬化的程度。茶叶中的咖啡因和茶碱，可直接兴奋心脏，扩张冠状动脉，增强心肌功能。茶叶中的红茶含类黄酮最丰富，可以预防冠心病。

饮酒能使心功能减退，对胃肠道、肝脏、神经系统、内分泌系统均有损害，应少饮酒。

香烟中的尼古丁能使周围血管收缩和心肌应激性增加，使血压升高、心绞痛发作，因此应坚决戒烟。

宜用食品

玉米 玉米中含有丰富的蛋白质、脂肪、粗纤维、淀粉和糖类。玉米中还含有较多的亚油酸、谷固醇、卵磷脂和维生素E等，可降低血清胆固醇、软化血管，对防治动脉硬化、高血压、冠心病等有一定作用。玉米的胚芽中含有维生素E，可推迟人体老化，对防治动脉硬化和心脏病都有益。

山药 山药最大的特点是能够供给人体大量的黏液蛋白。这是一种多糖蛋白质的混合物，对人体有特殊的保健作用，能预防心血管系统的脂肪沉积，保持血管的弹性，防止动脉粥样硬化的过早发生。山药是一种很好的长寿食品，更适合体弱多病者和中老年人食用。

芝麻 芝麻中含有丰富的蛋白质、脂肪、无机盐、维生素E、胆固醇、卵磷脂、芝麻酚、芝麻素等多种物质。所含维生素E居植物类食品之首。维生素E能促进细胞分裂，推迟细胞衰老，常食可抵消或中和细胞内衰老物质“自由基”的积累，起到抗衰老和延年益寿的作用。黑芝麻中的脂肪多为不饱和脂肪酸，如油酸、亚油酸等，对健康有益。

核桃 核桃中含有丰富的微量元素铜，铜的充分供应可明显减少冠心病的发病率。一般成人每日从食物中应摄入铜2毫克。但从目前的普遍情况来看，有75%的人每日从饮食中摄取的铜仅为正常需要量的一半，有些地区每日摄取量仅为0.8毫克。含铜丰富的食物还有牡蛎、向日葵子、坚果仁等。

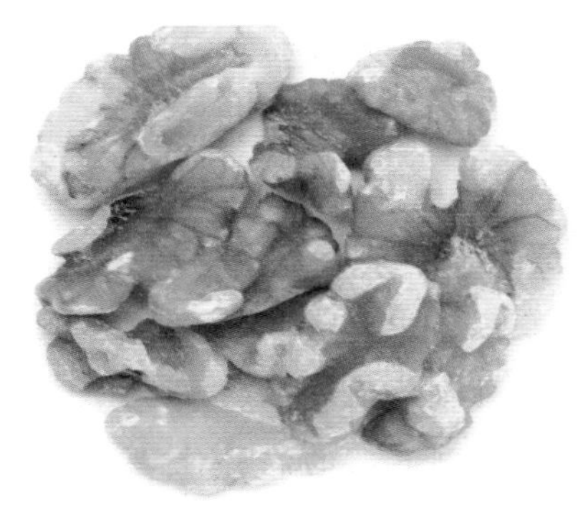

大蒜 大蒜含有大蒜油，可使动脉粥样硬化程度下降，血清中对心脏有保护作用的高密度脂蛋白胆固醇升高，对心脏不利的低密度脂蛋白胆固醇下降，大蒜油对冠心病具有独特的疗效。

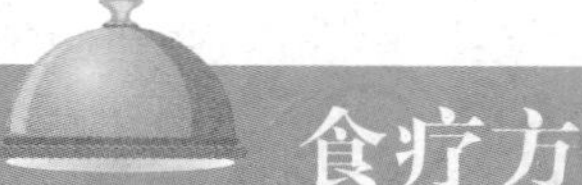

食疗方

拌双耳

原料：银耳（干）、黑木耳（干）各100克，盐、白糖各1小匙，香油、醋、鸡精、胡椒粉、葱各适量。

制作：

1 将银耳和黑木耳分别用温水泡发，去掉根蒂，洗净，撕成小朵，用开水汆烫，捞出投入凉开水中过凉，再捞出沥干水；葱洗净，切成细丝。

2 将银耳和黑木耳装入盘中，撒上葱丝。

3 将盐、醋、鸡精、白糖、胡椒粉、香油用冷开水调匀，浇在银耳和黑木耳上，拌匀即可。

功效解说

黑木耳能减少血液凝块、预防血栓等病的发生，有防治动脉粥样硬化和冠心病的作用。银耳的营养成分相当丰富，在银耳中含有蛋白质、脂肪和多种氨基酸、矿物质及肝糖，是名副其实的滋补佳品。此菜适用于高血压病、动脉硬化或兼有眼底出血者，以肝肾阴虚型尤为适宜。

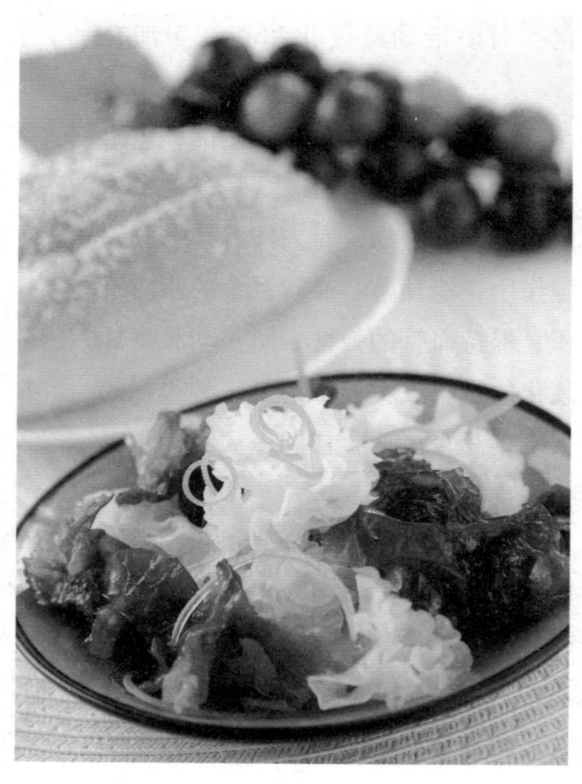

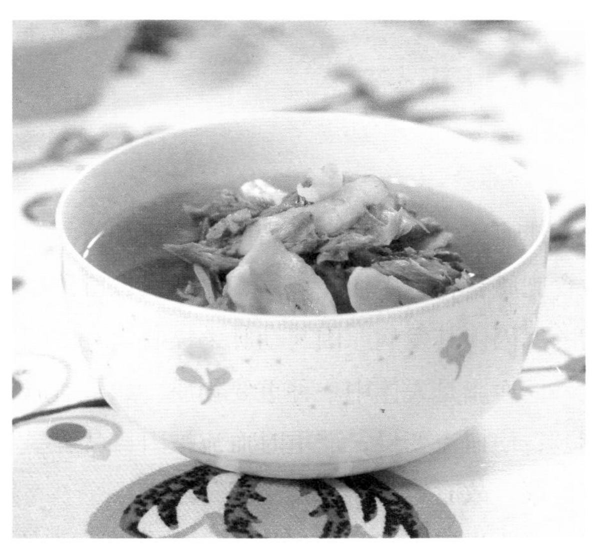

百合炖兔肉

原料：兔肉250克，百合10克，三七10克，盐3克，酱油20毫升，料酒20毫升，生姜10克，葱10克，味精2克。

制作：

1 将兔肉、百合、三七洗净切片；生姜切丝；葱切段。

2 将兔肉、百合、三七、生姜丝、葱段、料酒、酱油同放锅内，用文火炖至熟烂，加入味精拌匀，即可食用。

功效解说

兔肉能滋阴润燥、补中益气、清热凉血。主治阴液不足、烦渴多饮、大便秘结、形体消瘦及脾胃虚弱、食少纳呆、神疲乏力、面色少华等。可用于冠心病的辅助治疗。兔肉性凉味甘，又被称为“保健肉”“荤中之素”等。

血管回春汤

原料：黄芪15克，软骨素1克，干鱼粉1克，黄酒20毫升。

制作：

1 黄芪加水200毫升，煎至100毫升，去渣留汁。

2 在汁液中加入软骨素、干鱼粉，再加入黄酒，搅拌均匀即可。

功效解说

黄芪有补气固表、止汗脱毒、生肌、利尿、退肿之功效，能软化血管、降低胆固醇，对冠心病亦有很好的辅助治疗效果。

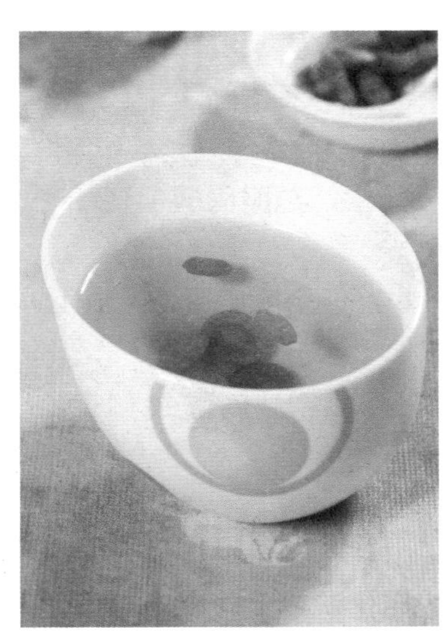

高脂血症的中医食疗

高脂血症是由于脂肪代谢异常，使血浆中一种或多种脂质高于正常值的脂肪代谢紊乱性疾病。高血脂多由过食肥腻食物、生活无规律、缺乏锻炼所致，而遗传与环境因素也是导致高血脂的病因。其发病原因与动脉粥样硬化有密切关系，为诱发冠心病的主要因素之一。血脂是人体中一种重要物质，如果血脂超过一定的范围，容易造成“血稠”，使血流变慢，严重时血流被阻，就容易引发心脑血管疾病，严重影响人体健康，故有“高血脂猛于虎”之说。

高脂血症见于多种疾病，其症状为所患疾病的相应症状。一般来说，可有心前区闷痛、乏力、困倦、头晕等；合并高血压时，可有头痛、头昏等。

饮食治疗高脂血症总的目标是降低已升高的血脂水平，维持营养上的合理需求，维持标准体重。宜多吃富含膳食纤维的食物，增加不饱和脂肪酸的摄入量；限食动物性脂肪和含胆固醇高的食物。

血脂化验单正常参考值

三酰甘油（TG）	＜1.70mmol/L（150mg/dl）
总胆固醇（TC）	＜5.20mmol/L（200mg/dl）
低密度脂蛋白（LDL）	＜3.12mmol/L（120mg/dl）
高密度脂蛋白（HDL）	＞1.04mmol/L（40mg/dl）

各医院因生化仪器的型号、试剂大小有差异，其参考范围有小幅差别，一般在化验单上附有参考值。

高脂血症的饮食防治原则

高胆固醇血症的饮食原则

限制食物中胆固醇的摄入量。血中胆固醇轻度增高者，每日膳食中胆固醇的摄入量应低于300毫克；血中胆固醇中度增高者，每日膳食中胆固醇的摄入量应低于200毫克，可适量选用瘦肉、家禽和鱼类，忌食胆固醇含量高的食物，如动物脑、肝、肾，蟹黄、鱼子、蛋黄、松花蛋等。

限制动物性脂肪的摄入。适当增加植物油摄入量，脂肪摄入控制在总热量的20%～25%。

多吃含膳食纤维多的食物。膳食纤维可促进胆固醇排泄，减少胆固醇合成，能降低血胆固醇，所以食物勿过细过精，每日膳食不能缺少蔬菜、水果、粗粮等含纤维高的食物。

适当增加一些具有降血脂、降胆固醇作用的食物。如豆类食品、大蒜、洋葱、山楂、灵芝等。

饮食宜清淡。各种动物性食品中蛋白质量多而质优，但有些动物性食品胆固醇及脂肪含量也高，故应适当加以控制。特别是中老年人，体内调节能力逐渐减弱，饮食清淡比肥腻更有利于控制血胆固醇升高。

高三酰甘油血症的饮食原则

限制总热量的摄入。由于此型病人最常合并有肥胖或超重，因此，通过限制热量摄入，常可使血清三酰甘油含量随体重的减轻而降低，故要使体重控制在标准范围之内。减肥时应遵循循序渐进的原则，逐渐减重，切不可操之过急。

控制碳水化合物的摄入。其供给热量占总热量的比例不宜过高，应低

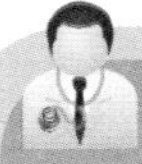

专家提示

增加多不饱和脂肪酸的摄入

中老年人应增加多不饱和脂肪酸的摄入。海鱼类不饱和脂肪酸含量较高，能够使血液中的脂肪酸趋向健康的方向发展，能够减少血小板的凝聚，并增加抗凝血作用，能降低血黏度。

于60%。忌吃白糖、水果糖及含糖量高的糕点和罐头，烹调菜肴时也不要放糖。

中度限制胆固醇。此类患者由于血胆固醇含量不高，故食物选择控制上可比高胆固醇血症患者略为放松。患者每周可摄食2～3个鸡蛋。

适当补充蛋白质。允许患者进食一定量的家禽、瘦肉、鱼类及大豆蛋白。

勿过多摄入动物性脂肪。在控制总热量摄入量的前提下，脂肪的热量比不必限制得过低，可占热量的25%～30%，但应注意勿过多摄入动物性脂肪。每天油脂用量大约50毫升，植物油应占食用油的大部分。

多摄食蔬菜、瓜果，以增加膳食纤维和维生素的摄入量。同时，少饮酒，因为过量饮酒，可使血清三酰甘油含量增高，尤其是原来已有高脂血症者，增高更为显著。

宜用食品

燕麦 人在消化食物时，肝脏会分泌含有大量胆固醇的胆汁酸，以促进食物中脂肪的消化和吸收，而燕麦中的可溶性纤维则可以像海绵一样吸收大量的胆汁酸，以阻止它发挥消化的作用，而迫使肝脏分泌更多的含胆固醇的胆汁酸，从而降低血清胆固醇水平。常吃燕麦，降脂又减肥。同时，燕麦中还含有丰富的亚油酸和皂苷素，它们都有明显降低血清胆固醇、三酰甘油和低密度脂蛋白的作用，所以，对防治高脂血症十分有利。

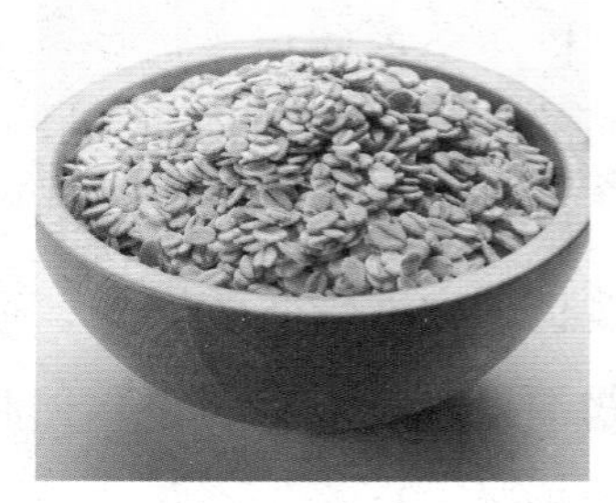

洋葱 洋葱含有丰富的钙、磷、铁、维生素B_1、维生素C、胡萝卜素、尼克酸、前列腺素A、二烯丙基二硫化物及硫氨基酸等成分。其中的硫氨基酸具有降低血脂和血压的功效，前列腺素A具有扩张血管、降低血黏度、预防血栓的作用。

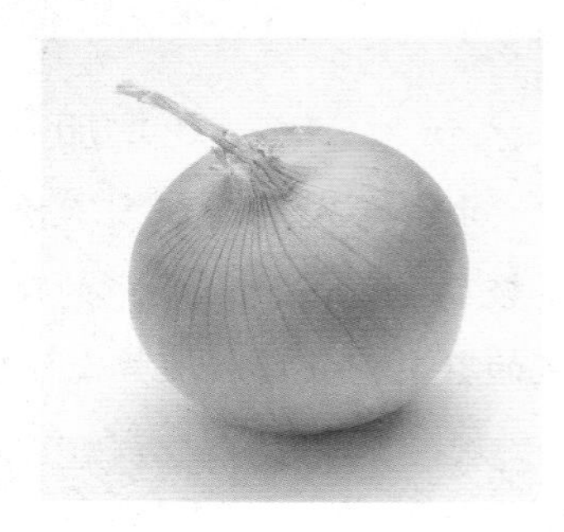

茄子 茄子不但营养丰富，而且还有助于降低血脂，这与茄子中含有大量维生素E和维生素P有关。维生素E有提高毛细血管抵抗力的作用，维生素P不但可以降低胆固醇，还能增强微细血管的弹性，使血液畅通无阻，有着明显的降脂、活血和通脉的作用，是动脉硬化、高血压病和冠心病患者的理想食物。

香菇 香菇中含有降脂成分香蕈太生和香菇嘌呤，有助于降低血中的胆固醇，防止动脉硬化和血管病变。

茶叶 茶叶中含有的鞣酸，可阻止人体肠道吸收胆固醇，使升高的血脂水平略有下降。

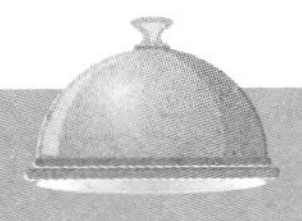

食疗方

决明子粥

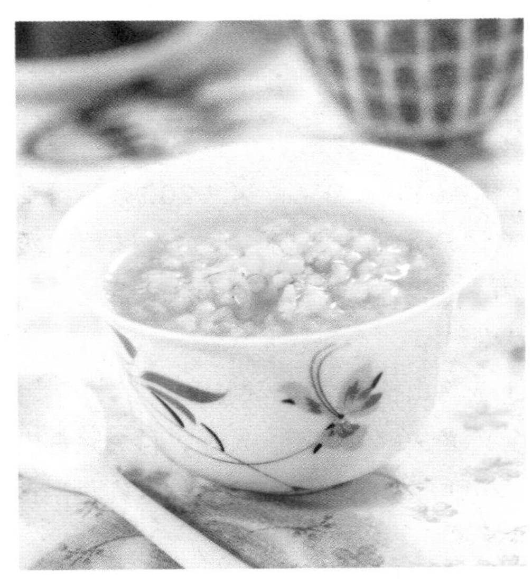

原料：决明子（炒）15克，粳米50克，冰糖适量。

制作：

1 先把决明子放入锅内，炒至微有香气时取出，待冷后8倍量加水煎煮，去渣取汁。

2 在药汁中放入粳米，加热煮沸，待粥将熟时，加入冰糖，再煮一二沸即可食。

功效解说

此粥适用于高血压、高血脂症以及习惯性便秘等，适宜春夏季食用。决明子所含大黄素、大黄酸对人体有平喘、利胆、保肝、降压功效。

豆芽雪菜豆腐

原料：黄豆芽250克，豆腐200克，雪菜100克，精盐3克，葱花5克，豆油50毫升，味精少许。

制作：

1 黄豆芽去皮洗净；豆腐切成小丁；雪菜洗净切丁。

2 锅内放豆油烧热，放入葱花煸炒，再放入黄豆芽，炒出香味时加适量水，在旺火上烧开，待黄豆芽熟烂时，放入雪菜、豆腐，改小火炖10分钟，加入精盐、味精即可。

功效解说

豆腐含有丰富的卵磷脂，是一种乳化剂，能使血液中胆固醇颗粒变小，并保持悬浮状态，有利于脂类透过血管壁组织被机体利用，降低血中胆固醇，使血稠症状得以改善。

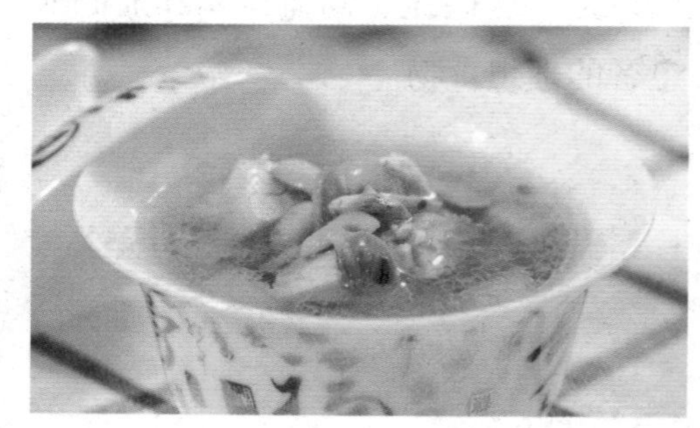

降脂鱼条

原料：山楂20克，鳜鱼200克，番茄酱、鸡蛋清、菱粉、食盐、味精、黄酒、葱姜汁、砂糖、烹调油适量。

制作：

1 先将山楂洗净切碎制成汁。

2 鳜鱼去鳞及内脏，洗净，再去除鱼皮和刺，切成鱼条，将鱼条用黄酒、食盐、味精、姜葱汁、山楂汁浸泡后，加鸡蛋清、菱粉上浆，待油锅热时将鱼条放入锅中稍炸，捞起沥油。

3 再放少量烹调油于锅中，加入番茄酱、剩余山楂汁、砂糖煸炒，使之呈红色、微酸，将鱼条倒入翻炒至熟即可。

功效解说

此菜具有降血压、降血脂作用。鱼是一种高蛋白低脂肪食品，含有人体必需的多种不饱和脂肪酸，可抑制血小板凝集和降低胆固醇。溃疡病患者不宜食用。

三七首乌粥

原料：三七5克，制何首乌30～60克，粳米100克，大枣2～3枚，冰糖适量。

制作：

1 先将三七、制何首乌洗净后放入沙锅内煎取浓汁，去渣取汁。

2 粳米淘洗干净，与大枣、冰糖、药汁一同放入锅内煮成稠粥。

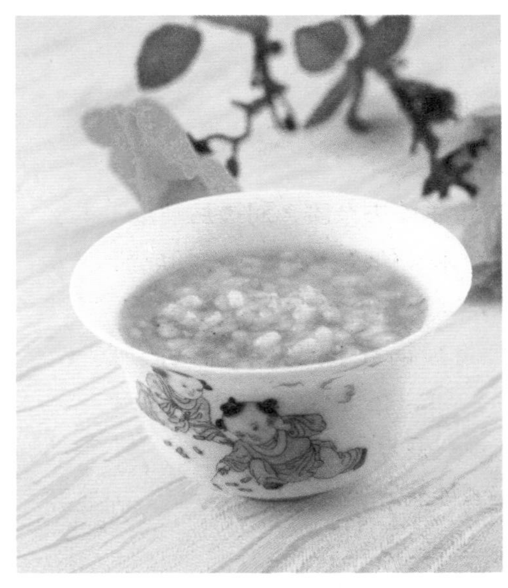

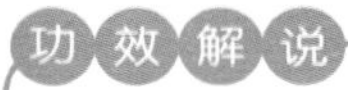

此粥益肾养肝，补血活血，降血脂，抗衰老。适用于老年性高血脂、血管硬化、大便干燥等病症。

海鲜面

原料：小麦面粉100克，海藻50克，大鱼丸1颗，鸡蛋1个，葱、盐各适量。

制作：

1 将海藻洗净。葱切成葱花，鱼丸切成片。

2 将油放入炒锅内，待油达六成热时，入葱末爆香。

3 再加入海藻、鱼丸炒匀。加入水用文火煮25分钟，加盐盛起待用。

4 将面粉用水和匀，揉成面团，用擀面杖擀成薄片，切成面条。在沸水中下入面条煮熟，捞起盛入碗内。

5 将煮熟的鸡蛋切开，和海鲜盖在面上即成。

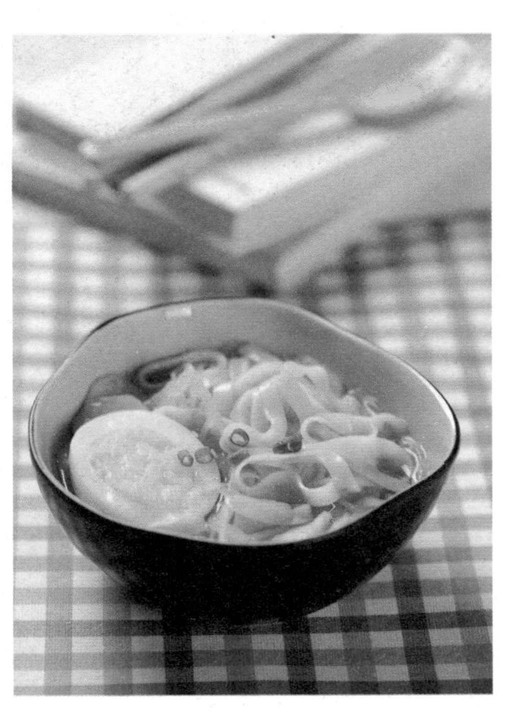

牛膝炒茄子

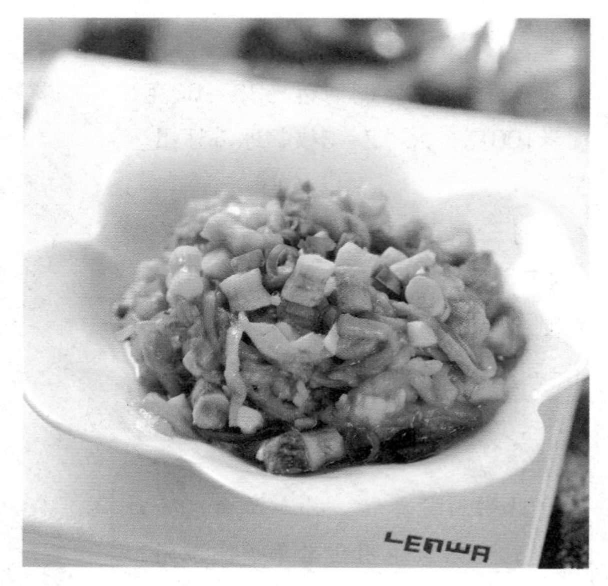

原料：紫皮茄子200克，牛膝20克，料酒、姜、葱、蒜、盐、鸡精、植物油等各适量。

制作：

1 将牛膝去杂质，润透后切成3厘米长的段，茄子洗净切成茄丝，姜切成丝，葱切成段。

2 将炒锅置于武火上烧热，加入油，待油烧至六成热时入姜、葱爆香，再放入茄丝、料酒炒熟，加盐、鸡精即成。

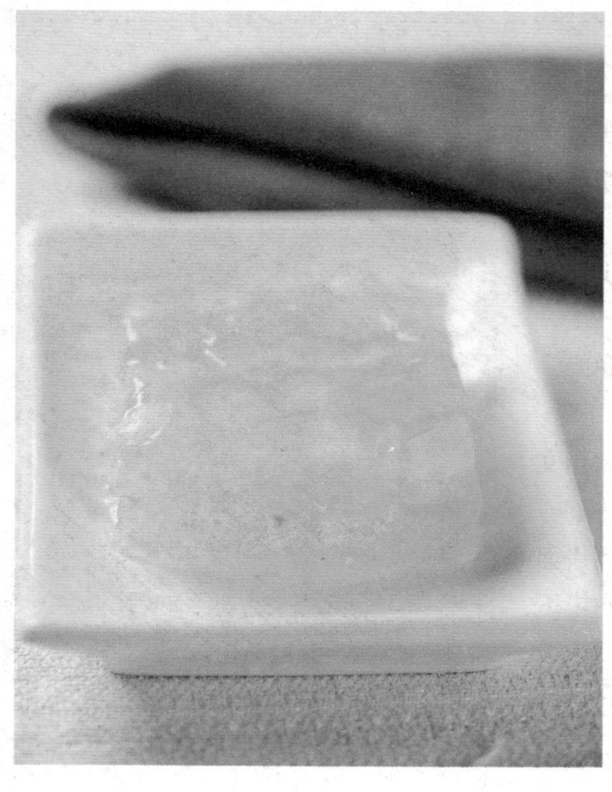

菠萝水果冻

原料：菠萝150克，荔枝20颗，橘子1个，糖适量。

制作：

1 菠萝削皮洗净，荔枝、橘子洗净，都切成丁。

2 糖放锅内，加水烧沸，出锅晾凉放入冰箱内冷成糖水待用。

3 锅内加入适量水和糖熬汁。

4 放入菠萝丁、荔枝丁和橘子丁稍炸，出锅放入碗里，凝固后放冰箱内冷冻。

5 食用时取出菠萝冻切成丁放在另一碗里，浇上冰冻的糖汁即可。

芹菜炒香菇

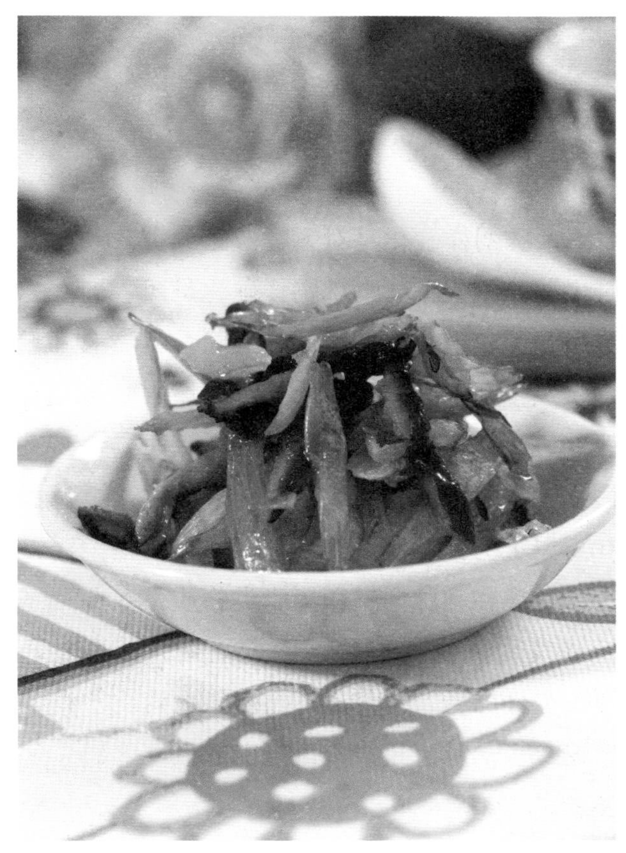

原料：芹菜150克，鲜香菇100克，淀粉、酱油、盐、鸡精各适量。

制作：

1 芹菜去叶、根，洗净，剖开，切成2厘米长的段，用盐拌匀约10分钟，水漂洗，滤干待用。香菇切片。

2 醋、鸡精、淀粉混合后装在碗里，加少量水兑成芡汁待用。

3 炒锅烧热后，倒入菜油，油炼至无泡沫、冒青烟时，入芹菜煸炒2～3分钟，投入香菇片迅速炒匀，再加入酱油稍炒，淋入芡汁，速炒起锅即成。

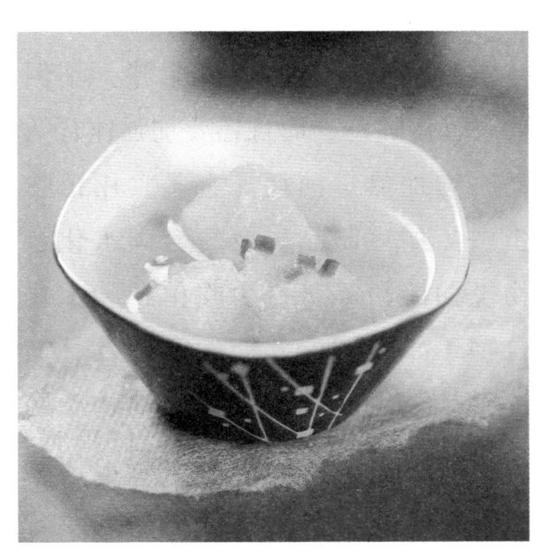

烩菠萝羹

原料：菠萝200克，山楂糕5块，淀粉、糖各适量。

制作：

1 将菠萝去皮取肉切成丁备用。

2 锅放到火上，加入水、糖。

3 当糖化汁沸时放入菠萝丁，略滚后，用水淀粉勾芡。

4 汁沸倒入海碗内，撒上山楂糕丁即成。

动脉粥样硬化的中医食疗

动脉粥样硬化是对人类健康危害最大的疾病之一。动脉粥样硬化是西方发达国家的主要死亡原因。随着我国人民生活水平的提高和饮食习惯的改变，该病也成为我国主要的死亡原因。发病率以中老年人最高，多见于40岁以上男性及绝经期女性。本病的特点是先在动脉内壁积聚脂类物质，后来发展成粥样斑块，引起血管加厚、弹性降低，并使血管扭曲、血管壁退化、动脉腔狭窄，以至引起血管栓塞。

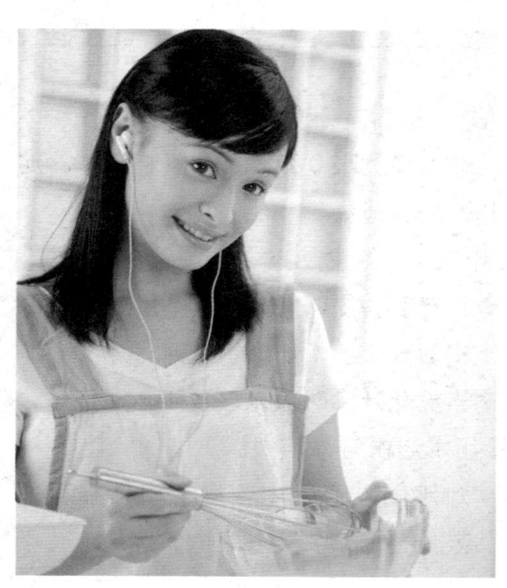

动脉粥样硬化病变可发生在不同部位，侵犯心脏冠状动脉为冠心病；侵犯脑血管可引起脑中风（脑梗死、脑溢血）；侵犯肢端动脉则可引起肢端坏死。因此，防治冠心病和脑血管疾病都要紧紧抓住防治动脉硬化这一环节。

动脉粥样硬化的饮食防治原则

控制食物脂肪和胆固醇的摄入

摄入的热量必须与消耗的热量相平衡，最好把这种平衡保持在标准体重范围内。若超重或肥胖，不但要“管住嘴”，而且还要加强体育活动，增加热量消耗。宜多食用植物蛋白（如豆制品）及复合碳水化合物（如淀粉等），少吃单纯碳水化合物（如果糖、蔗糖、蜜糖及乳糖等）。重点应减少食物中动物脂肪和蛋白质，每次进餐都要严格控制肉类食物。

限制总热量的摄入

除了限制脂肪外，提供热量的碳水化合物也应适当限制，也就是每天的主食要有所控制，做到每餐食七分饱，而且多吃富含膳食纤维和维生素且热量较低的粗粮（如全麦面粉等）、杂粮（如豆类杂面等）及新鲜绿叶蔬菜。若血脂异常或合并继发糖尿病者，其主食控制就更为重要。

补充优质蛋白

适当增加蛋白质摄入，多吃些海味食物，如海带、海蜇、淡菜、紫菜、羊栖菜、海藻之类，这些海产品都是优质蛋白质、不饱和脂肪酸以及各种无机盐的良好来源，在人体内具有阻碍胆固醇在肠道内吸收的作用。

增加维生素或食物纤维的摄入

动脉粥样硬化患者对粗粮、蔬菜、各种水果、豆类等食物可随意进食。因为粗粮、蔬菜和各种水果中食物纤维丰富。食物纤维具有吸附胆固醇的作用，使胆固醇不易透过肠黏膜被吸收，同时还能加速胆酸从粪便中排泄，抑制血胆固醇的升高，防止动脉硬化。

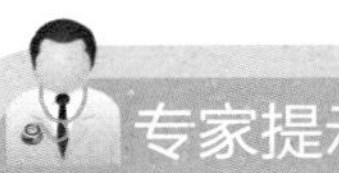

专家提示

忌喝咖啡、鸡汤

过多饮用咖啡会使血液中的胆固醇增高，对高血压、冠心病和动脉硬化患者危险性更大。据研究，每日喝1～4杯咖啡的人，血液胆固醇的浓度比不喝咖啡的人高5%；每日喝9杯咖啡，则高11%，故忌多饮咖啡。

鸡汤虽然好处多多，但是动脉硬化患者却不宜喝鸡汤。这是因为鸡油属于饱和脂肪酸，能够溶于鸡汤之中。鸡汤进入胃肠之后，其中的脂肪易被消化吸收。动脉硬化患者本来就血脂增高，喝了鸡汤后，患者血液中的血脂会更高，从而逐渐加重动脉硬化的程度、加重病情，甚至会促使发生心绞痛、心肌梗死，脑血栓形成造成脑梗死等疾病。

注重低糖、低盐饮食

不食或少食奶油、糖果或酸味饮料，少吃甜食，少吃精制糖、含糖甜食和饮料，多吃标准粉，少吃精粉。糖可在人体内转化成脂肪积蓄，既能增加体重，又会增加血糖、血脂及血黏度，对动脉粥样硬化的恢复极为不利。低糖饮食可以改善消化能力，降低热量摄入，也减少了肠道对脂肪和胆固醇吸收。精盐中的钠，能增加血浆渗透压，促使血压升高；而高血压对动脉粥样硬化及冠心病均可带来不利的影响。

多吃富含维生素C的食物

绿叶蔬菜和水果中含有较多的维生素C，维生素C可促进胆固醇的排泄，防止胆固醇在动脉内壁沉积，甚至可以使沉积的粥样斑块溶解，从而减少胆固醇在血液和组织中的蓄积。

必须戒烟

吸烟能抑制脂蛋白脂酶（人体内一种参与脂蛋白代谢的重要的酶）的活性，使三酰甘油升高、高密度脂蛋白胆固醇下降，还能破坏内皮细胞的功能，引起动脉痉挛等，所以对于血脂异常和动脉粥样硬化的患者危害很大，必须戒烟。

宜用食品

萝卜 萝卜能促进胆汁的分泌。胆汁分泌旺盛，脂肪则消化充分，这样不仅能降血脂、降血压，而且还能起到减肥轻身的作用。中老年人常吃萝卜可以降低血脂、软化血管、稳定血压、遏制动脉硬化、控制冠心病的发展，故萝卜为长寿食品。

贝类 动物实验证明，贝类能降低实验动物血液胆固醇水平。对血脂正常者的研究也发现，增加膳食中牡蛎、蛤蜊等贝类食物，可以降低低密度脂蛋白胆固醇水平，降低低密度脂蛋白胆固醇与高密度脂蛋白胆固醇的比值，有利于心血管疾病的防治。

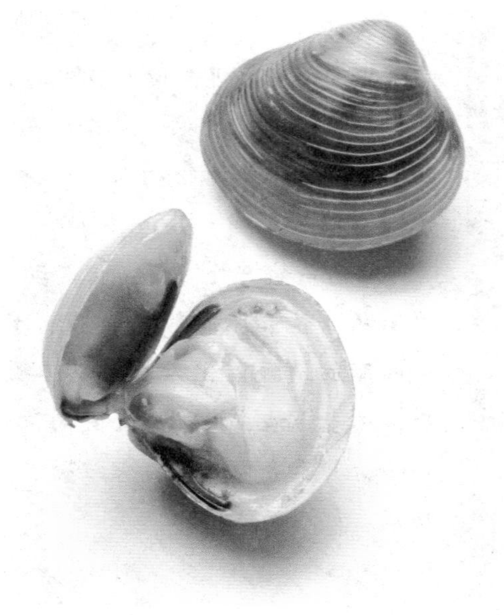

黄豆 黄豆含有大量优质植物蛋白和不饱和脂肪酸，还含有较多的卵磷脂。这些成分有助于减少胆固醇的吸收，促进胆固醇分解，有利于防治动脉硬化。黄豆发芽后，维生素C、B族维生素大为增加，更有利于降脂，所以黄豆芽对预防动脉硬化更为有利。现代医学认为，大豆可以预防动脉硬化，抑制人体发胖。

香菇 食用菌类自古以来被我国人民视为素食，常食用可以降血压、降血糖、预防动脉粥样硬化。香菇中含有一种核酸类物质，有降低血液胆固醇的作用，能有效防止动脉硬化和血管变脆，同时还可降低血压。因此，香菇是防治心血管疾病的理想食物。

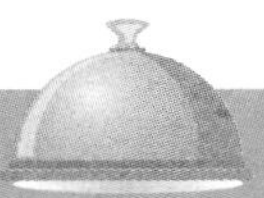

食疗方

山药黄精粥

原料：黄精鲜品50克（干品20克），山药15克，粳米50克，白糖适量。

制作：

1 将黄精洗净，煎取浓汁后去渣。

2 山药、粳米洗净同放入锅内，加药汁，再加清水适量，武火煮沸后改文火煮至米烂粥稠，加入适量白糖即可食用。

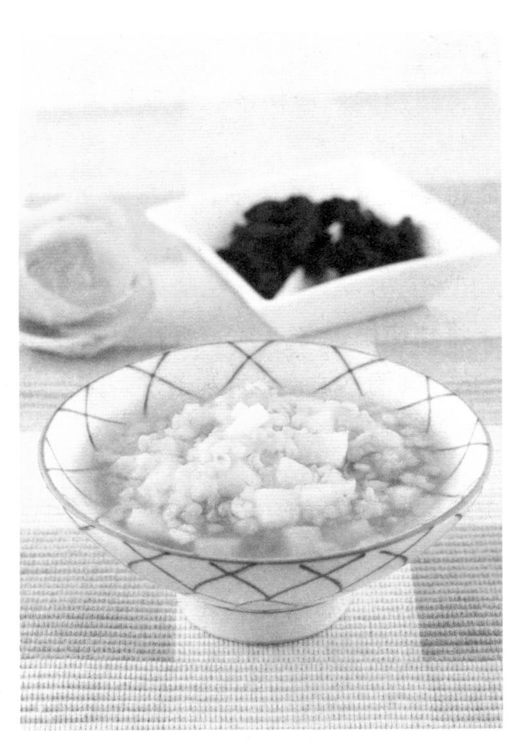

功效解说

此粥补脾润肺，益气养阴。西医用于胃肠神经官能症、消化性溃疡、糖尿病、肺结核、伤寒、高血压、动脉粥样硬化等病症的辅助治疗。

海带青椒丝

原料：干海带150克，青椒100克，精盐、味精、香油各适量。

制作：

1 将海带用温水浸泡涨发，用清水多次冲洗干净，切成细丝；青椒去蒂、子，洗净，切成细丝。

2 将海带丝、青椒丝分别放入沸水锅中焯一下，捞出沥干水，同放入盘中，加精盐、味精、香油拌匀即成。

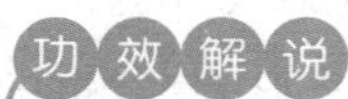

功效解说

辣椒素能加速脂肪分解，丰富的膳食纤维也有一定的降血脂作用。经常吃辣椒可有效延缓动脉粥样硬化的发展。此方是高血压、高血脂、动脉硬化者常吃的佳品。

冬瓜银耳汤

原料：猪瘦肉100克，带子冬瓜300克，银耳60克。

制作：

1 将猪瘦肉洗净切条；银耳用清水发透，去蒂，洗净。

2 将冬瓜除去皮、子，切成宽2.5厘米、厚1厘米的冬瓜片，洗干净待用。

3 将猪瘦肉、冬瓜片、银耳同放沙锅内，加清水适量，武火煮沸，文火炖煮2小时即可食用。

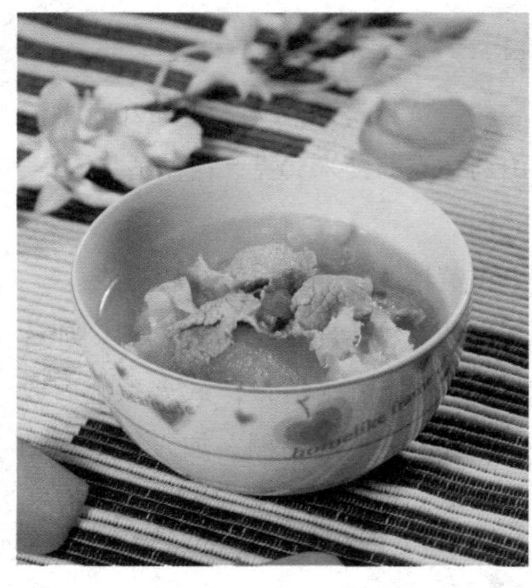

功效解说

经研究发现，冬瓜中富含丙醇二酸，能有效控制体内的糖类转化为脂肪，防止体内脂肪堆积；还能把多余的脂肪消耗掉，对防治高血压、动脉粥样硬化、减肥有良好的效果。此外，冬瓜的美容功效与它含有大量丙醇二酸也有很大的关系。

双玉粳米粥

原料：玉米粉20克，粳米100克，玉竹10克，红枣10个，水适量。

制作：

1 将红枣洗净，去核；玉竹洗净，入锅煮熟，然后切成小粒。

2 玉米粉和水调成糊状；将粳米淘洗干净后与红枣、玉竹粒一同入锅，加水煮粥。

3 米将软烂时，慢慢加入玉米粉糊搅匀，继续煮片刻，同时不断搅动，直至粥溢香气即成。

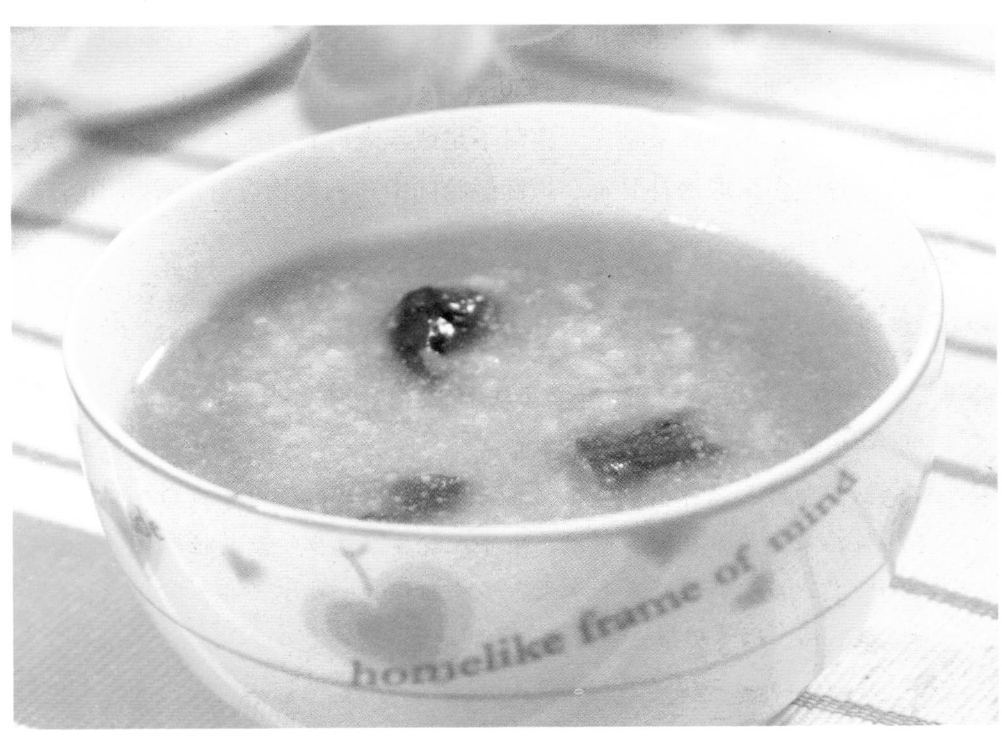

功效解说

此粥健脾和胃，益肝宁心，降脂降压，对动脉硬化、高脂血症、冠心病、心肌梗死及血液循环障碍有一定的治疗作用。玉米中所含的天然维生素E有促进细胞分裂、延缓衰老、降低血清胆固醇、防止皮肤病变的功能，还能减轻动脉硬化和脑功能衰退。

老年痴呆症的中医食疗

老年痴呆症的学名为阿尔茨海默病，是一种由于大脑皮质全面的弥漫性萎缩，高级神经系统功能的全面障碍而导致的记忆力、言语、认识功能、计算力、理解力、判断力、情感以及性格、意志力等智能全面低下，严重影响中老年人生活质量的疾病。其病因至今不明，具有特征性神经病理和神经化学改变，常渐起病，起病可在老年前期，但老年期的发病率更高。65岁以上有6%的老年人患老年痴呆症，80岁以上有20%的人患老年痴呆症。

中医认为，老年性痴呆是先天禀赋不足或年老肝肾亏虚、脑髓不充所致，故中医在治疗上多采取滋补肝肾、填髓健脑的中药和食物进行治疗与预防。

专家提示

防痴呆要从中年开始

预防老年性痴呆症应从中年开始，以防为主。人到中年，首先要注意防止肥胖、动脉粥样硬化、高血压病的发生，这对于预防、治疗老年性痴呆症关系极大。所以，中年人就要注意少吃动物性脂肪、糖类和食盐，多吃新鲜蔬菜和水果，多吃粗粮和一些水产品，防止钙、锌、镁、锰、硒等矿物质和微量元素的缺乏。

老年痴呆症的饮食防治原则

补充优质蛋白质和必需脂肪酸

老年人要注意补充优质蛋白质，使脑中氨基酸保持平衡。脑中氨基酸平衡有助于脑神经功能及大脑细胞代谢。富含优质蛋白质的食物有鱼类、蛋类、乳制品、瘦肉等。老年人一定要多吃鱼。

老年人还要注意必需脂肪酸的摄取，必需脂肪酸是维持大脑正常功能不可缺少的物质。必需脂肪酸在大豆油、芝麻油、花生油、核桃等植物油中含量较多。可坚持每天食用健脑益智的食物，如胡桃仁含有丰富的不饱和脂肪酸——亚油酸，被机体吸收后会改造成脑细胞的组成物质；芝麻具有补肾益脑功效；花生也有延缓脑功能衰退的作用；松子可用于防治老年痴呆等。

注意补充对大脑有益的常量和微量元素

老年人食物中缺乏微量元素铁、锌、硒等，可加重老年痴呆症。在饮食上应增加含钙、镁、钾等矿物质的摄入，因为这些矿物质能够维持心脏功能的正常活动，加强大脑的血液供给，改变老年人大脑的营养状况。含有上述矿物质的食物有海产品、动物骨骼、豆类、乳类、鱼类、瘦肉、硬果类等。

多吃有益于大脑并富含维生素的食物

维生素B_{12}和叶酸的摄入有利于避免最常见的老年痴呆症。老年人在膳食中，尤其要注意以大米、面粉、玉米、小米等为主食，以保证脑细胞的重要热量来源。要注意多吃富含维生素及食物纤维的水果蔬菜，维生素A、B族维生素、维生素C、维生素E可延缓人体血管硬化，也有益于大

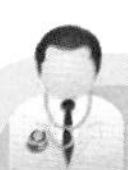

专家提示

常吃油条增加患老年痴呆症的几率

油条属于高温油炸食品，在制作过程中需加入明矾，产生氢氧化铝。铝元素是引起多种脑疾病的重要因素。它是多种酶的抑制剂，其毒性能影响蛋白质合成和神经介质。铝可使脑内酶的活性受到抑制，从而使精神状态日趋恶化。因此，长期过量摄入铝，可导致老年痴呆症。经常吃油条，会使摄铝量增加，从而影响脑细胞功能，导致记忆力下降、思维能力迟钝。

脑供血、供氧，防止大脑的老化和萎缩。所以，老年人应在饮食中增加新鲜蔬菜和水果，以增加维生素的摄入。

有研究表明，老年痴呆症与烟酰胺和胆碱有关。烟酰胺能够刺激脑血液循环，能够帮助老年痴呆患者提供脑细胞康复水平；而且老年痴呆患者的记忆和学习能力欠佳与其体内胆碱不足有关，食用烟酰胺和胆碱含量丰富的食物可能对老年痴呆症患者有益。含胆碱丰富的食物主要有蛋、大豆、肝类、麦麸、干酪、大麦、玉米、稻米、小米、啤酒、酵母等。含烟酰胺丰富的食物主要有瘦肉、肝、肾等。

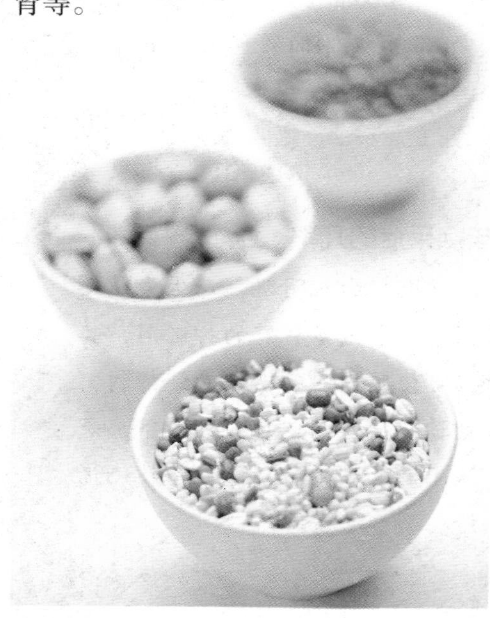

注意补充富卵磷脂的食物

卵磷脂有利于大脑的思维功能和延缓智力衰退。富含卵磷脂的食物有小米、黑芝麻、黄花菜、香菇、蜂蜜、松子、核桃仁、桂圆及味精等，多吃这些食物，对于治疗脑病有重要意义。

宜用食品

核桃 核桃是一种滋补强壮食品，富含脂肪、蛋白质、糖类、纤维素、多种维生素、钙、镁、锌、碘等，在我国素有“长寿果”之美称，具有强神健脑、补肾固精、润肺定喘和强筋壮骨等功效，尤其对头昏无力、记忆衰退、失眠心悸等有疗效。

花生 花生是一种滋身益寿食品，富含不饱和脂肪酸、蛋白质、8种身体必需氨基酸、多种维生素和钙、铁等，特别是含有脑磷脂、卵磷脂和维生素E，具有增强记忆、延缓大脑衰老的功效。花生又称“长生果”，民间有“常吃花生能养生，吃了花生不想荤”的谚语。

黄花菜 黄花菜含有丰富的花粉、糖、蛋白质、维生素C、钙、脂肪、胡萝卜素、氨基酸等人体所必需的养分，可治疗老年痴呆及肝肾阴虚、血虚引起的健忘、失眠、烦躁、眩晕头痛、心悸等，被誉为“记忆菜”“健脑菜”，是养脑强记的好食物。

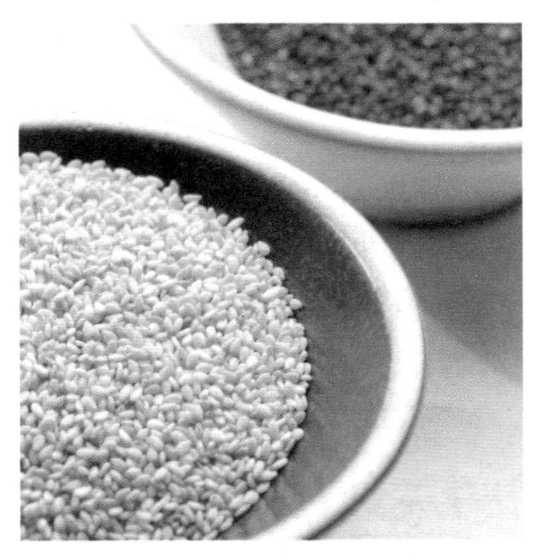

芝麻 芝麻又称胡麻，有黑、白两种，性能基本相同，入药多用黑芝麻。芝麻富含维生素E，可促进细胞的分裂，能防止自由基对人体的危害，抵消并中和细胞内衰老物质的积聚，起到延年益寿的功效。

食疗方

虫草山药牛骨煲

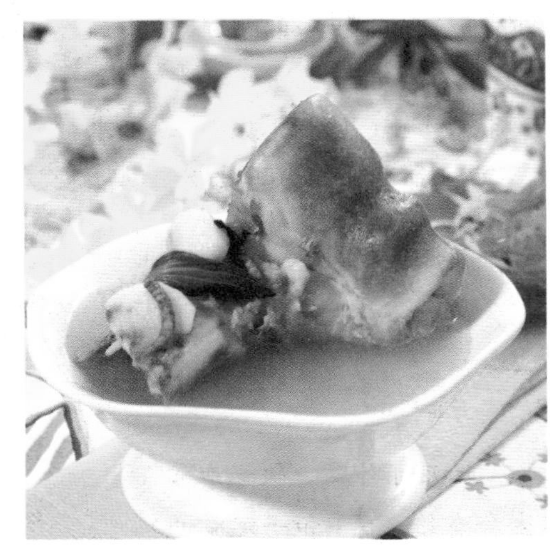

原料：冬虫夏草8克，山药10克，牛骨髓150克，葱段10克，料酒10毫升，胡椒粉3克，盐3克，味精2克。

制作：

1 将牛骨髓洗净后上笼蒸熟。

2 将冬虫夏草、山药洗净，与牛骨髓、料酒、葱段一同放入瓦煲内，加适量清水，隔水炖熟，加入胡椒粉、盐、味精调味即成。

功效解说

此汤益精填髓，滋养心肾，健脑安神。用于肾炎、肾功能不全、神经官能症、老年痴呆症、糖尿病和肺结核咳嗽、咯血及更年期综合征、肾虚阳痿、遗精的辅助治疗。

莲子松子粥

原料：莲子30克，松子仁15克，粳米100克。

制作：将松子仁洗净、研碎，与莲子、粳米共放锅内，加适量清水，煮粥。每晚1次，酌量食用。

功效解说

此粥营养丰富，安神荣脑，增智强记。适用于中老年人脑力渐衰者，可改善大脑功能，提高记忆力。

花生米炖猪蹄

原料：猪蹄1只，花生米150克，料酒、胡椒粉、姜片各适量。

制作：

1 将猪蹄放进凉水里，烧开后去除血沫，冲洗干净，切块待用；花生米洗净。

2 将猪蹄和花生米同放锅中，加水适量，加调料，煮至猪蹄烂熟。吃肉、花生，喝汤。

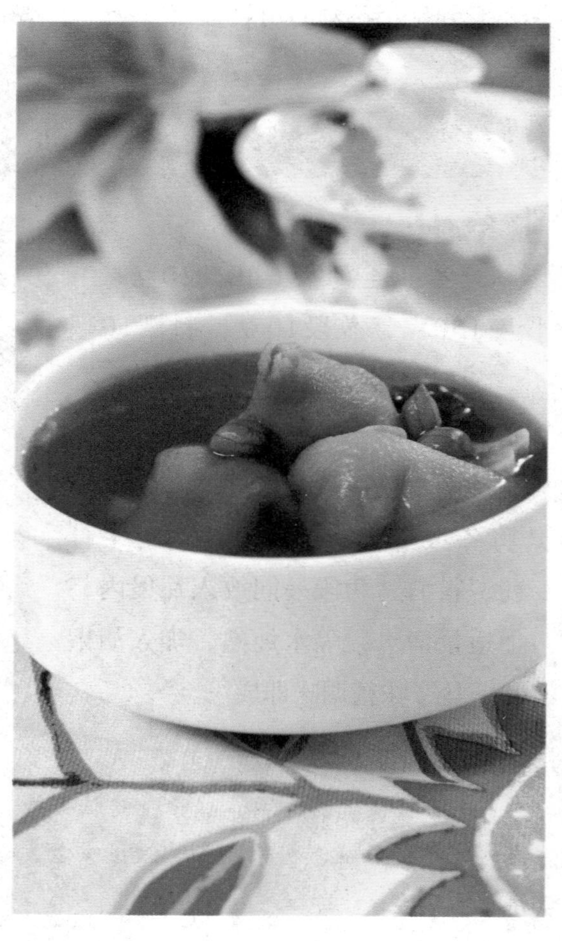

功效解说

此菜可补脑、软化血管。花生含有维生素E和一定量的锌，能增强记忆、抗老化、延缓脑功能衰退。特别是含有人体必需的氨基酸，有促进脑细胞发育、增强记忆的功能。

腐竹拌鲜菇

原料：鲜蘑菇100克，腐竹150克，黄瓜50克，芝麻油、盐、味精各少许。

制作：

1 黄瓜洗净后切成菱形小块；腐竹水发后切成短节；鲜蘑菇洗净后撕成小朵。

2 然后将三者一起入沸水锅中烫熟，凉后捞出，沥干水分装盘；再将芝麻油加热浇入，并用碗焖片刻后，加入盐、味精调味，即可食用。

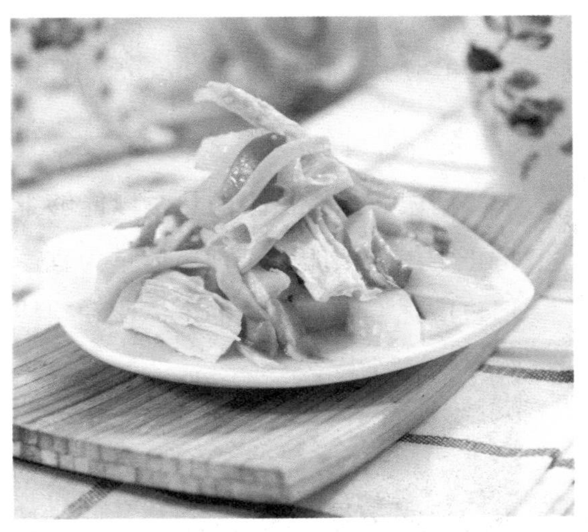

功效解说

腐竹具有良好的健脑作用，它能预防老年痴呆症的发生。这是因为腐竹中谷氨酸含量很高，为其他豆类或动物性食物的2～5倍，而谷氨酸在大脑活动中起着重要作用。此外，腐竹中所含有的磷脂还能降低血液中胆固醇的含量，有防止高脂血症、动脉硬化的效果。

三鲜蛎黄

原料：冬笋100克，牡蛎500克，香菇、火腿各50克，鸡蛋1个，料酒15克，高汤20毫升，水淀粉20克，精盐适量，味精、香油各少许。

制作：

1 牡蛎去壳取肉，洗净，切成两刀一断的片，加入料酒、鸡蛋清、部分精盐、少许水淀粉后搅拌均匀。

2 香菇洗干净，用清水泡发，除去蒂，切成片；冬笋洗干净，切成片；火腿切成片；用味精、高汤、部分香油、剩余精盐、剩余水淀粉调成咸鲜味汁。

3 锅置火上，放油烧热，放入牡蛎肉划散，再放入冬笋片、香菇片、火腿片翻炒至熟，将调好的咸鲜味汁倒入锅内，待汁收浓，淋入剩余香油即可。

功效解说

此菜具有防老抗衰、调节机体运行之功效，具有平肝潜阳、镇惊安神、收敛固涩的功效。牡蛎具有丰富的鲜味氨基酸，人体必需氨基酸种类齐全，适宜老年痴呆患者、癌症患者食用。

糖尿病的中医食疗

糖尿病是一种常见的全身性的代谢疾病，是由于体内胰岛素绝对或相对分泌不足引起的糖类、脂肪、蛋白质三大物质代谢紊乱而致。糖尿病，是一种常见慢性疾患，可以发生各种心、脑、肾的并发症，如脑血管意外、冠心病心绞痛、肾病水肿、脉管炎下肢疼痛、白内障等，严重时可危及生命。其临床表现的特点是“三多一少”，即多饮、多食、多尿及体重减轻、体力下降、身体消瘦乏力。老年糖尿病绝大部分为2型糖尿病，并随着年龄增长，发病率亦增加。虽然糖尿病遗传因素不能排除，但积极防止诱发因素，如肥胖、精神刺激、长期进食过量、手术、体力活动少等，减少应激状态，则可望阻止有糖尿病遗传史的成年人不发病。

中医认为，糖尿病多由平时贪食厚味、内热伤津，以致伤肺胃肾阴虚燥热、津液不足，因此在治疗上应以滋阴、清热、生津为主，同时辅以益气、固涩、温阳、活血等法。对糖尿病必须进行长期药物治疗与饮食控制。中医传统的饮食疗法是糖尿病治疗中一种重要的辅助手段，针对患者不同的体质、不同的病理状态，选择不同的药膳，对于控制血糖、改善症状、延缓病情的发展，均有很好的效果。

糖尿病的饮食防治原则

合理控制总热量

糖尿病患者摄入的热量以能够维持正常体重或略低于理想体重为宜。但也应强调膳食方式的个体化和独特

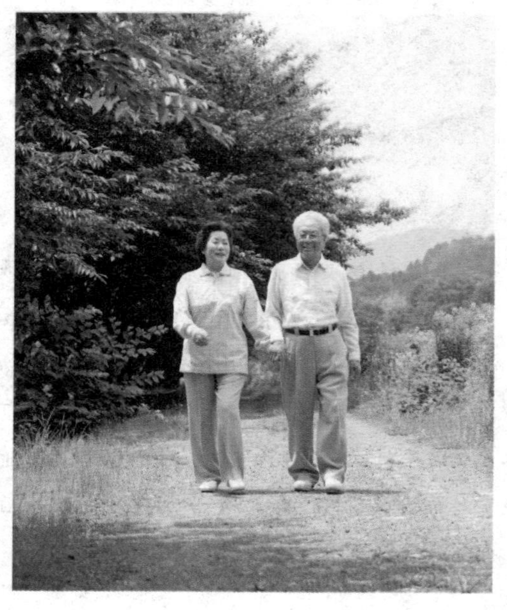

性，并根据病情随时调整膳食计划。对于肥胖或消瘦者，应对每日热量的摄入进行相应加减，以使其尽可能接近或达到正常体重。因此，糖尿病患者每天摄入的热量应在1000～2600千卡。另外，还应根据身高、体重、年龄、劳动强度，并结合病情和营养状况，确定每日的热量供给量。

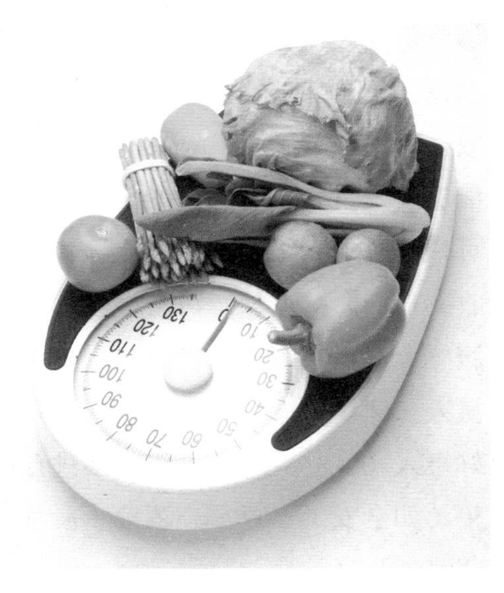

尽量选择低血糖生成指数的食物

生糖指数是衡量食物摄入后引起血糖反应的一项有生理意义的指标。高生糖指数食物进入肠道消化快，吸收完全，葡萄糖迅速进入血液；低生糖指数食物在胃肠停留时间长，释放缓慢，葡萄糖进入血液后峰值低，下降速度慢。血糖指数较低，表示血浆葡萄糖升高的反应较慢，对糖尿病患者有好处。

食物血糖生成指数受多方面因素的影响，如食物中糖的类型、结构、食物的其他成分和含量（如蛋白质和纤维素含量）以及食物的物理状况和加工制作过程等。一般而言，豆类、乳类、蔬菜大多是低或较低血糖生成指数的食物；而谷类、薯类、水果常因品种和加工方式不同，血糖生成指数的变化较大。

从血糖生成指数的角度出发，食物选择应避免过精过细。粗杂粮如荞麦面、燕麦面、玉米等，富含矿物质、维生素和膳食纤维，有助于改善葡萄糖耐量；新鲜蔬菜富含维生素、膳食纤维及矿物质；大豆及其制品富含蛋白质和多不饱和脂肪酸，有降血脂作用，以上食物宜多选用。精制糖，如白糖、红糖、甜点心、蜜饯、雪糕、甜饮料等；动物油脂，如猪油、牛油、奶油等（鱼油除外），均宜少用或禁用。高糖类低蛋白质的食物，如马铃薯、芋头、藕、山药等，食用时应减少主食摄入量。

增加膳食纤维的摄入

流行病学调查表明，食物纤维能

够降低空腹血糖、餐后血糖以及改善糖耐量，对糖尿病患者有独特的功效。这是因为膳食纤维具有吸水性，能够改变食物在胃肠道的传送时间，可以减少碳水化合物在胃肠道的吸收，从而降低血糖；可产生较强的饱腹感，从而有利于限制总热量膳食的摄入。建议中老年糖尿病患者每日最好摄入20～35克膳食纤维，多进食粗粮（如全麦）、豆类、蔬菜（菠菜、芹菜、韭菜）等。

选用优质的蛋白质

糖尿病患者因代谢紊乱，蛋白质丢失过多，所以应多食用富含蛋白质的食物，如奶类、蛋类、鱼类、瘦肉类和豆制品等。对于肾功能正常的中老年糖尿病患者，其膳食蛋白质应与正常中老年人接近，或只稍低于正常中老年人即可。为了使肾脏不受过多的负担，建议每日的热量摄入中15%～20%来源于蛋白质。

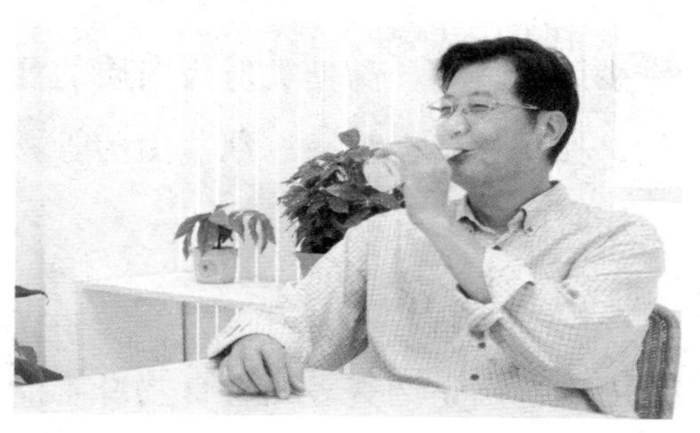

当中老年人并发糖尿病肾病时，应根据病情减少蛋白质的供给量，在营养医生的指导下合理安排每日膳食的蛋白质量。限制蛋白摄入可以有效延缓肾功能衰竭的进展，减轻尿毒症的症状，对延缓糖尿病肾病进展具有一定的效果，因此提倡在肾脏病变尚处于可逆阶段时，应限制蛋白饮食。

控制脂肪和胆固醇的摄入量

控制脂肪能够延缓和防止糖尿病并发症的发生与发展。由于动物性脂肪摄入过多可引起动脉硬化，因此糖尿病中老年患者应严格限制摄入动物性脂肪，如牛油、羊油、猪油、奶油等。

糖尿病中老年患者还要适当控制胆固醇，以防止并发症的发生。糖尿病患者特别容易并发动脉粥样硬化，高血脂可使糖尿病患者冠心病的发病率增高。为减少糖尿病患者的心血管并发症，在胆固醇摄入量上应与冠心病患者同样对待。

限制食盐

吃盐越多，进入人体内的钠就越多，吸收到血管内的钠也随之增多，血管内晶体渗透压上升，把血管外的水分吸收到血管内，使血溶量增加，血中存在的一些升血压物质的反应性增强。钠还可使动脉平滑肌内水潴留，导致血管壁肿胀、管腔狭窄、外周阻力增加。这些作用的结果会促使血压升高。血压升高是引起糖尿病患者因并发症死亡的主要因素之一。据调查，30%～75%的糖尿病并发症可归因于高血压。糖尿病患者并发高血压症，更容易发生脑中风、冠状动脉粥样硬化、左心室肥厚和间歇性跛行、蛋白尿、视网膜出血等，可见高血压是使糖尿病患者残疾、死亡的主要诱因。糖尿病患者应预防发生高血压，控制盐的摄入。

供给充足的维生素和矿物质

维生素与糖尿病的关系密切，尤其是维生素B_1、维生素C、维生素B_{12}和维生素A等。维生素B_1在糖代谢中起重要作用，糖尿病易并发神经系统疾病，可能与维生素B_1供给不足有关。临床常见糖尿病并发视网膜病变的病人，其原因可能与其体内不能将胡萝卜素转变为维生素A有关，所以要供给糖尿病患者充足的B族维生素、维生素C、维生素A等。

需注意提供含钙、磷、锌、铬、铜、碘等丰富的食物。铬是葡萄糖耐量因子中的重要活性成分，因能够改善糖耐量，铬又被称为“葡萄糖耐量因子”。锌参与胰岛素的合成与降解，当血锌降低时，β细胞可获得的锌减少，而胰岛素可代替锌而释放增加，这是造成高胰岛素血症、产生胰岛素抵抗的原因之一。糖尿病患者补硒，可以使血中脂质过氧化物降低，预防糖尿病的并发症。另外，钾、镁等也参与了胰岛素的代谢。

专家提示

糖尿病膳食强调个体化原则，要针对病情轻重不同及有何种并发症情况，因人而异，而且要做好营养成分计算，操作比较复杂，因此以上原则仅供参考，具体膳食管理还应就医，请医生及营养师指导。

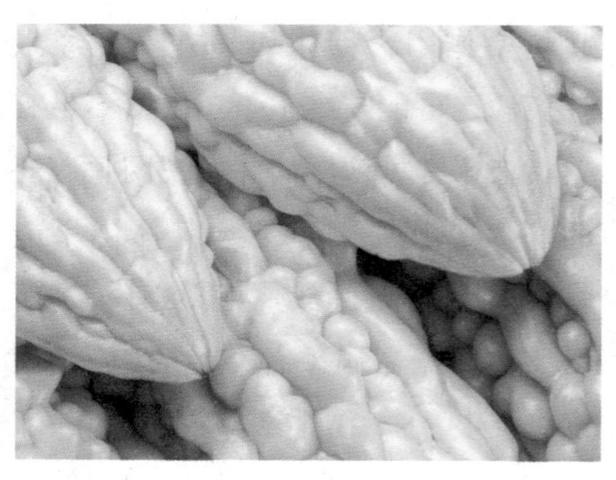

宜用食品

苦瓜 苦瓜的新鲜浆汁中有类似胰岛素作用的物质，能降低血糖，对糖尿病的防治有一定的作用。近年来，有关苦瓜降糖作用的研究很多，目前已从苦瓜中分离出多种蛋白质、皂苷等成分，这些成分可以降低血糖，而且还可刺激胰岛素释放。另外，苦瓜含有的大量纤维素，可以延缓小肠对糖的吸收而使血糖下降。

红薯 日本研究人员发现，白皮红薯有一定的抗糖尿病作用。奥地利维也纳大学的一项临床研究也发现，2型糖尿病患者在服用白皮红薯提取物后，其胰岛素敏感性得到改善，有助于控制血糖。红薯叶含胰岛素样成分，具降血糖作用。

山药 山药富含淀粉酶，有水解淀粉作用，并能促进前列腺素的分泌、合成，因此对糖尿病有较好的辅助治疗作用。山药不仅能降低血糖、尿糖，还能有效地缓解和治疗由糖尿病引起的倦怠乏力、多饮、多食、多尿、浮肿、神经炎、消化性腹泻等病。

魔芋 魔芋是一种低热量、高纤维素食物。魔芋中所含的葡甘露聚糖对降低血糖有一定的效果，因其分子量大、黏性高，能延缓葡萄糖的吸收，可以有效地降低餐后血糖升高，从而减轻胰岛素的负担，使糖尿病患者的糖代谢处于良性循环，把血糖值保持在一定范围内。又因它吸水性强，含热量低，既能增加饱腹感，减轻饥饿感，又能降低体重，所以是糖尿病患者的理想食品。

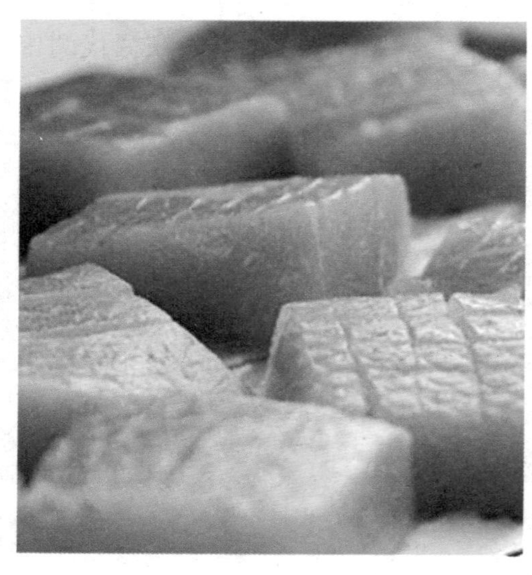

糖尿病患者要注意饮食方式

（1）按时定量：糖尿病患者要养成良好的饮食习惯，就餐要定时，并按照食谱规定的食量进食。要控制食量，不要吃得过饱。少吃或不食零食。进食要有规律，定时定量，这样可以促进胰岛功能的修复，并有助于稳定病情。

（2）少吃多餐：糖尿病患者一次进食不宜过饱，因为一次进食过多，不但加剧餐后血糖升高，还会加重胰岛负担。每日以3～5餐为宜，正餐餐次间隔时间为4～6小时，每餐内容要搭配均匀。若餐次间隔时间长，可以用水果、全麦面包、牛奶等作为加餐食用。

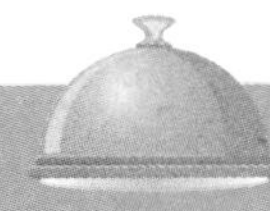

食疗方

天山降糖羹

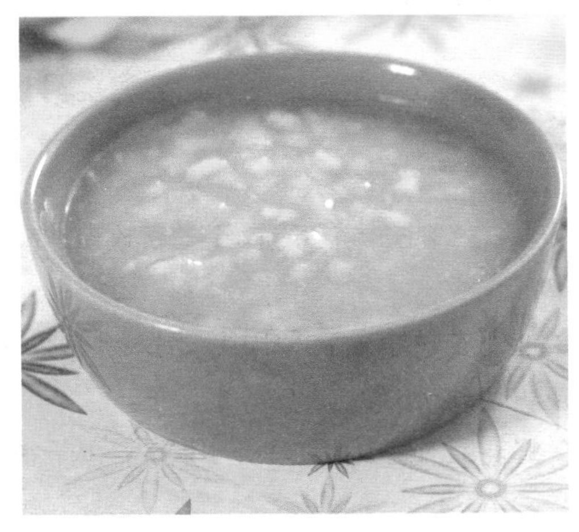

原料：天花粉12克，山药30克，白糖适量。

制作：

1 将山药、天花粉洗净，切成薄片，共入锅中，加适量水旺火煮沸后，改用文火煨至天花粉、山药熟软。

2 捞出用匙压成泥状后再入锅，同时加入白糖搅匀，继续煮沸即成。

功效解说

此羹具有清热、补脾胃、滋肺肾、生津止渴、降血糖之效。天花粉为葫芦科植物栝蒌的根，是一种中药，其具体功效是清热泻火、生津止渴、排脓消肿，适于糖尿病患者食用。

猪肚粥

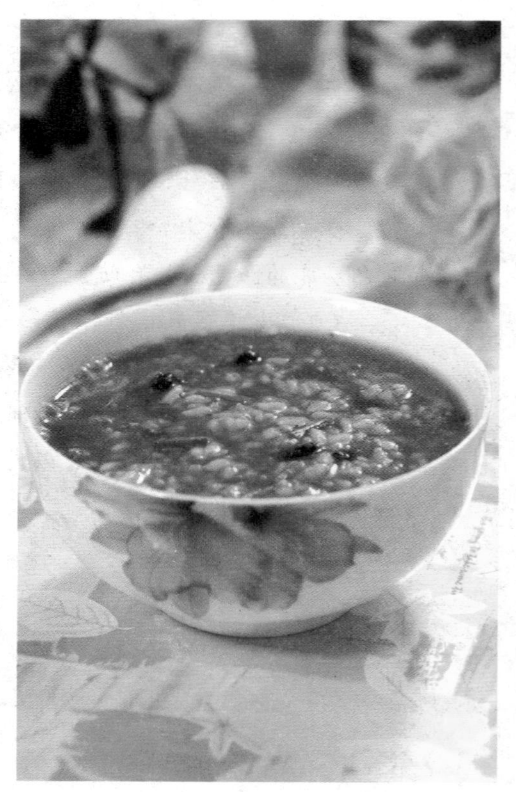

原料：猪肚1个，粳米100克，豆豉、葱、花椒、姜各适量。

制作：

1 将猪肚洗净，切成细丝，放入沸水锅中焯过，捞出，待用。

2 粳米洗净，与猪肚一起放入锅内，加清水适量，煮至肚烂粥稠，加入豆豉、葱、花椒、姜等调料即成。

功效解说

此粥能补中气、健脾胃，可治糖尿病。据《本草纲目》记载，猪肚能“补中益气止渴，补虚损、血脉不行，补羸助气，四季宜食”。

蜂乳番茄

原料：蜂乳60克，番茄4个，蜜玫瑰2克。

制作：

1 将番茄洗净，放入锅中，倒入沸水烫约2分钟，捞起，放入清水内冷却，撕去外皮，切开成6瓣，去皮、蒂、子。

2 蜂乳倒入碗中，加冷开水调散，淋于番茄瓣上浸匀，撒入蜜玫瑰即成。

功效解说

蜂乳又叫蜂王浆，含有人体必需的维生素达10种以上，能平衡脂肪代谢和糖代谢，可降低肥胖者的高血脂和高血糖，非常适合肥胖型糖尿病患者。有生津止渴，健胃消食之效。

天冬玉竹蒸海参

原料：玉竹15克，天冬15克，水发海参50克，火腿肉25克，香菇15克，盐3克，酱油10毫升，鲜汤适量。

制作：

1 将水发海参洗净，剖成数段，切成长丝状；火腿肉切成薄片；玉竹、天冬洗净后，分别切成薄片；香菇用温水泡发，洗净后切成细条状。

2 将海参丝装入蒸盆内，抹上盐、酱油；将香菇条及玉竹、天冬片分放在海参四周，火腿片盖在上面，加鲜汤适量，上笼用武火蒸45分钟即成。

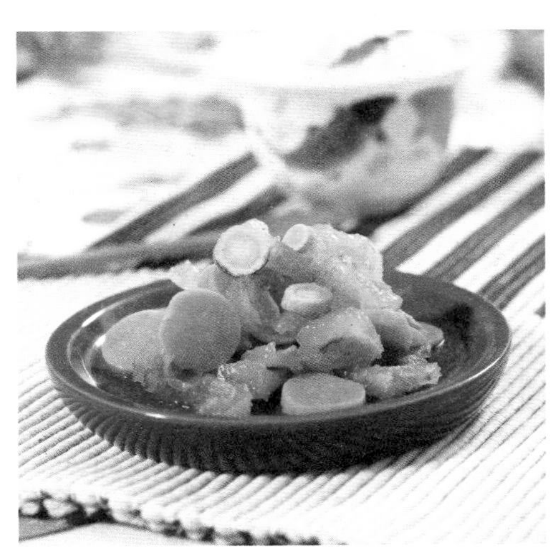

功效解说

此膳滋肺补肾，益精壮阳，适宜糖尿病患者食用。海参具有提高记忆力，延缓性腺衰老，防治动脉硬化和糖尿病及抗肿瘤等作用。

鸽子滋阴汤

原料：雏鸽2只，枸杞子20克，盐、糖、胡椒粉、葱段、姜丝各适量。

制作：

1 将雏鸽宰杀，除去毛、爪和内脏，冲洗干净，每只剁成6块，投入开水中汆透；枸杞子用适量温水洗净备用。

2 将鸽肉块盛于蒸碗中，放入已洗净的枸杞子和葱段、姜丝，添加适量的鸡汤（无汤可加入适量开水），入笼蒸约1小时至熟。

3 取出蒸碗，除去葱、姜，加入盐、糖、胡椒粉调味即成。

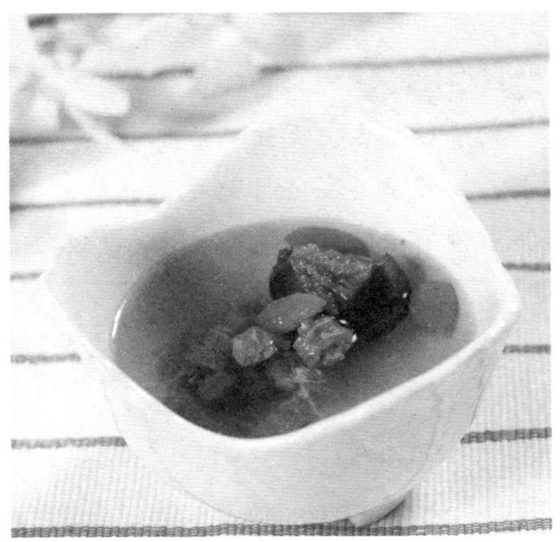

功效解说

《本草纲目》中记载“鸽唯白色入药”，中医认为鸽肉有补肝壮肾、益气补血、生津止渴等功效，适用于糖尿病及体弱乏力等症。

清炒苦瓜

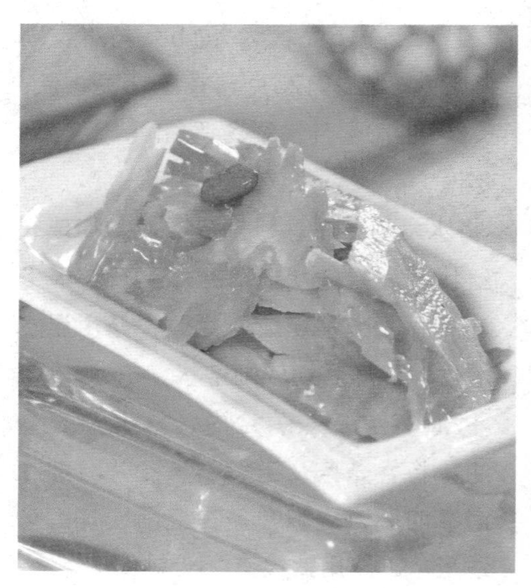

原料：苦瓜3根，小葱2根，盐1/2匙，味精1/2匙，芝麻油1/3匙，糖适量。

制作：

1 苦瓜洗净，纵向一剖为二，形成两根半圆柱形。

2 剖为一半的苦瓜反扣在砧板上，注意：一定要斜切，越斜越好，使苦瓜的皮和肉基本上在一个平面上。

3 小葱切成段，放入油锅内爆香，下入苦瓜，迅速翻炒，加入盐、糖，约炒1分钟后加入味精，翻炒半分钟熄火，淋上少量芝麻油，即可装盘。

功效解说

清炒苦瓜，火候一定要掌握好，一般从入锅到起锅的时间不要超过4～5分钟，苦瓜要生一点才好吃，一般以七分熟的碧绿色为最好。如果闷得太酥，苦瓜就没有清脆的感觉了，味道也较之苦了一点儿。

洋葱炒黄鳝

原料：鳝鱼150克，洋葱60克，盐3克，味精1克，酱油5克，植物油15克。

制作：

1 黄鳝去肠杂切块；洋葱洗净，剥掉外皮切成片。

2 锅置火上，倒入油，烧至七成热时，先放入黄鳝略煎，随后再放入洋葱，翻炒片刻，加盐、酱油、清水少量，焖片刻，至黄鳝熟透即可。

骨质疏松的中医食疗

骨质疏松症是以骨组织显微结构受损，骨矿成分和骨基质等比例不断减少，骨质变薄，骨小梁数量减少，骨脆性增加和骨折危险度升高的一种全身骨代谢障碍的疾病。60岁以上的老年人，特别是女性，易发此病。骨质疏松早期表现主要是腰背痛，老年人身高缩短，或易发生骨折，或者牙齿脱落。

随着世界人口老龄化趋势的增加，骨质疏松症发生率已跃居世界各种常见病的第七位。为了引起全社会的关注，世界卫生组织将每年6月24日定为“世界骨质疏松日”。目前我国此病已有9000多万名患者，每年引发数百万人骨折，住院费用达每年150亿人民币。由于我国人口众多，老年人群急剧增加，因此骨质疏松症的防治已成为大家关注的公共卫生问题了。

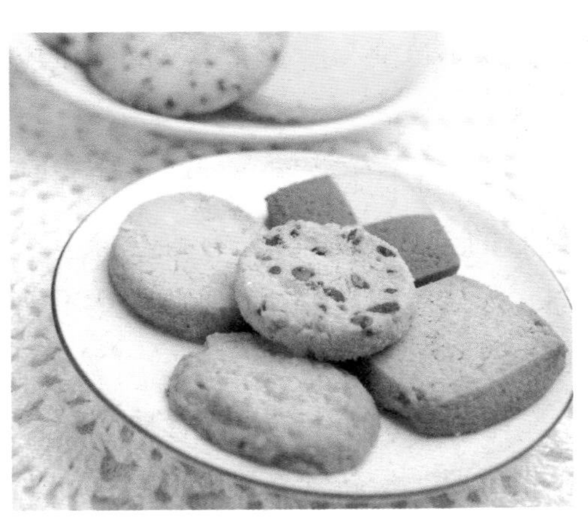

虽然骨质疏松症的治疗药物正在快速发展，但是绝不能忽视饮食因素在骨质疏松症的形成和治疗过程中所起的作用，因为骨质疏松症就是骨量减少、骨密度减低、骨质变脆的疾病，营养膳食因素对此有着重要影响。

骨质疏松的饮食防治原则

膳食补钙

钙是骨的主要成分，骨骼缺钙就会出现骨质疏松。随着年龄的增加，体内对钙的吸收减少，而钙的排出增加，体内钙储留减少，易发生骨质疏松。防治骨质疏松的关键是补钙。食物补钙是最安全，也容易被接受的方法。富钙食品有助于钙代谢平衡，

专家提示

选择适宜的烹调方法

煮饭前，先将大米加适量的水浸泡后再洗，或在面粉、玉米粉、豆粉中加发酵剂发酵并延长发酵时间，均可使谷类中植酸水解，使游离钙增加，并提供钙和磷的利用率。

将含有较多草酸的蔬菜如菠菜、苋菜等，先在沸水中焯一下，滤去水再烹调，可减少部分草酸，防止影响钙的吸收。

利于骨矿物质沉积。但老年人饮食中钙量常常不足，这与食量减少、食欲差、消化功能减退等因素有关，因此要注意含钙丰富食品的摄入。

补钙食物应首选奶及奶制品，这是中老年人最理想的钙源。也可选用豆类，尤其是大豆及其制品，其钙含量也较多。还可食用钙强化食品，必要时可在医生指导下补充钙剂。

充足而适量的蛋白质

适量的蛋白质可以增加钙的吸收和储存，有利于骨骼的再生和延缓骨质疏松的发生。但过量的蛋白质又可引起尿钙排出量增多。膳食中含硫氨基酸的数量可能与尿钙排除量有关，降低含硫氨基酸可以明显减少尿钙的排泄。因此，中老年人为了预防骨质疏松，一定要摄取适中的蛋白质。

胶原蛋白是构成骨基质的主要原料，长期缺乏蛋白质，骨基质合成不足，可加快骨质疏松。常吃一些富含胶原蛋白和弹性蛋白的食物，如牛奶、蛋类、核桃、肉皮、鱼皮、猪蹄胶冻等，有助于防治骨质疏松。

摄取足量维生素及矿物质

维生素和矿物质是调节人体生理功能所不可缺少的营养素，必须供应充足。

维生素D能够调节钙磷代谢和骨胶原的合成。如果没有维生素D参与，人体对膳食中钙的吸收还达不到10%。

维生素K的补充对于骨质疏松症也很重要。最新营养研究提出，维生素K能够促进骨钙素与羟磷灰石的结合，并且减少尿钙的排出，每日适量摄入，有利于防治骨质疏松。

维生素C是参与骨组织中的蛋白质和骨胶原氨基酸等代谢物的重要物质，有利于钙的吸收和向骨骼中沉积。

氟在骨沉积中有益于骨的矿化。适量饮茶有助于预防骨质疏松。

含锰的金属酶，有助于骨细胞的分化以及胶原蛋白的合成。富含锰的食物有主要有蚌肉、小麦胚粉、榛子、辣椒、麦麸、松子、干姜、浓茶等。

培养良好习惯

良好的生活习惯是防治骨质疏松症的前提。中老年人应戒烟限酒，少喝咖啡，避免长期大量饮用碳酸饮料（各种汽水等），可以用绿茶代替。另外，有病痛应及时就医，许多内分泌疾病、骨髓瘤、白血病等，都可引起骨质疏松。

除了从饮食营养方面注意防治骨质疏松外，中老年人还应注意运动和锻炼。随着肌肉的密度增加，骨骼的密度也会增加。适度的运动有益于肌

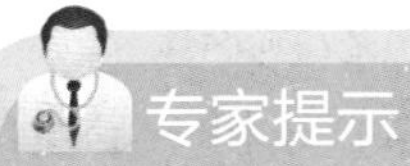

骨折患者忌多喝肉骨头汤

一般认为，骨折后多喝些肉骨头汤，可以使折骨早期愈合，其实不然。现代医学证明，骨折病人多喝肉骨头汤，不但不能促进早期愈合，反而使骨折愈合推迟。受损伤后骨的再生，主要依靠骨膜、骨髓的作用。而骨膜、骨髓只有在增加骨胶原的条件下，才能更好地发挥作用。从肉骨头的成分来看，主要是磷和钙。骨折后如果摄入大量磷和钙，就会使骨质内无机质成分增高，使骨质内有机质与无机质比例失调，导致阻碍骨折的早期愈合。

要想使骨折早期愈合，除了及早就医，采取适当固定、合理用药、早期功能锻炼等方法以外，在饮食上，应食用一些能够转化为有机质骨胶原的食品，如新鲜蔬菜、水果、豆制品等。当然，少量或适量地吃些肉骨头汤也是可以的。

肉和骨骼的健康，能增进肌肉的张力和弹力，增强骨骼的耐受力和血流量，使骨骼营养良好，推迟骨骼的老化。但老人参加运动要注意适量，并注意安全。运动时间应该选择在光线充足的时段。

宜用食品

香菇 香菇中不仅含有较多维生素D，而且还含有一般蔬菜所缺乏的麦角固醇（维生素D原）。麦角固醇经紫外线照射后可转变为维生素D；维生素D能促进钙、磷的消化吸收，并沉积于骨髓和牙齿中，有助于儿童骨骼、牙齿的生长发育，防治佝偻病和防止成年人骨质疏松症的发生。

洋葱 洋葱中含有一定的钙质，近年来，瑞士科学家发现，常吃洋葱能提高骨密度，有助于防治骨质疏松症。

牛奶 牛奶及奶制品不但钙含量丰富，每250克牛奶约可供给300毫克钙（我国中老年人每日的推荐摄入量为1000毫克），而且牛奶的乳糖和氨基酸还可促进钙的吸收。喝牛奶就如同向我们的骨库中源源不断地输送钙，从而保持了骨头的强健。

大豆 大豆含有丰富的大豆异黄酮，大豆异黄酮具有雌激素作用，而雌激素可以预防中老年人特别是老年妇女的骨质疏松和骨折的发生。

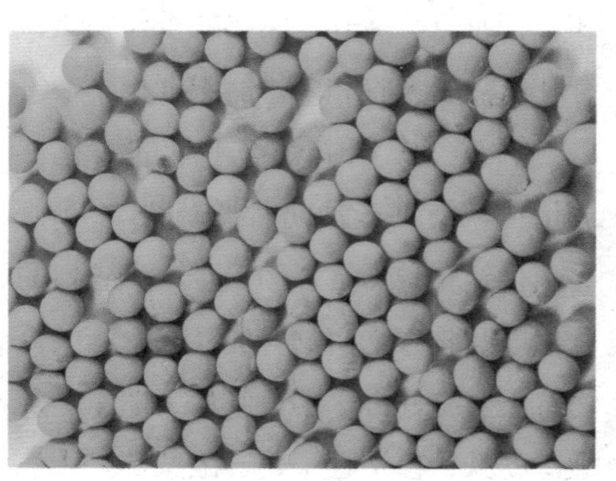

鱼 鱼中富含丰富的硫胺素、核黄素、尼克酸、维生素D等和一定量的钙、磷、铁等矿物质。鱼肉中脂肪含量虽低，但其中的脂肪酸被证实有降糖、护心和防癌的作用。鱼肉中的维生素D、钙、磷，能有效地预防骨质疏松症。

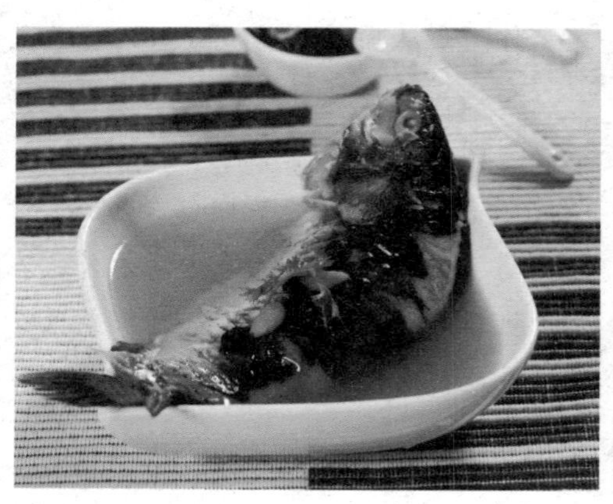

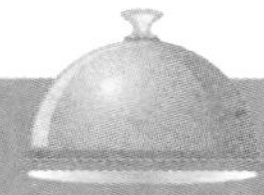

食疗方

羊骨粥

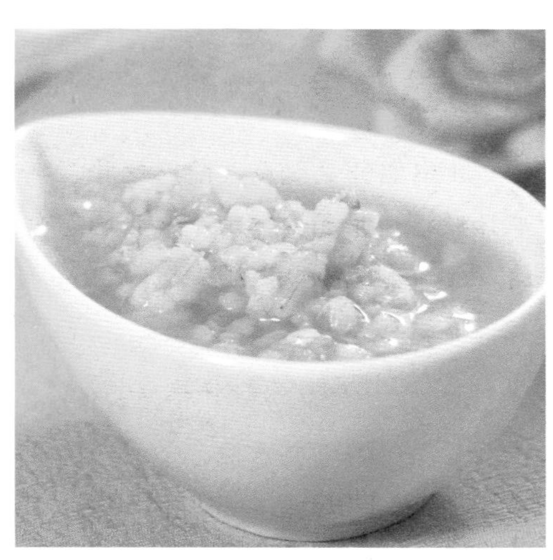

原料：羊骨1千克，粳米100克，陈皮、良姜各5克，草果2个，生姜、葱白、盐各适量。

制作：

1 将羊骨打碎，加水煎汤。

2 放入各味药共煎，取汤代水同米煮粥。

3 待粥将成时，加入盐、生姜、葱白，稍煮二三沸即可。

功效解说

羊骨俗名羊脊骨、羊骨头、羊胫骨，其性温、味甘，可补肾壮骨，温中止泻。适宜虚劳羸瘦、腰膝无力、筋骨挛痛、久痢久泻之人食用；适宜再生障碍性贫血、血小板减少者食用。中医认为，肾主骨，所以，羊胫骨和羊脊骨均有补肾、强腰脊、壮督脉之功。据现代药理研究，陈皮含有挥发油，对消化道有缓和的刺激作用，有利于胃内积气的排出，能促进胃液分泌。草果温中燥湿、止呕、补胃下气。良姜、生姜温胃散寒。羊骨粥平时常服可增强体质，对中老年人骨质疏松亦有改善作用。

地黄葡萄甜粥

原料：熟地黄30克，葡萄干50克，粳米100克，白糖50克。

制作：

1 先将熟地黄水煎2次，取药汁备用。

2 粳米淘洗干净，置于沙锅内，加药汁、葡萄干及适量清水，文火煨粥，粥成时加入白糖调味。

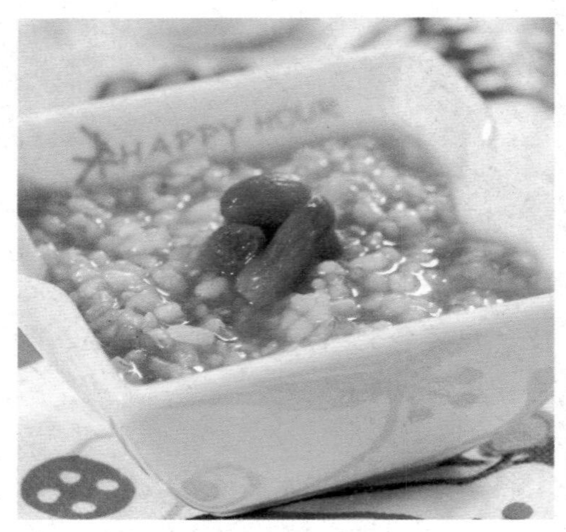

功效解说

此粥能补益气血、强筋健骨、丰肌泽肤。适用于身体消瘦、脸色苍白者及气血虚弱、四肢欠温者。

鸡蓉蹄筋

原料：牛蹄筋350克，鸡脯肉50克，鸡蛋清3个，料酒、精盐、葱末、生粉、油各适量。

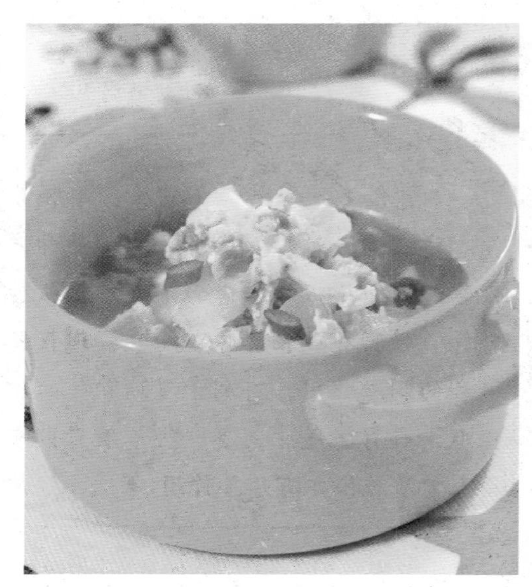

制作：

1 将牛蹄筋切成段，加水烧开片刻后，捞起备用；鸡脯肉去筋，放在肉板上敲成细蓉，放入碗中用水化开，加料酒、精盐、生粉和鸡蛋清等调成薄浆。

2 锅内放清油，烧熟后放入牛蹄筋和调味品，待入味后，将鸡蓉浆徐徐倒入，放上葱末、油即成。

功效解说

此菜温中益气，大补五脏，强筋健骨，疏通乳络，适用于久病体虚、筋骨酸痛、腰酸足软、产后亏损。尤其有助于青少年生长发育和减缓中老年妇女骨质疏松的速度。

肥胖症的中医食疗

人体是否肥胖，从医学上讲，主要是以人的体重来衡量。人的体重超过正常体重20%者属超重，超过正常体重20%～30%者为轻度肥胖，超过正常体重30%～40%者为中度肥胖，超过正常体重50%者为重度肥胖。一般认为，超过正常体重20%时，即为肥胖病，就必须注意减肥。与肥胖病有关的一些疾病，如高血压、冠心病、糖尿病、高血脂等疾患的发病率也呈上升趋势。另一方面，肥胖病能使某些疾病加重，据统计，在患有气管炎、肝癌、肝硬化、胆结石、糖尿病、心脏病、肾脏病、卒中、妊娠毒血症等疾病的人中，肥胖病患者的死亡率比体重正常的人要高得多。因此，有效地控制肥胖，是预防各种与肥胖病有关的中老年病的重要环节。适当地控制高糖、高脂肪食物的摄入量，增加活动量，并配以合适的药膳，可达到良好的减肥效果。

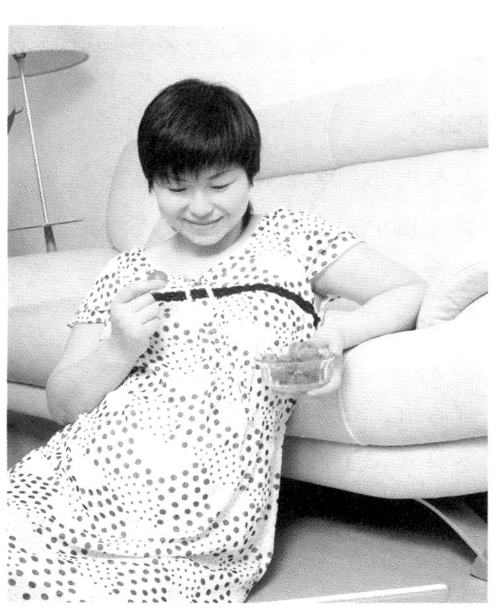

肥胖症的饮食防治原则

控制总热量

热量摄入多于消耗是肥胖产生的根本原因。减少膳食中总热量的摄入，可促进机体储存的体脂燃烧，以达到减肥的目的。因此，肥胖中老年人的膳食中应注意供给低热量食物，以使热量处于负平衡，使长期多余的热量被消耗，直到体重恢复到正常水平。热量的控制是循序渐进的，逐步降低，如轻度肥胖按每月减轻体重0.5～1.0千克为宜，中度肥胖按每周减轻体重0.5～1.0千克为宜。

合理摄取营养素

控制热量摄入的同时，要合理地安排蛋白质、脂肪、碳水化合物的摄入。脂肪产热量最多，是碳水化合物的2倍之多，所以肥胖中老年人应限制过多的脂肪摄入，尤其是动物脂肪的供给。要控制烹调油的用量，每日用烹调油在10～20毫升，同时还要控制油脂肥厚的食物，如烤鸭、炸鸡、红烧肉、扣肉、熘肝尖、爆腰花等。

蛋白质应占总热量的15%左右，过多的蛋白质会引起热量摄入的增加。中老年人在减肥过程中一定要保证蛋白质的充足供给，这样可避免出现虚弱、抵抗力下降及体质下降等问题发生，也可增加饱腹感，有利于减肥膳食的坚持。当然，蛋白质营养过度也会导致肾功能损害，因此肥胖中老年人的蛋白质供给也不能过高。

碳水化合物应占60%左右，食物来源以谷物为主，控制蔗糖、葡萄糖、果糖及蜜饯、甜点心等。谷物应选取粗杂粮，如玉米、燕麦、荞麦等，这类食物饱腹作用大，能防止热量摄入过多，可控制体重，减轻肥胖。

增加膳食纤维摄入

膳食纤维对减肥非常有利。高膳食纤维的膳食包括粗粮、蔬菜和水果等。杂粮含膳食纤维多，如燕麦片，每100克燕麦片含膳食纤维10.8克，是

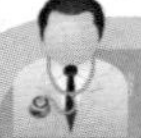

专家提示

用水泡肉不可取

有些家庭为了将鲜肉洗净或者将冻肉化开，常常将肉长时间浸泡在水中，这种做法其实并不好。这是因为肉中含有丰富的蛋白质。其中瘦肉里所含的蛋白质主要是肌溶蛋白和肌红蛋白，它们均属水溶性的蛋白质，易溶于水中。也就是说，鲜肉在水中泡的时间越长，颜色变得越白，肌溶蛋白和肌红蛋白流失得也就越多，营养损失也就越大。

因此，若想冻肉解冻，可将其提前取出，让其自然缓慢解冻。还可以带着塑料包装放在水中泡，这样不仅保证了肉的质量，同时也保存了肉中的营养成分。

精米、精面的几十倍，而且使人有饱腹感，不会摄取过量，同时还可延缓食物消化吸收的速率，能够控制体重，减轻肥胖。但肥胖的中老年人也不能完全依赖膳食纤维进行饮食控制，多种方法应综合应用。

培养良好的饮食习惯和生活方式

良好的饮食习惯是防止肥胖的有效措施之一。肥胖中老年人应记录每日食物摄入量、进餐次数、进餐时间间隔，杜绝暴饮暴食。

三餐定时定量和自我控制是防止饮食过量的有效办法。每餐定量多少需根据个人的肥胖程度而定，一旦确定后即应严格执行。执行一段时间后再看效果如何，如有必要可调整每餐的饮食量，但不能根据自己的感受随时改变定量。

烹调时应注意方法。老年肥胖者的饮食应多采用蒸、煮、炖、拌、汆、卤等烹调方法，避免油煎、油炸和爆炒等。因为煎炸食物含脂肪较多，不利于饮食治疗。

宜用食品

卷心菜 科学家发现，卷心菜含有丙醇二酸，这种物质可以抑制糖和其他碳水化合物转化为脂肪，可防止身体发胖，是糖尿病患者的辅助治疗食品。

苹果 苹果中含有多种维生素、矿物质、糖类及果胶质，这种可溶性纤维质，有助于降低胆固醇。苹果还富含粗纤维，能吸收大量的水分，减缓人体对糖的吸收；同时它还能刺激肠

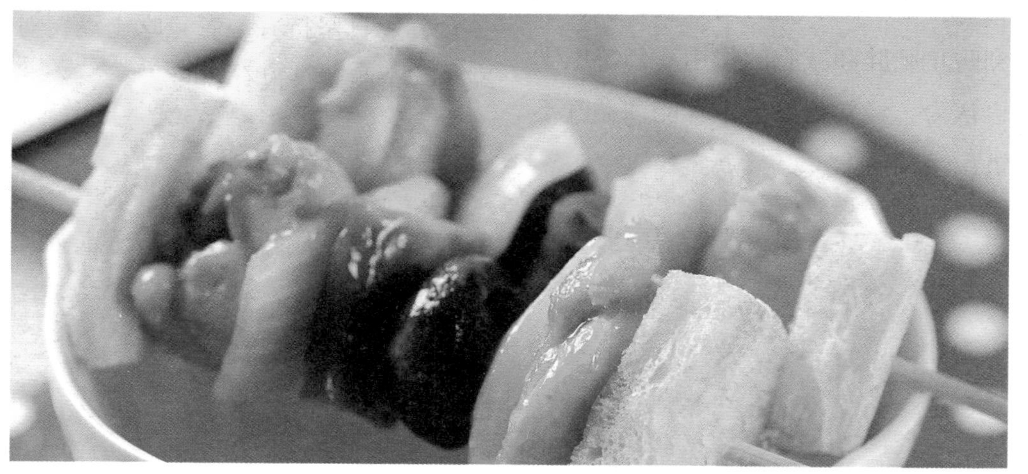

道蠕动，促进排便，从而达到减肥的效果。

红薯 红薯的热量只有同等质量大米所产生热量的1/3，几乎不含脂肪和胆固醇，而且所含的粗纤维在肠道内不易被吸收，饱腹感强，不会造成过食，是较为理想的预防肥胖和减肥的食品。

山药 山药中的黏液蛋白可以减少皮下脂肪沉积，避免出现肥胖，是一种非常理想的减肥健美食品。对于进行减肥的中老年人，可以把山药作为主食，这样既可避免因节食对人体功能造成的不良影响，又有利于轻松减肥过程，达到减肥的目的。

黑木耳 黑木耳含有丰富的纤维素和一种特殊的植物胶质，这两种物质都能促进胃肠蠕动，促使肠道脂肪食物的排泄，减少脂肪的吸收，从而起到防止肥胖和减肥的作用。传统医学也认为，经常食用黑木耳能“益气不饥，轻身强志”。

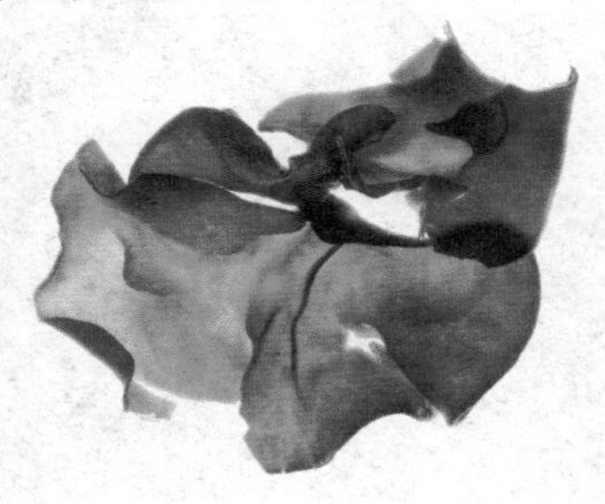

冬瓜 冬瓜自古就被誉为减肥佳品。因为冬瓜含有丙醇二酸，这种物质可抑制糖类物质转化为脂肪成分，从而防止人体内脂肪堆积。此外，冬瓜完全不含脂肪，含钠量极低，有利尿排湿的功效，对防止人体发胖、增进形体健美也起重要作用。

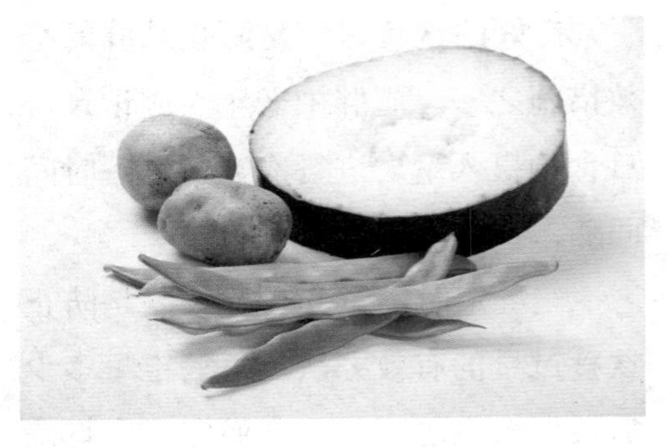

土豆 土豆已成当今世界性的减肥食品。土豆是减肥食品的极佳选择，同大米相比，所产生的热量较低，并且只含有0.1%的脂肪。如果把它作为主食，每日坚持有一餐只吃土豆，对减去多余脂肪是很有效的。

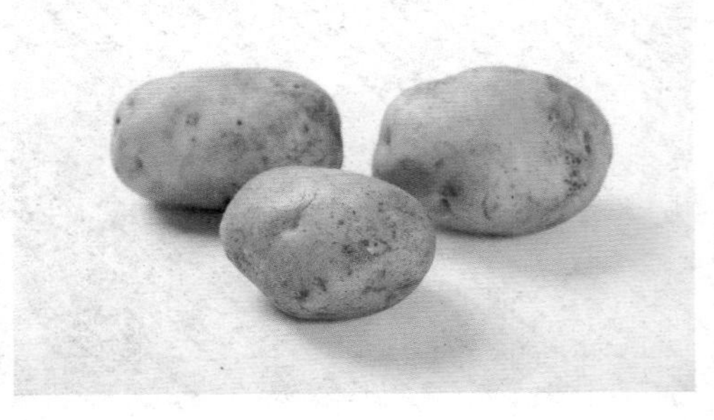

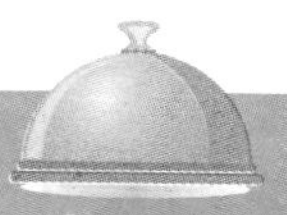

食疗方

薏苡仁炖冬瓜

原料：薏苡仁20克，冬瓜200克，麦冬20克，猪瘦肉50克，胡萝卜50克，生姜5克，盐2克，味精3克，胡椒粉3克。

制作：

1 将薏苡仁去杂质，用清水浸泡一夜；麦冬泡透，去内梗；冬瓜洗净，去子，切块；猪瘦肉洗净，切块；生姜洗净，切片；胡萝卜洗净，切块。

2 将薏苡仁、麦冬、猪瘦肉、冬瓜、生姜片同放炖锅内，加入清水，置武火上烧沸，再用文火炖至肉熟透，放入盐、味精、胡椒粉，即可食用。

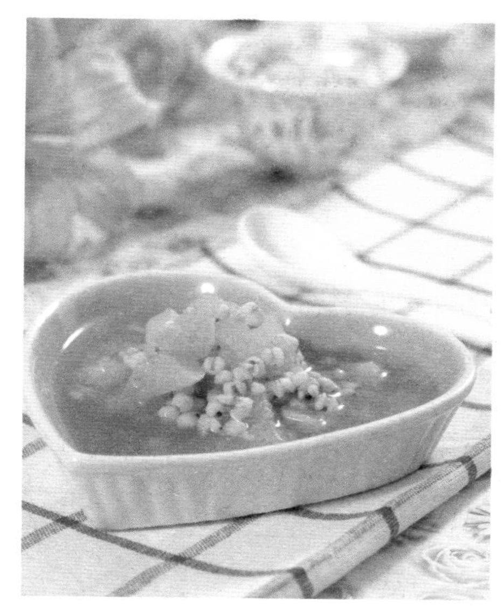

功效解说

此菜能利水、消肿、减肥，适合肥胖者食用。薏苡仁含有丰富的B族维生素、维生素C、多种氨基酸、碳水化合物、蛋白质和纤维素，可消火气、美白、细嫩肌肤、有益脾肾，能消除体内湿气水肿。

凉拌醋黄瓜

原料：鲜黄瓜500克，金针菜15克，醋、盐、味精各少许。

制作：

1 将黄瓜洗净，在开水中烫一下，沥干切片。

2 金针菜水发洗净，去蒂后放入适量水内煮5分钟，取出沥干，再加入黄瓜、醋、盐、味精少许，拌匀即成。

功效解说

此菜有安神、减肥、降压之效，很适合肥胖体症患者常用。

紫苏大米粥

原料：紫苏20克，大米60克，盐2克，味精2克，生姜丝2克。

制作：

1 将紫苏去杂质，洗净；大米淘洗干净。

2 将大米、紫苏、生姜丝同放锅内，加适量清水，置武火上烧沸，再用文火炖煮35分钟，加入盐、味精即成。

功效解说

此粥健脾胃，美容颜，减肥，适于肥胖者食用。紫苏叶具有发表、散寒、理气、和营的功效，可治感冒风寒、恶寒发热、咳嗽、气喘、胸腹胀满等。

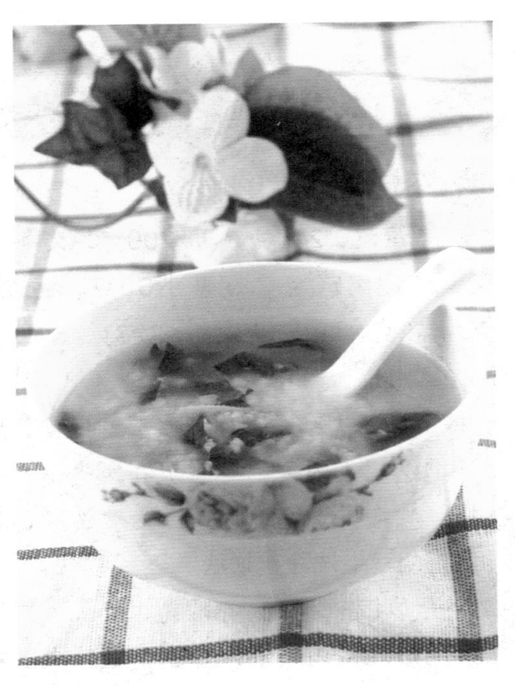

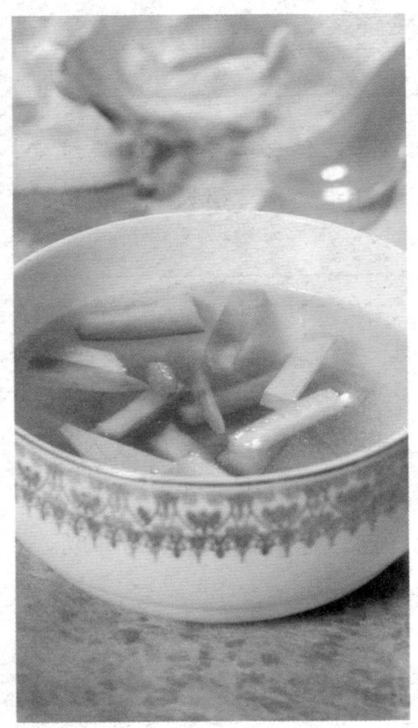

鲍菇黄瓜汤

原料：黄瓜1根，杏鲍菇2个，冬粉20克，芹菜1根，熏火腿6片，冬菜、盐、胡椒、香油各少许，高汤适量。

制作：

1 黄瓜洗净，杏鲍菇煮熟，均切薄片；冬粉烫熟备用。

2 冬菜以外的所有材料排在碗中，加入调味料，撒上冬菜，冲入煮滚的汤料，即可食用。

功效解说

黄瓜、杏鲍菇、芹菜都是低热量、高营养的食材，三者结合具有除胸热、解烦渴、净化血液的作用。适用于中老年肥胖而伴有高血压、心烦失眠者。

便秘的中医食疗

便秘，俗称大便干燥，是食物残渣在结肠内滞留时间过长，水分被过多吸收，使粪便干硬，以致引起排便困难。正常大便间隔为24～48小时，一般超过48小时可视为便秘。便秘因其所含病菌或毒素侵入肠内，易引发其他疾病，如肠癌和痔疮等。

通常人们进食后，经过消化、吸收，剩余的残渣应该在18～24小时，最长不超过48小时排出体外，每周排便应在6～9次。许多人，特别是中老年人便秘的病因常为不良饮食习惯所致，由于摄食过少，吃进的膳食纤维少，反射性引起肠蠕动减弱；部分中老年人还因久卧病床和活动量少而致肠壁张力减弱，肠内容物通过迟缓，肠内水分过度吸收，使大便秘结。中医认为，便秘主要由燥热内结、气机郁滞、津液不足和脾肾虚寒所引起。

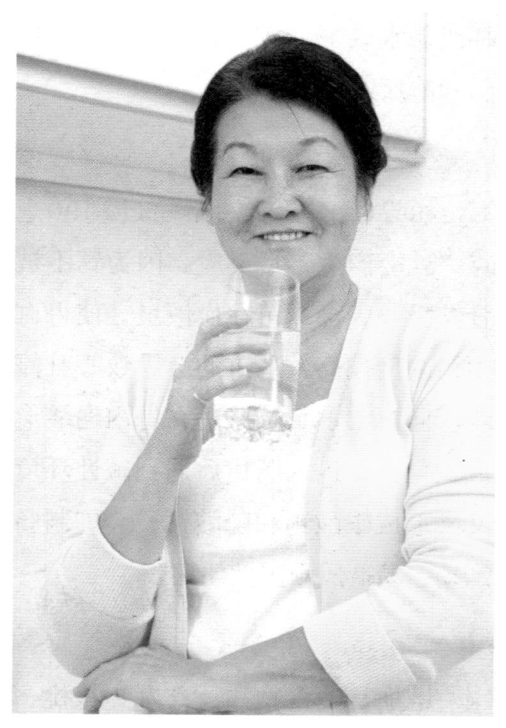

用泻药治疗便秘确有一定效果，但长期依赖泻药可致耐药性而造成服药无效的情况。因此，中老年人应通过合理调整膳食结构和掌握各种类型便秘所需的营养膳食的要点，在日常生活中选择适宜的食疗，这样才能预防便秘的发生，改善便秘症状。

便秘的饮食防治原则

增加膳食纤维的摄入

中老年人易发生便秘，而主要存在于粗粮、蔬菜和水果里的纤维素可以刺激胃肠道蠕动，促进消化液分泌，利于消化。同时，膳食纤维不能被人体消化吸收，具有很强的吸水膨胀特性，加上纤维可以促进菌群在肠道正常生长，粪便就会因含水分较多而使体积增加和变软，有利于粪便的排出，也可以增加粪便量和排便次数，避免便秘。这样对改善大肠功能十分有利，能够使肠道平滑肌保持健康和张力，也减少了生痔疮的可能。需要指出的是，应根据自己胃肠道的耐受情况决定膳食纤维摄入量，从少量起逐渐增加，以免引起或加重腹痛、腹胀。

注意补充维生素B_1

维生素B_1缺乏时，一般表现为眼、鼻、嘴周围皮肤上出现油脂、鳞屑（脂溢性皮炎），随后向身体的其他部分蔓延，出现食欲不振、胃肠蠕动减弱、消化不良、便秘等。为了预防维生素B_1缺乏病的发生，中老年人不应长期食用精制稻米，还应改变烹调方法，提倡吃焖米饭而不吃捞米饭，洗米的次数也不要太多。

多饮水，补充身体水分

饮水不足往往是引起中老年人便秘的重要因素。多饮水可以把代谢废

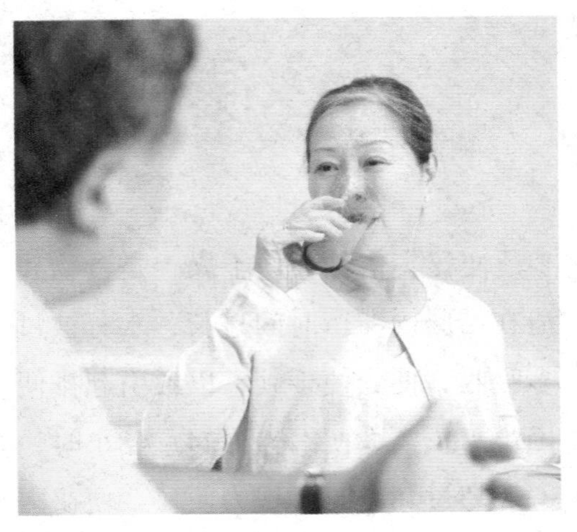

物及时排出体外，促进肠蠕动，能有效地缓解中老年人经常出现的便秘。要养成勤喝水的习惯，使肠腔内保持足够的使大便软化的水分。晨起饮1杯淡盐水或牛（酸）奶或蜂蜜，对预防和治疗便秘很有效。

避免过量补钙

如果每日摄入钙量超过2500毫克，就会产生不良反应。因为钙不被骨骼吸收，会滞留在血液里，使得血中钙浓度偏高，严重的会导致心脏停跳。同时大剂量碳酸钙在胃内遇酸形成氯化钙，进入肠道后遇到碱性环境又会形成碳酸钙和磷酸钙，会抑制肠蠕动，易造成顽固性便秘。

增加油量，润滑肠道

增加富油食物如：芝麻、核桃、

花生等食品，或适当增加烹调时植物油的用量，可以起到润滑肠道的作用。但对于中老年人而言，此法会加重血脂异常和肥胖，因此要慎用。

养成良好排便习惯，适量增加运动

定时排便。一般人在清晨的时候便意最强，有便意即应如厕，经常主观压制便意，会引起和加重便秘症状。运动可以增强腹肌的力量，同时改善植物神经对肠道的调节功能。抑郁或精神紧张会引起胃肠功能失调，所以保持良好心态对预防和缓解老年便秘意义重大。

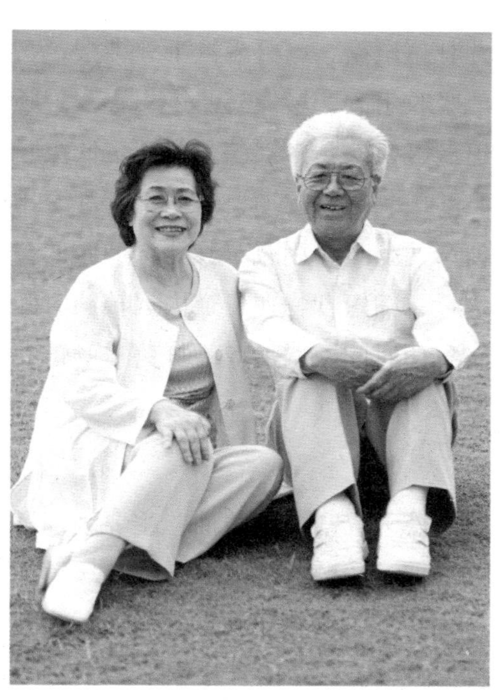

宜用食品

大白菜

中国医学认为，大白菜具有通便润肠、宽脾除烦、解酒消食之功效，对于肠热便秘、胸闷胀饱、消化不良及酒精中毒等症有较好疗效。大白菜含有丰富的维生素A、维生素B_1、维生素B_2、维生素C和微量元素等，特别是其含有的钙和维生素C比苹果和梨还要高，大量的粗纤维更是许多蔬菜难比的。

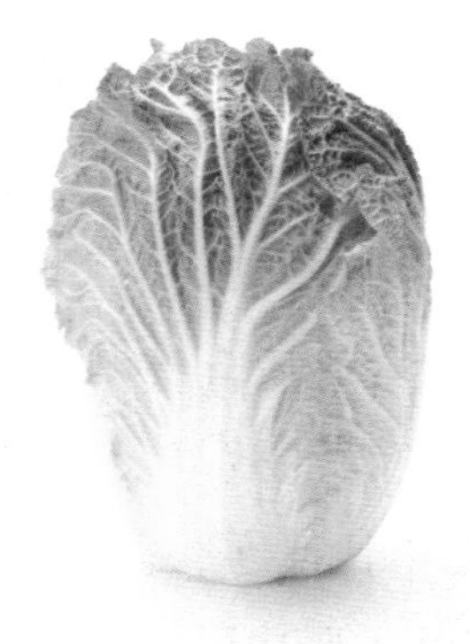

酸奶

酸奶在营养成分上比普通牛奶更丰富，而且其蛋白质更容易消化，更有利于中老年人肠胃的吸收；酸奶中的乳酸菌产生乳酸等有机酸，能刺激胃壁蠕动，促进胃液分泌，使消化功能增强，可治愈老年习惯性便秘。

土豆

土豆中的蛋白质比较接近动物蛋白质，而且脂肪含量少，含有丰富的赖氨酸和色氨酸，是一般粮食所不可比的。土豆中的蛋白质无论是营养价值还是保健功能，都要高于黄豆。土豆有和胃、调中、健脾、益气的作用，对胃溃疡、习惯性便秘、热咳及皮肤湿疹有治疗功效。

芋头

它含丰富的淀粉，同时也含维生素B_1、维生素B_2、维生素C等，是一种碱性食物，民间多有食用芋头来防治便秘的经验。

香蕉

香蕉内纤维质含量很多，具有良好的预防便秘的效果。传统医学认为，香蕉味甘性寒，具有较高的药用价值，其主要功用是清肠胃、治便秘，并有清热润肺、止烦渴、填精髓、解毒、解酒等功效。

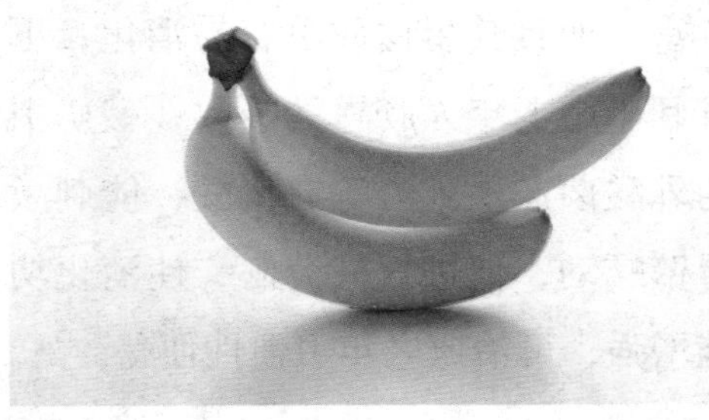

菠菜

菠菜含有大量的水溶性纤维素，经常摄食菠菜有利于排出肠道中的毒素，所以便秘的人应多吃菠菜，以利于润肠通便。

雪里蕻

雪里蕻组织较粗硬，含有胡萝卜素和大量食用纤维素，故有宽肠通便作用，可防治便秘，尤宜于中老年人及习惯性便秘者食用。

魔芋

从营养的角度看，魔芋是一种低热量、低蛋白质、低维生素、高膳食纤维的食品。其中主要的有效成分是葡甘露聚糖，属可溶性半纤维素，它能吸收水分，增加粪便体积，改善肠道菌群，使肠内细菌酵解产生低级脂肪酸，刺激肠蠕动，这些都有利于排便。便秘者食用魔芋，能增加粪便含水量，缩短食物在肠道内运转的时间和排便时间，增加双歧杆菌（肠道有益菌）的数量。

松子仁

松子仁富含脂肪油，主要为油酸酯和亚油酸酯，能润肠通便，缓泻而不伤正气，对老年人体虚便秘、小儿津亏便秘有一定的食疗作用。

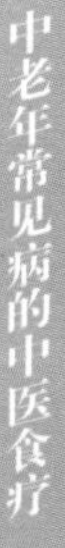

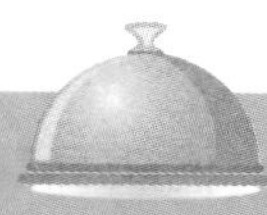

食疗方

黄豆糙米南瓜粥

原料：黄豆50克，糙米100克，南瓜120克，水、盐各适量。

制作：

1 黄豆洗净并用水浸泡3～4小时；糙米洗净，浸泡约1小时。

2 南瓜去皮切小块，备用。

3 锅中加入黄豆和6杯水，用中火煮至黄豆酥软，加入糙米及南瓜，改用大火煮开，再改小火慢慢煮至豆酥瓜香，加盐调味即可。

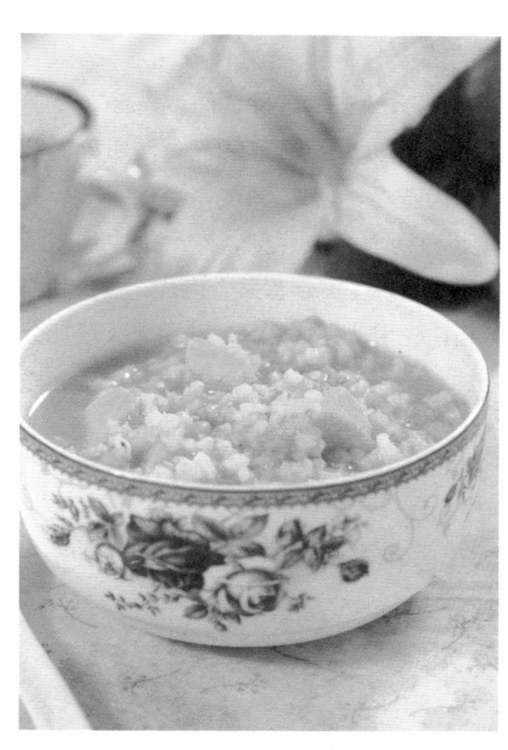

功效解说

南瓜含有丰富的果胶纤维素，有润肠通便、预防便秘和预防结肠癌的功效。糙米中的米糠由于含有可溶性植物纤维，也具有通畅肠道的作用。

瓜皮蚕豆汤

原料：冬瓜皮30～60克，蚕豆60克。

制作：将上两味共煮汤，调味服食。

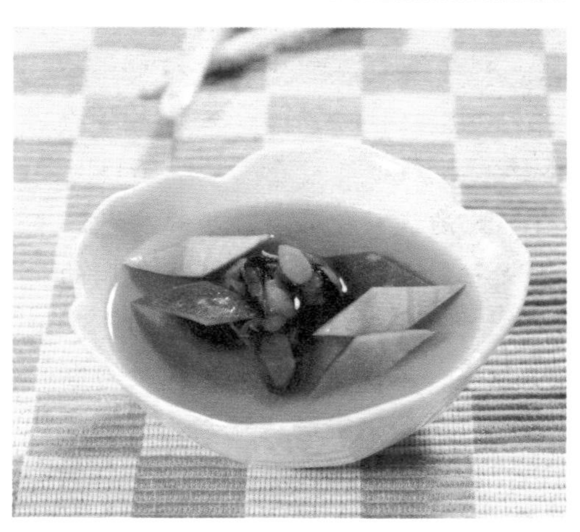

功效解说

此汤能健脾化湿、利水消肿，适用于脾虚水停、全身浮肿、小便不利、身体重倦、胸闷纳呆等症。此外，嫩蚕豆煮稀饭能和胃、润肠通便，对习惯性便秘有良效。

冬笋黄鱼汤

原料：冬笋、雪菜、肥猪肉各30克，黄鱼1条，葱、姜、香油、清汤、料酒、胡椒面、盐、味精各适量。

制作：

1 先将黄鱼去鳞，除内脏，洗净；冬笋发好，切片；把雪菜洗净，切碎；肥猪肉洗净，切片备用。

2 将鱼两面各煎片刻，然后锅中加入清汤，放入冬笋、雪菜、肉片、黄鱼和作料，先用武火烧开，后改用文火烧15分钟，再改用武火烧开，拣去葱、姜，撒上味精、胡椒面，淋上香油即成。

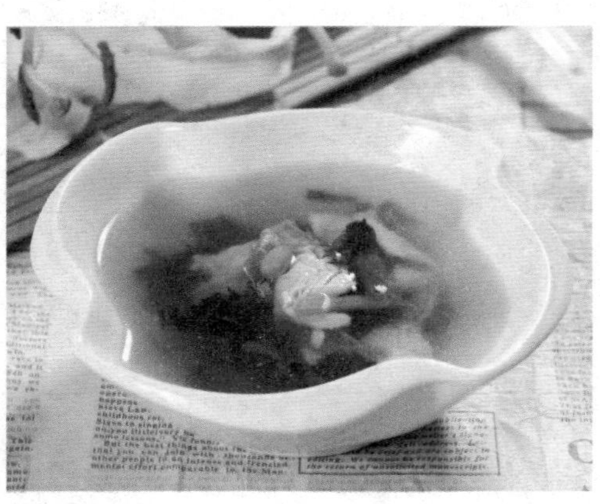

功效解说

此汤能补气开胃、填精安神。冬笋是一种高纤维、低淀粉、低脂的食品，对人体保健有益。它作为人类蔬食之一，不仅不会增加人体的血脂、血糖，还能促进肠道蠕动，有助于消化，能预防便秘的发生。

沙锅杏仁豆腐

原料：优质豆腐120克，杏仁15克，麻黄3克，盐、味精各少许，芝麻油适量。

制作：

1 先将杏仁、麻黄洗净，共装入纱布袋，用线将口扎紧。

2 将豆腐切成3厘米见方的方块，入开水中汆去涩味。

3 将药袋和切好的豆腐一起放入沙锅，加适量水，先用旺火烧开，后改用文火，共煮1小时，最后捞出药袋，加入盐、味精、芝麻油调味即成。

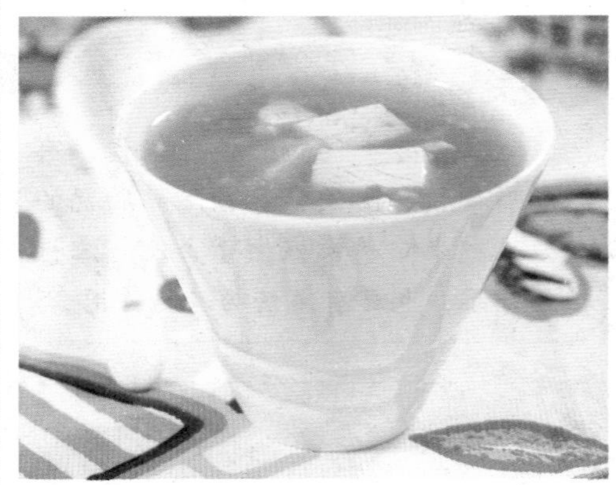

功效解说

此菜润肺滑肠，发汗定喘。甜杏仁能滋养肺肾、止咳平喘。用于治疗喘咳、肺肾两虚、干咳无痰、少气乏力等，亦可用于阴血虚亏、肠燥便秘或老年人大便秘结。适于肾阳虚、哮喘者服用；因受凉发作哮喘者食用，疗效更为显著。

胆囊炎与胆结石的中医食疗

胆囊炎是最常见的胆囊疾病，分为两种，即急性胆囊炎和慢性胆囊炎。急性胆囊炎是胆汁淤滞、黏膜损伤和细菌感染引起的急性炎症，主要致病菌是大肠杆菌、厌氧菌等。慢性胆囊炎多是急性胆囊炎迁延或由胆结石刺激引起的慢性炎症，由于炎症反复发作，使囊壁纤维组织增生，胆囊体积缩小，最后功能丧失；少数胆囊管梗阻，导致胆囊内积脓或白胆汁。

胆囊炎常因胆道内寄生虫或细菌感染、胆汁滞留或胰液向胆道反流等引起，也常继发于胆石刺激和梗阻。胆囊炎和胆结石常同时存在，互为因果，胆囊炎的炎性渗出物可成为胆石的石核。胆石形成后不但影响胆囊的功能，使消化吸收不良，出现腹胀、食欲不振等症状；而且胆石可以游动到胆管口，引起胆道梗阻，患者出现剧烈腹痛、恶心、呕吐、黄疸，继发感染时高热不退，甚至引起中毒性休克，危及生命。

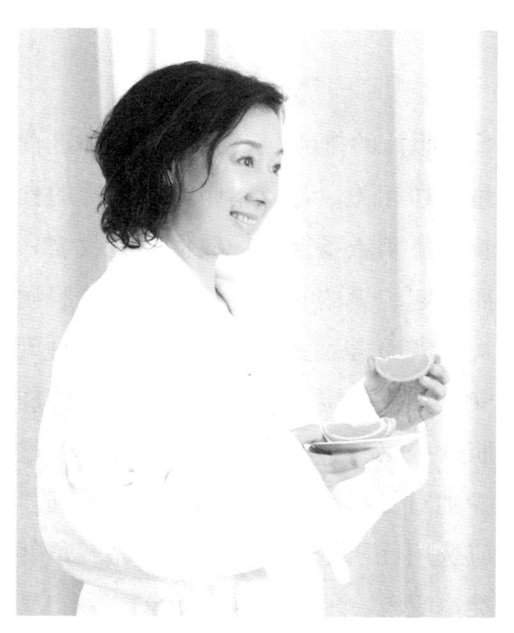

胆囊炎、胆结石的饮食防治原则

适当热量，低脂饮食，控制体重

肥胖者应限制热量。胖人胆结石的发生率比体重正常者要明显增高。吃得过多、过饱、过油腻，摄入的热量必然大大超过身体在日常生活和工作中的热量消耗，剩余营养便会导致肥胖，肥胖者易产生代谢紊乱，使胆固醇升高，从而发生胆结石。大量食用高脂肪食物，使胆汁中胆固醇含量增加，脂代谢紊乱，胆囊收缩功能也降低，胆汁易浓缩，也会生成胆结石。

合理的进食比例应该是脂肪量占20%左右，肥胖的人更要适当降低为宜，少食油炸食品。建议将油炸食品、肥肉、奶油点心等高脂食物从食谱中剔除掉。但这并非一概拒绝荤食。实际上，适量摄入荤食，对胆囊炎、胆结石患者并无坏处。因为荤食的排胆汁作用强，胆管下段的胆砂或小胆石可随胆汁排出，减少胆管内砂石的沉积，对疏通胆道有利。而且，胆汁经常排出，就不会过于浓缩，这对防止胆石增长也有利。长期吃素拒荤，会导致营养不平衡，不利于健康，所以一定要掌握适度均衡原则。

控制胆固醇的摄入量

胆固醇结石的生成与肝脏分泌过多胆固醇有关。膳食胆固醇含量能够对肝脏的胆固醇分泌量产生直接影响。控制膳食胆固醇的摄入可以部分地降低体内胆固醇水平。每日胆固醇摄入量以不超过300毫克为宜。如果患有严重高胆固醇血症，则应该控制在200毫克/天以下，所以要小心蟹黄、脑、肝、肾等动物内脏以及鱿鱼、乌贼鱼等高胆固醇食物。研究认为，膳食饱和脂肪酸对机体胆固醇水平的影响要强于膳食胆固醇，所以也要少吃富含饱和脂肪酸的食品，主要是动物脂肪。

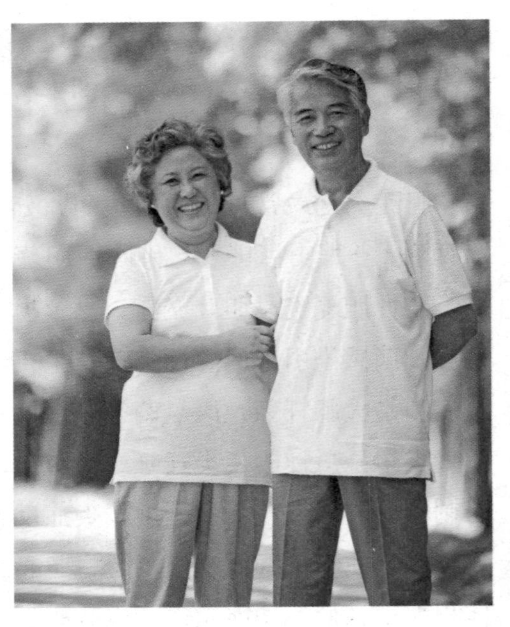

适量蛋白质

胆汁的排泄与食物的性质和进食量密切相关，含有脂肪和蛋白质的食物最易刺激肠壁，释放促胆囊收缩素而引起胆囊的收缩排泄。对慢性胆囊炎患者而言，蛋白质的摄入量为每天50～70克，摄入过多的蛋白质会增加胆汁分泌，影响病变组织恢复；而过少则对受损胆管组织的修复也不利。应选用优质蛋白质，如豆制品、鱼虾类、瘦肉、蛋清等。

适量糖类，不要嗜好甜食

糖类每天供给300～500克，以达到补充热量、增加肝糖原、保护肝细胞的目的。但要适当限制单糖，如砂糖、葡萄糖的摄入。

多选用富含膳食纤维的食物

饮食过精过细也是引起胆结石的危险因素。食物中的膳食纤维可增加胆汁中鹅脱氧胆酸的含量，降低胆固醇饱和度，提高胆汁溶解胆固醇的能力，还可以增加肠蠕动，有利于胆固醇和胆酸排出体外，从而预防胆结石的发生。膳食纤维高的食物主要有绿叶蔬菜、水果、粗粮等。

摄入富含维生素C的食物

维生素C可以使体内多余的胆固醇转变为胆汁酸，而胆结石的主要成分就是胆固醇，将胆固醇转变为胆汁酸，就失去了胆结石的原料，也就不能形成胆结石了。

加强锻炼

饭后久坐不爱活动，也是易发胆结石的原因。运动能加快胃肠蠕动，激活消化吸收代谢转运的生化过程，消耗热量，降低血胆固醇，调整血糖，改善脂质和胆固醇代谢，也避免胆固醇从胆汁中分离、形成结石。饭后可以散步几十分钟，最重要的还是平时要有规律性的运动。

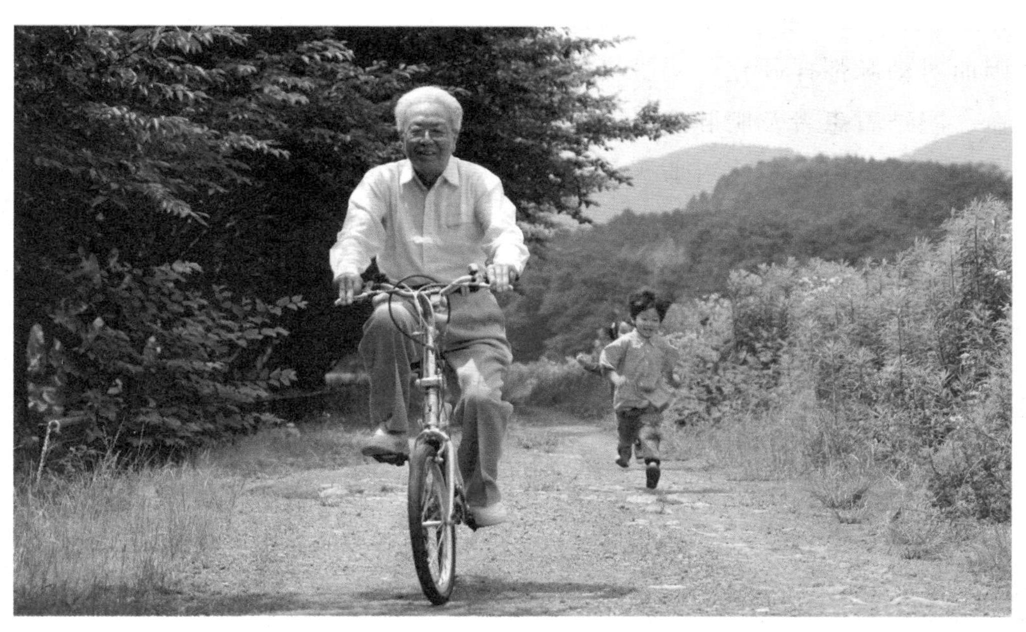

宜用食品

黑木耳

黑木耳所含的发酵素和植物碱，具有促进消化道与泌尿道各种腺体分泌的特性，并协同这些分泌物催化结石，滑润管道，使结石排出。黑木耳还含有多种矿物质，能对各种结石产生强烈的化学反应，能剥脱、分化、侵蚀结石，使结石缩小并排出。患胆结石、肾结石、膀胱结石、粪石等患者，可长期食用黑木耳，使结石排出体外。

圆白菜

圆白菜所含的果胶、纤维素能结合并阻止肠道吸收胆固醇和胆汁酸，因而对动脉粥样硬化、心脏局部缺血、胆结石患者及肥胖患者十分有益。经常食用圆白菜，对防治肝炎、胆囊炎等慢性病也有良好作用。

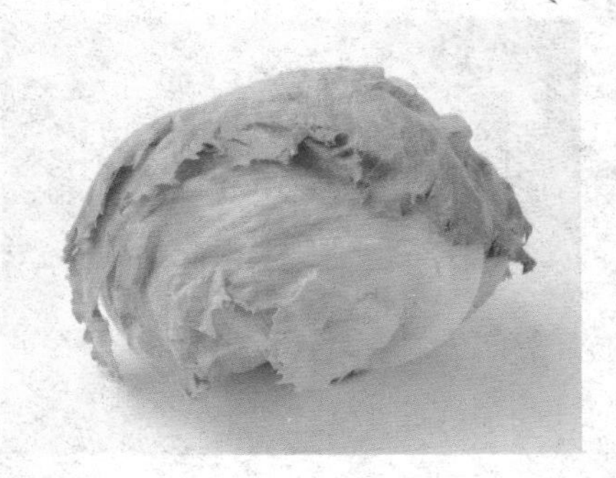

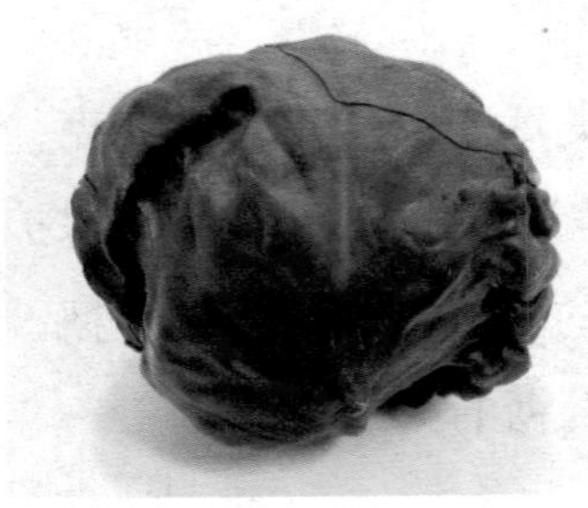

甘蓝

结球甘蓝所含的果胶、纤维素能结合并阻止肠道吸收胆固醇和胆汁酸，因而对动脉粥样硬化、胆结石症患者十分有益。

青椒

青椒富含维生素，尤其是水溶性维生素C，这一类维生素可以使体内多余的胆固醇转变为胆汁酸，而胆结石的主要成分就是胆固醇，所以能防治胆结石。一般成年人，特别是稍肥胖的妇女，多吃一些富含维生素C的食品——青椒、鲜枣、柑橘，可以起到预防胆结石的作用。

柠檬

柠檬富含维生素C、柠檬酸、苹果酸，是最有药用价值的水果之一，对人体十分有益。柠檬对消化不良、腹泻、肝病、胆病和胰腺病都有一定的辅助治疗的作用，还有利于消除结石和尿路感染。

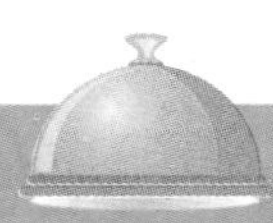

食疗方

田基黄煮鸡蛋

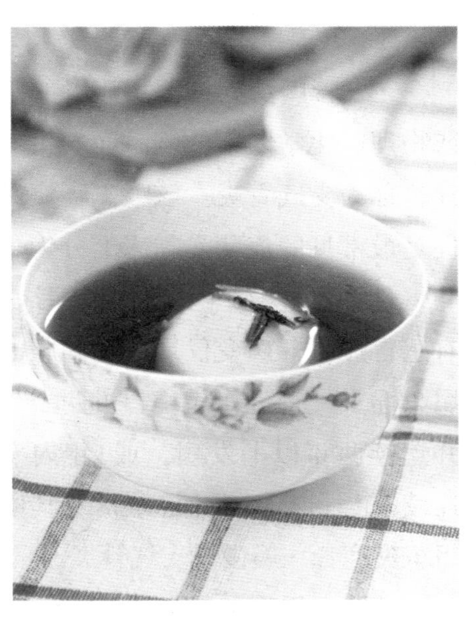

原料：田基黄30克（鲜品60克），金钱草20克，鸡蛋2个。

制作：将田基黄、金钱草、鸡蛋洗净加清水同煮，待蛋熟后剥去蛋壳，再煮15分钟。

功效解说

田基黄利湿退黄，适用于湿热黄疸、尿淋漓涩痛、目赤肿痛、烦热等症。西医用于急性黄疸型肝炎、胆囊炎、慢性肝炎、营养不良、结膜炎等病症的辅助治疗。

虎杖茵陈汤

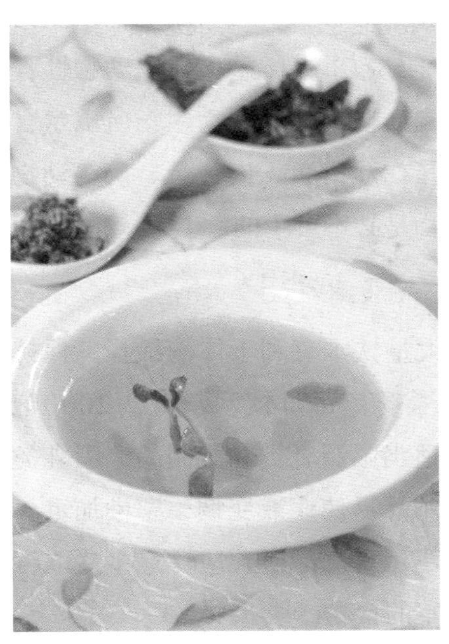

原料：虎杖10克，茵陈15克，大枣12克。

制作：虎杖、茵陈、大枣洗净，加清水适量煎煮，去渣取汁代茶饮。

功效解说

此汤能利湿退黄、清热解毒。西医用于黄疸型肝炎、肝性脑病、胆囊炎、胆结石、盆腔炎、下尿路感染的辅助治疗。虎杖有调整胃肠、通利二便的功用，中医常用它来治疗高血糖、高血尿酸、高血脂、高胆固醇以及单纯性肥胖、习惯性便秘、高血压病等。

慢性支气管炎的中医食疗

支气管因受到细菌、病毒的感染或物理、化学因素的刺激而发生的炎症，称为支气管炎。咳嗽、咯痰或喘促是最常见的症状。临床上分为急性和慢性两类。病程不超过1个月，伴有感冒症状，病变仅局限于黏膜的，属急性支气管炎；病程超过两个月，并连续两年以上发病，或1年内发病连续3个月以上，引起黏膜及其周围组织炎症者，属慢性支气管炎。

慢性支气管炎是老年人常见病，故俗称老年慢性支气管炎。其主要表现为慢性咳嗽或咳痰，往往缠绵不止，反复发作。若病情迁延日久，后期会发生慢性阻塞性肺气肿和肺源性心脏病，除咳嗽之外，还兼有气喘气短的症状。

支气管炎是一种常见病、多发病，如果治疗不及时，可并发肺气肿、肺原性心脏病，严重影响劳动能力，甚至危及生命。本病属于中医学中的“咳嗽”“咳喘”“痰饮”的范畴。对于此病的治疗，应加强体质锻炼，提高机体抵抗力；积极防治感冒；采取中西医结合控制感染及对症治疗等措施。若能配以食物治疗，将会收到更好的疗效。

慢性支气管炎的饮食防治原则

保证优质蛋白质供给

膳食中供给足量的蛋白质，有利于支气管组织的修复，增强呼吸道的抵抗力，提高肌体免疫力，减少反复感染的机会。蛋白质的供给量为1.2 ~ 1.5克/千克体重，应以动物性食物蛋白质与大豆蛋白为主，所以富含优质蛋白质的鱼、肉、蛋、奶等动物性食物是必不可少的。

增加液体摄入量

大量饮水有利于体液稀释，保持气管通畅，每日饮水量应为2000毫升。适当限制乳类和乳制品，因乳类与乳制品易使痰液变稠，感染加重。但在不用乳制品时，应注意多摄取含钙丰富的食物。

供给足量的维生素

充足的维生素可增强肌体免疫力，减轻呼吸道的感染症状，促进支气管黏膜修复。维生素C提高免疫力的作用已广为人知，它的来源是新鲜水果蔬菜。另外还有一类食物是菌藻类，如蘑菇、木耳、海带等，也可以提高机体的免疫能力。近年来还有研究表明，维生素A具有保护呼吸道黏膜的作用，因此可以选择胡萝卜、红薯、番茄等黄绿色蔬菜来增加其摄入量。每日应摄取维生素A1000～1500微克，维生素C为100～200毫克。

戒烟，喝茶，避免刺激性食物

因为吸烟会引起呼吸道分泌物增加，反射性支气管痉挛，排痰困难，有利于病毒、细菌的生长繁殖，使慢性支气管炎进一步恶化，故需戒烟。茶叶中含有茶碱，能兴奋交感神经，使支气管扩张而减轻咳喘症状，故宜多喝茶。忌食一切刺激性食物，如姜、葱、花椒、桂皮、辣椒及油腻、煎炸等食物。如为喘息型老年慢性支气管炎，还要忌食海腥类食物。

宜用食品

梨 传统医学认为，梨性味甘、微寒，主要功能为生津止渴、清心润肺、除烦利尿、清热解毒、消痰、降火止咳。梨的种类较多，但营养成分大致相同。患肺结核及急性或慢性气管炎和上呼吸道感染的患者，出现咽干喉疼、痰多而稠、大便干燥、小便黄少等症状时，在服药的同时，吃些梨，可帮助缓解病情，促进病愈。但脾胃虚寒、便清的老年人应该慎食。

沙棘果 沙棘果有“维生素宝库”之称，有延年益寿功效，能消喘止咳，可用于治疗慢性气管炎、咳喘等呼吸系统疾病。

银耳 传统医学认为，银耳是滋补佳品，有强精、补肾、润肺、生津、止咳、清热、养胃、补气、和血、强心、壮身、补脑、提神的功效，适用于一切老弱及病后体虚者。银耳对老年高血压、血管硬化患者比较适宜，特别适用于治疗老年慢性气管炎等病症。

核桃 核桃仁具有补气养血、润燥化痰、温肺润肠、散肿消毒、改善肿瘤症状等功能。另外，核桃仁的镇咳平喘作用也十分明显，对冬季慢性气管炎和哮喘病患者疗效极佳。

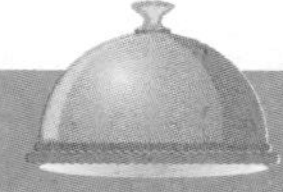

食疗方

沙参粥

原料：沙参15～30克，粳米50～100克，冰糖适量。

制作：

1 先将沙参煎取药汁，去渣；入粳米煮粥，粥熟后加入冰糖同煮为稀薄粥。

2 或者用新鲜沙参30～60克，洗净后切片，煎取浓汁，加粳米、冰糖煮成粥。

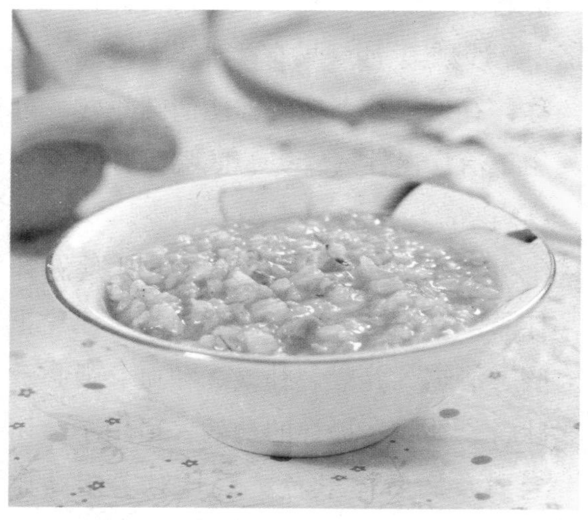

功效解说

沙参润肺，养胃，祛痰，止咳。用于肺热肺燥、干咳少痰，或肺气不足、肺胃阴虚的久咳无痰、咽干，或热病后津伤口渴。沙参是中医临床常用的药物，其味甘性凉，有清余热、润肺胃的作用。加入冰糖，既可调味，又能增强疗效。

苏子红糖粥

原料：苏子10克，粳米50～100克，红糖适量。

制作：

1 将苏子研细，以水提取汁；粳米淘洗干净。

2 粳米、红糖、苏子汁放入沙锅内，加水煮至粥稠即成。

功效解说

苏子降气消痰，止咳平喘，养胃润肠。适用于中老年人慢性支气管炎及肠燥便秘。苏子具有下气、消痰、润肺、宽肠的功效。

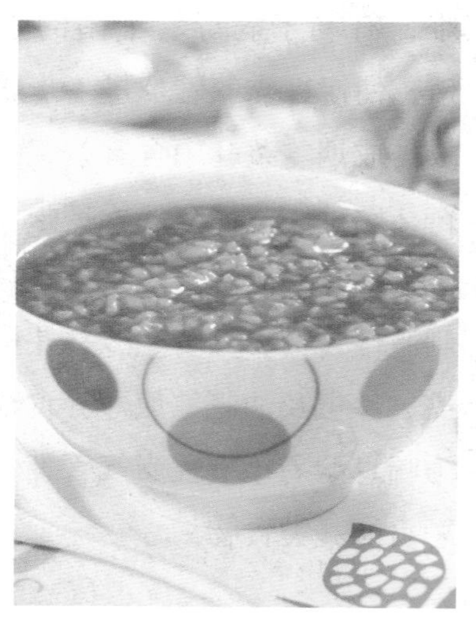

雪梨川贝粥

原料：雪梨1个，粳米50克，川贝母12克，白糖一大匙。

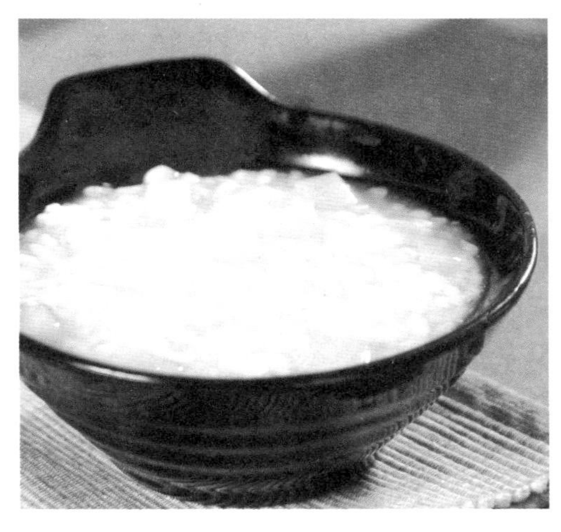

制作：

1 把川贝母用冷水浸泡1小时后取出，洗净去除杂质，备用。

2 把雪梨洗净，去皮，去心，切成1厘米见方的小块；粳米淘洗干净。

3 把粳米、川贝母、雪梨放入锅内，加清水500克。

4 把锅置火上，用旺火烧沸，加入白糖，然后转用小火再煮40分钟即成。

功效解说

雪梨有清热润燥、化痰止咳、生津止渴之功效。可用于治疗热病烦渴、咳嗽等症。川贝有润肺止咳、化痰散结之功效，可用于治疗肺燥热和虚劳咳嗽。冰糖有生津润肺、化痰止咳、清热解毒、利咽降浊之功效，可用于治疗食欲不振、肺燥咳嗽、哮喘、口干烦渴、咽喉肿痛等症。本品适于支气管炎患者食用。

杏仁鲫鱼汤

原料：甜杏仁10克，鲫鱼1尾，红糖适量。

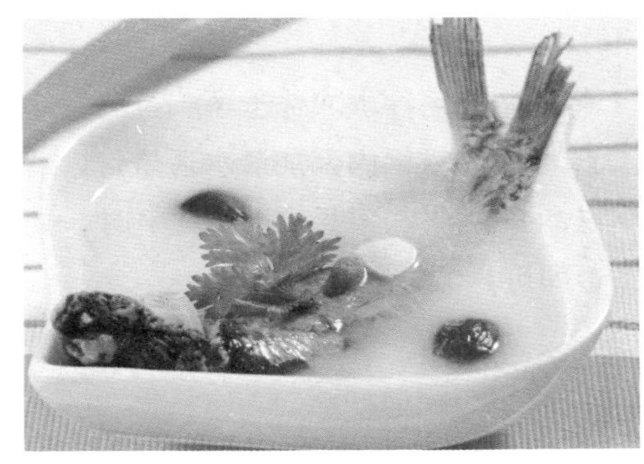

制作：

1 将鲫鱼去鳃与内脏及鳞，洗净。

2 鲫鱼放入锅中，加水，与甜杏仁、红糖共煮30分钟，至鱼熟即可。

功效解说

此汤健脾益气，滋阴理肺。适用于气阴两虚型慢性支气管炎、痰咳之不爽、动辄喘促气短之患者。

附子干姜粥

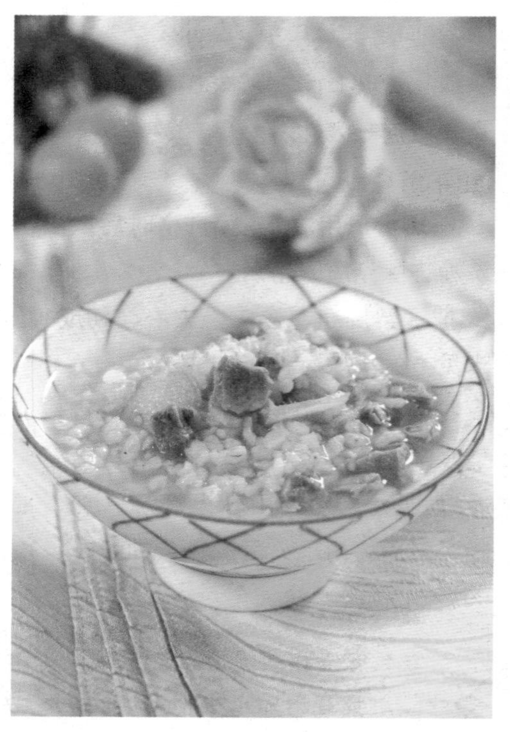

原料：制附子10克，干姜5克，猪肺250克，粳米100克，葱白、红糖各适量。

制作：

1 先将猪肺洗净，加适量水，煮七成熟，切成丁块备用。

2 再以大米、猪肺丁、猪肺汤适量，与附子片共煮为粥。

3 粥将熟时加入葱、姜即成。

功效解说

附子温阳散寒，化气行水。适用于阳虚咳嗽、咳嗽反复发作、迁延难愈、痰涎清稀、心悸畏寒、肢体沉重、小便清、舌质淡、苔白润、脉沉细。

清炖猪心

原料：鲜猪心1个，食盐适量。

制作：

1 将鲜猪心用冷水冲洗干净。

2 猪心放入铁锅内，加清水适量，以适量的食盐调味，用文火焖1小时，熟透即可。

功效解说

猪心有补虚益血、镇惊安神之功效。本品适于风寒感冒咳嗽和支气管炎咳嗽的患者食用。切片随意吃，一般两剂可见效。

丝瓜花蜂蜜饮

原料：丝瓜花10克，蜂蜜20克。

制作：

1 将丝瓜花洗净沥干，放入大茶杯中，以适量的沸水冲泡，加盖焖10分钟。

2 再加入蜂蜜调匀即可。

功效解说

本品具有清热润肺、消痰顺气、止咳定喘功效，适于肺热性或急慢性支气管炎引起的咳嗽、咳吐黄痰、气喘患者饮用。

失眠的中医食疗

失眠是临床常见病证之一，是心神失养或心神不安导致经常不能获得正常睡眠为特征的一类病证。主要表现为睡眠时间、深度的不足以及不能消除疲劳、恢复体力与精力，轻者入睡困难，或寐而不酣、时寐时醒，或醒后不能再寐，重则彻夜不寐。失眠虽不属于危重疾病，但常妨碍人们的正常生活、工作、学习和健康，并能加重或诱发心悸、胸痹、眩晕、头痛、中风病等病证。

失眠是神经衰弱的一种重要表现，还可以由一些疾病引起，如脑动脉硬化、椎–基底动脉供血不足、脑梗死后遗症、贫血、糖尿病、颈椎病等。有些更年期女性，也可有较重的失眠表现。长期失眠可出现头昏脑涨、疲乏无力、记忆力减退等症状，对人体的生理功能调节有很大影响，有的女性会出现月经失调，男子会出现阳痿、早泄、遗精等症状。这些症状的出现使得病人精神更加紧张，加重失眠症状，导致恶性循环。

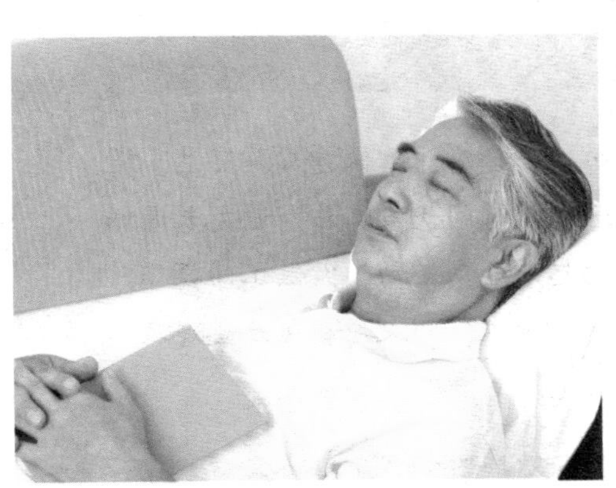

失眠的饮食防治原则

清淡饮食

日常膳食应清淡易消化，以平补为主，使自己保持比较安定的情绪，如：豆类、奶类、谷类、蛋类、鱼类、冬瓜、菠菜、苹果、橘子等。如果盐吃得太多，便容易因口渴而想吃水分多的东西，使夜尿多而影响睡眠。平日注意摄取具有补心安神、促进睡眠作用的食物，如核桃、小麦、鸡蛋黄、羊奶、猪心、猪肝、阿胶（阿胶产品）等。

补充矿物质

多吃富含钙、镁、锌、铜等的食物。多吃富含钙的食物，如牛奶、蛋类、海藻类、豆制品等，有利于大脑充分利用色氨酸，可促进胰腺、肝脏活动加速，促进胆汁、胰液的分泌，提高消化吸收的效果；镁是天然的放松剂和镇静剂；缺锌、缺铜可导致失眠，所以，注意补充矿物质对缓解失眠很有作用。

补充B族维生素

B族维生素有助睡眠的功效，富含B族维生素的食物有全麦制品、绿叶蔬菜、动物肝脏、蛋类等。当人体缺乏叶酸时，容易导致失眠。

补充蛋白质

失眠可消耗大量的热量，及时补充营养有利于疾病的康复，建议失眠患者以高蛋白质、高纤维、高热量饮食为主，并注意食用润肠的食物，以保持大便通畅。

保持良好的饮食习惯

三餐适当，早餐要吃好，应吃体积小而富含热量的食物；午餐要吃饱，补充足量热量；晚餐要吃少，因为晚餐后不久要睡觉，所需热量较少。食要定时，每天按时吃饭、睡觉，建立正常的生活节奏，将有助于睡眠。晚餐不可过饱，应该吃得早一点，必须安排在就寝的4小时以前。晚餐注意吃一些比较容易消化、不会造成胃肠负担的食品。睡前不宜大量饮水，避免因胃肠的刺激而兴奋大脑皮质，或夜尿增多而入睡困难。

忌食兴奋性食品

辛辣刺激性食物，如辣椒等，能

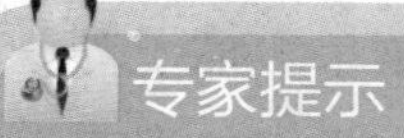

专家提示

失眠者的精神调养也是十分重要的，平日应注意保持心胸豁达，避免烦恼、焦虑；还要注意劳逸结合，避免长时间伏案工作，避免长时间使用电脑，可在工作一两个小时后，站起来活动活动，做做工间操等。在生活上应节制性欲，保养心肾。睡眠质量不好的人应积极改变现状，以便提高工作效率和生活质量，保持乐观情绪，规律生活。

够兴奋神经，加重神经衰弱、失眠。烟、酒、咖啡、茶、可可等食品大多具有双向性作用，短时间内使人兴奋，但很快就可以引起神经系统的抑制过程，导致失眠，加速神经衰弱的发生。

宜用食品

猪心 猪心有补虚、安神定惊、养心补血之效，主治心虚失眠、惊悸、精神恍惚等症。

牡蛎 崔禹锡在《食经》中说“牡蛎肉治夜不眠，治意不定”，经常食用，可以减少阴虚阳亢所致的烦躁不安、心悸失眠、头晕目眩及耳鸣等症状。牡蛎中所含的多种维生素与矿物质（特别是硒）可以调节神经、稳定情绪，有安神之功效，常用于治疗心神不安、惊悸怔忡、失眠多梦等症。

蜂蜜 蜂蜜中含有铁、铜、钾、钠、镁、锰、磷等矿物质，而人体血液中的矿物质含量与蜂蜜中矿物质颇为相似，这有利于胃肠对矿物质的吸收利用，使人体能迅速消除疲劳，恢复体力。蜂蜜具有补中益气、安五脏、和百药之效，对失眠者疗效显著。

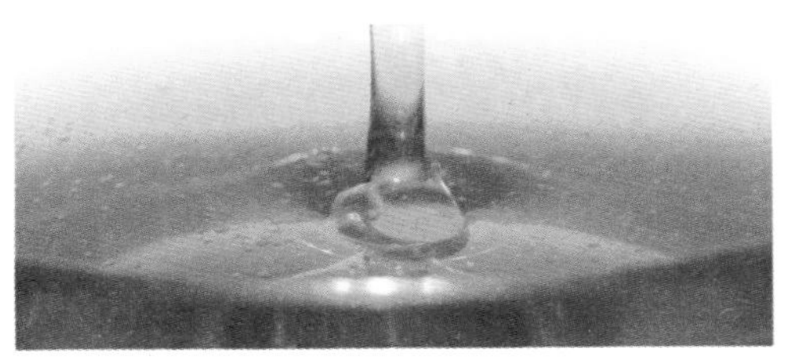

黄瓜 黄瓜含有维生素B_1，对改善大脑和神经系统功能有利，能安神定志，辅助治疗失眠症。

酸枣 酸枣可以起到宁心、安神、敛汗的作用。医学上常用它来治疗神经衰弱、心烦失眠、多梦、盗汗、易惊等病。同时，又能达到一定的滋补强壮效果。常见的中药“镇静安眠丸”，就是以酸枣仁为主要成分制成的。

葵花子 葵花子含有丰富的植物油脂、胡萝卜素、麻油酸等，并含有蛋白质、糖类、多种维生素及锌、铁、钾、镁等微量元素。葵花子含脂肪可达50%左右，其中主要为不饱和脂肪酸，而且不含胆固醇，具有治疗失眠、增强记忆力的作用。

芹菜 研究人员从芹菜子中分离出的一种碱性成分，具有镇静安神作用，所以，芹菜有利于安定情绪、消除烦躁，对神经衰弱、失眠均有辅助治疗作用。常吃芹菜能防治肝阳上亢、头晕目眩、失眠健忘、淋浊、尿路感染、前列腺炎、妇女月经不调等病症。

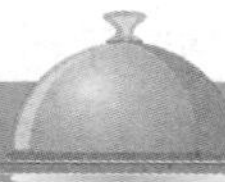

食疗方

大枣百合龙眼粥

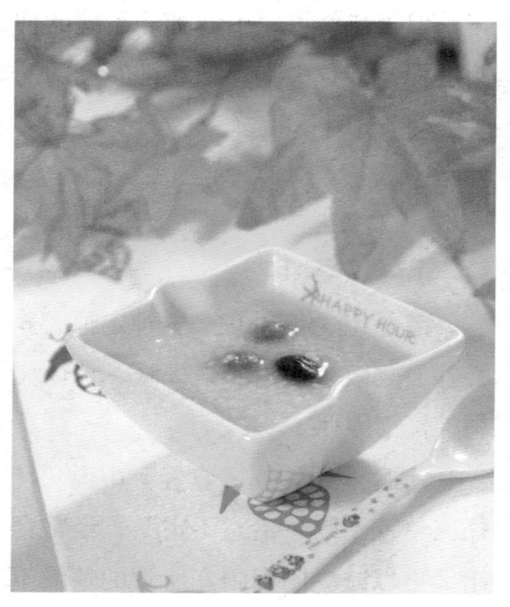

原料：鲜百合50克，大枣8枚，龙眼10个，小米100克，冰糖适量。

制作：先将百合洗净后与大枣、龙眼肉、小米同入沙锅煮粥，粥熟后加入冰糖溶化即可。

功效解说

百合富含有淀粉、蛋白质、脂肪、无机盐及秋水仙碱等成分，有清热润肺除烦、宁心安神等功效，可治疗梦多失眠。

芹菜枣仁汤

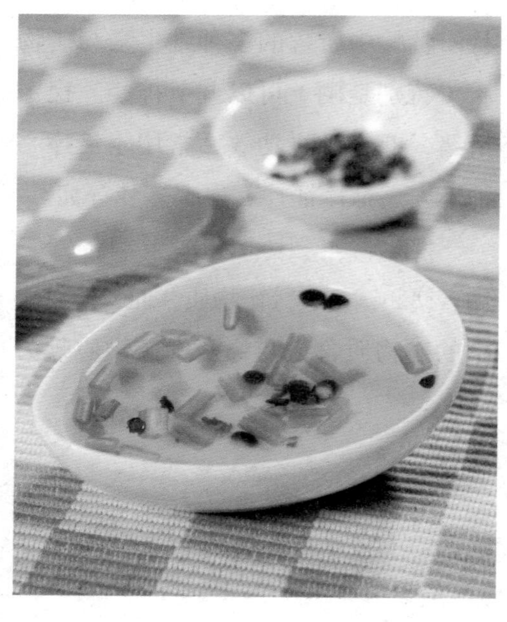

原料：鲜芹菜90克，酸枣仁9克。

制作：将鲜芹菜洗净切段，同酸枣仁一起放入锅中，加适量水共煮为汤。

功效解说

此汤能平肝清热、养心安神。适用于虚烦不眠、神经衰弱引起的失眠健忘，高血压时的头晕目眩等病症。芹菜中有一种碱性成分，对动物有镇静作用，对人体能起安定作用，有利于安定情绪、消除烦躁。

藕丝羹

原料：嫩鲜藕500克，鸡蛋清3个，京糕100克，蜜枣100克，青梅100克，白糖200克，湿玉米粉25克。

制作：

1 将嫩鲜藕洗净泥土，削掉皮，切成1.5寸长的细丝，放入沸水锅中焯一下捞出；京糕、蜜枣、青梅等均切成与藕同样的细丝。

2 把鸡蛋清放在碗内，加入相当鸡蛋清分量一半的水，鸡蛋清与水混在一起，用筷子打匀，倒在大盘内，放到屉中，用武火蒸5分钟，即成为1寸厚的白色固体蛋羹，然后把各种丝分为5条摆在蛋羹上，两端为藕丝，中间为京糕、蜜枣、青梅丝。

3 把炒锅放在武火上，放入开水200毫升，再倒入白糖，水开锅后，加入湿玉米粉勾成白色甜汁，浇到羹上即可。

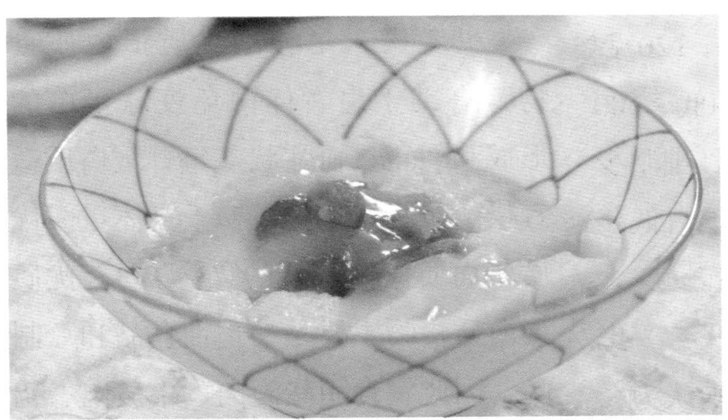

功效解说

藕补心益脾，止血安神。适用于心脾不足的心悸怔忡、失眠多梦、食欲不振、神疲肢倦，并可用于各种出血症状。民间有“新采嫩藕胜太医”之说。此羹有养胃滋阴、健脾益气的功效，是一种很好的食补佳品。

生蚝瘦肉汤

原料：新鲜生蚝肉250克，猪瘦肉250克，生姜10克，葱10克，盐3克，味精2克。

制作：将生蚝肉、猪瘦肉洗净，加清水适量，加生姜、葱，煮汤，待肉熟透后加盐、味精调味即成。

功效解说

此汤能养血、宁心、安神。用于心悸、怔忡、不寐等症。西医用于冠心病、风湿性心脏病、甲状腺功能亢进、自主神经功能紊乱所致的失眠辅助治疗。

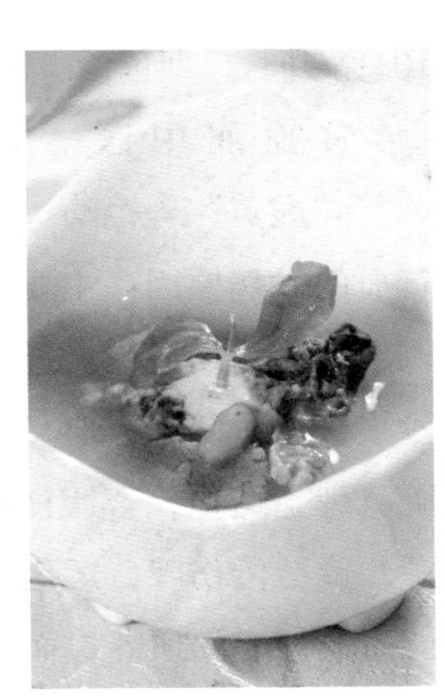

贫血的中医食疗

人体造血组织主要在骨髓。随年龄增长，造血组织逐渐减少，被脂肪和结缔组织所代替，70岁以上老年人的造血组织可减少一半，这些脂肪组织主要是填补老年骨质疏松的空隙。

贫血是一种症状，目前尚无统一诊断标准。一般指单位容积血液中红细胞数、血红蛋白含量及红细胞比积低于正常值，其中以血红蛋白含量低于正常值最重要。我国诊断贫血的血红蛋白标准为：成年男性低于120克/升，女性低于110克/升，孕妇低于100克/升。老年人不分男女，凡红细胞少于每立方毫米350万、血红蛋白低于105克/升时，即可诊断为贫血。

贫血属中医“血虚”“虚劳”“虚黄”等范畴。中医学认为，贫血的发病原因，主要是由于饮食不调、劳倦内伤或失血过多，以致脾肾亏损、气血两虚，而又涉及心、肝两脏。脾主运化，若饮食不调，营养失源，或劳倦伤脾，运化功能失常，不能生血，心失所养，而致心脾两亏；肾藏精、生髓、养肝，若内损精亏，或失血过多，以致肾虚不能生髓化精，肝失濡养，相火偏亢，更易迫血妄行；阴血精髓，亏损日久，可以导致脾肾阳衰，如此相互影响，使病情日益严重。

贫血的饮食防治原则

宜吃优质蛋白质食物

患者摄入足够的优质蛋白质食物，有助于患者体内免疫球蛋白的形成和纠正贫血症状。每日蛋白质适宜供给量为1.5～2.0克/千克体重，优质蛋白质应占总量的1/3～2/3。优质蛋白质食物主要是动物性食品和豆制品，因此宜食用猪瘦肉、牛瘦肉、奶类、蛋类、禽类及豆制品等。

增加维生素的摄入

多吃富含维生素C的新鲜蔬菜和水果。维生素C能促进蔬果中非血红蛋白铁的吸收，如同时摄入柠檬汁、橘子汁和富含铁的蔬菜，就可以使机体对蔬果中铁的吸收率增加2～3倍。补充铁剂时，也应与维生素C同时服用。

多食富含维生素B_{12}、叶酸的食物，以预防巨幼细胞性贫血。富含叶酸的食物主要有动物肝、肾、鸡蛋、豆类、酵母、绿叶蔬菜水果及坚果类；富含维生素B_{12}的食物主要有干酪、肝、肾、大豆、蛋类、菜花、菠菜、全麦粉等。

摄入高铁食物

多吃含铁丰富的食物，补铁应以富含血红蛋白铁的猪肉、鸡肉、鱼类等动物性食品为主。动物性食物中的铁比植物性食物中的铁容易吸收，其中约40%能够被消化道所吸收，这是因为动物性食物中的铁有一半是血红蛋白铁，它的吸收不受消化液和膳食因素的影响，而且动物肉类和肝脏可以促进铁的吸收。另外还要注意铜的摄入，因为铜在人体内以酶的形式参与铁的代谢，有助于血红蛋白及红细胞的形成，是补血不可缺少的物质。人体缺乏铜会减少铁的吸收，缩短红细胞的寿命，因而导致贫血。

供给充足的蛋白质

蛋白质是构成血红蛋白的重要原料，在人体的衰老过程中，由于蛋白质合成代谢能力逐渐衰退，往往会导致血红蛋白合成的减少；另外，不少中老年人为了控制体重和胆固醇的摄入而限制鱼、肉、蛋、奶的摄入，这都是引起和加剧贫血的原因。贫血的中老年人应注意多食用富含优质蛋白质的鱼类、蛋类、肉类、奶类、豆类及其制品。

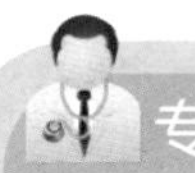

专家提示

贫血患者在服用补铁剂时忌吃的食物

缺铁性贫血患者在服用补铁剂时，应避免与锌、钙制剂和抗酸剂同时服用。亦忌食用含磷较多的食物，如杏仁、可可、花生、乳酪、奶类、鱼类、脑髓、肝肾以及全谷类；含肌醇六磷酸的食物，如花生、核桃、杏仁、黄豆、麦胚芽及麦麸等；富含草酸的食物，如菠菜、茶叶、咖啡、可可、绿豆等，因为以上这些食物均可影响铁的吸收。

宜用食品

猪血 猪血中含血红素铁，极易被人体吸收，若中老年人每天平均吃20克猪血，基本上就可补足对铁的需要量，便能避免和纠正贫血。猪血的质地松软，便于咀嚼，宜于消化，适合中老年人的身体特点。猪血的优质蛋白质含量与猪肉相当，却没有肉类含有大量脂肪的弊端。它在小肠内的吸收率可达37%，与市售的许多补铁剂的基本成分（血红素铁）的吸收率相当。

葡萄 葡萄性平，味甘、酸，无毒，历代中医均把它奉为补血佳品。葡萄含大量葡萄糖，对心肌有营养作用，由于钙、磷、铁的含量相对较高，并有多种维生素和氨基酸，是中老年人、妇女及体弱贫血者的滋补佳品，可补气血、暖肾，对贫血、血小板减少有较好疗效，对神经衰弱和过度疲劳有较好的滋补作用。

龙眼 龙眼肉除了含丰富的铁质外，还含有维生素A、维生素B和葡萄糖、蔗糖等，补血的同时还能治疗健忘、心悸、神经衰弱和失眠症。龙眼汤、龙眼胶、龙眼酒之类也是很好的补血食物。

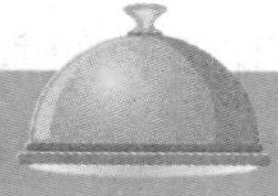

食疗方

核桃花生粥

原料：核桃仁8克，花生仁30克，粳米50克，白糖20克。

制作：

1 将核桃仁、花生仁洗净后，浸泡2小时，核桃仁剥去外皮。

2 将粳米淘洗干净，加入清水适量，将核桃仁、花生仁、粳米放入锅内，武火煮沸，转用文火煮至米熟粥稠，加入白糖搅匀，略煮片刻即可食用。

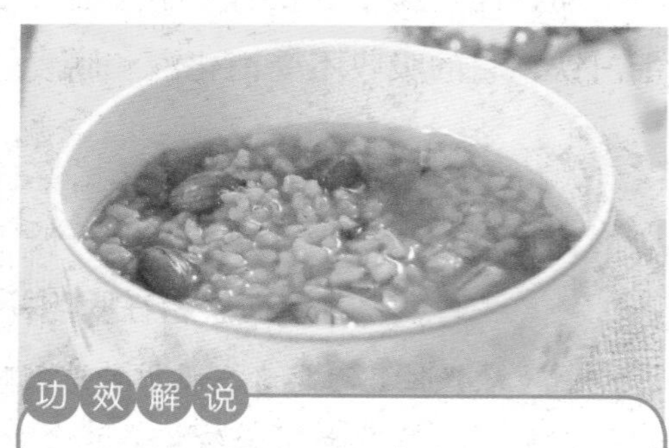

功效解说

此粥温肾助阳，养血，润肤。核桃有健胃、补血、润肺、养神等功效，适用于肾阳不足、腰膝酸软、血虚、肤色无华者食用。西医用于贫血、老年性记忆力减退的辅助治疗。

莲子龙眼粥

原料：莲子15克，龙眼肉10克，糯米30克。

制作：将莲子、龙眼肉、糯米同煮为粥。

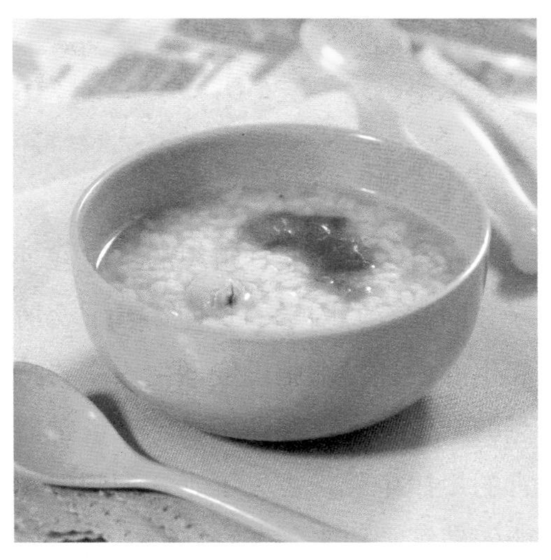

功效解说

此粥补心脾，益气血，适用于失血性贫血。莲子自古以来是公认的老少皆宜的鲜美滋补佳品。

枸莲养血汤

原料：莲子、枸杞子、猪小肠各50克，葱花、酱油、麻油各适量。

制作：

1 先将猪小肠洗净，然后将用水浸泡过的莲子、枸杞子放入猪小肠内，两端用线扎紧。

2 加清水500毫升同煮，待猪小肠熟后，将猪小肠捞出切片，拌入葱花、酱油、麻油，即可食用。

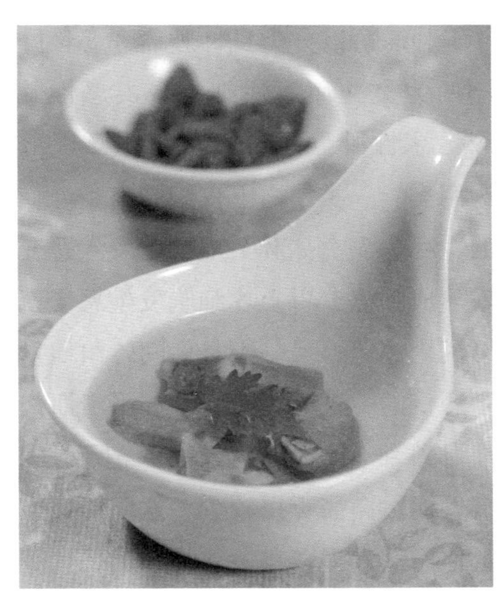

功效解说

此汤能益气养血，适用于贫血、消化功能不良的辅助治疗。《本草经疏》说："枸杞子，润而滋补，兼能退热，而专于补肾、润肺、生津、益气，为肝肾真阴不足、劳乏内热补益之要药。老人阴虚者十之七八，故服食为益精明目之上品。"

肿瘤的中医食疗

肿瘤是人体器官组织的细胞在外来和内在有害因素的长期作用下，所产生的一种以细胞过度增生为主要特点的新生物。这种新生物不按正常器官的规律生长，丧失了正常细胞的功能，破坏了原来的器官结构，有的可以转移到其他部位，危及生命。

肿瘤可以分为良性肿瘤和恶性肿瘤两大类，而癌症则是一类恶性肿瘤。恶性肿瘤还可以从组织学上分为两类：一类是由上皮细胞发生恶变的，称为癌，如肺上皮细胞发生恶变就形成肺癌，胃上皮细胞发生恶变就形成胃癌等；另一类是由间叶组织发生恶变的，被称为肉瘤，如平滑肌肉瘤、纤维肉瘤等。人们对癌听得较多，而对肉瘤听得较少，这与癌病人远比肉瘤病人多有关。临床上恶性肿瘤中癌的比例约为90%。

癌症作为一类恶性肿瘤，是由人体内正常细胞演变而来的。

正常细胞变为癌细胞后，就像一匹脱缰的野马，人体无法约束它，产生所谓的“异常增生”。由于人体细胞有一个生长、繁殖、衰老、死亡的过程，而老化的细胞死亡后就会有新生的细胞取代它，以维持机体组织和器官的正常功能，所以人体绝大部分细胞都可以增生。但正常细胞的增生是有限度的，而癌细胞的增生则是无止境的。正是由于这种恶性增生，使人体大量营养物质被消耗。

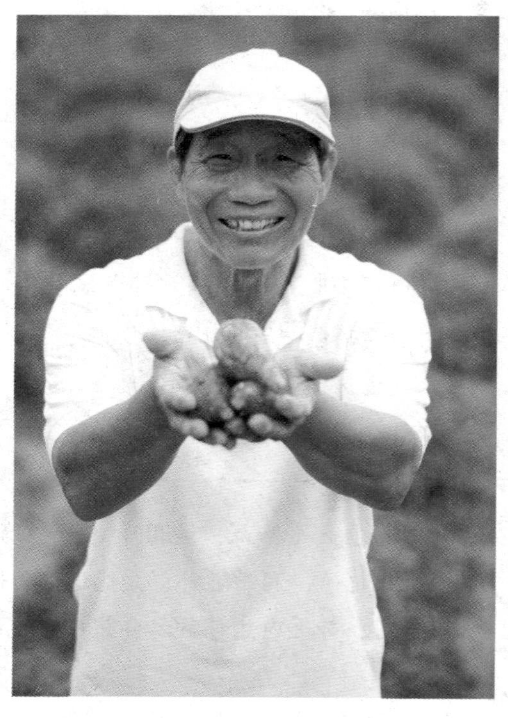

同时，癌细胞还能释放出多种毒素，使人体产生一系列症状。如果发现或治疗不及时，癌细胞还可转移到全身各处生长繁殖，最后导致人体消瘦、无力、贫血、食欲不振、发热及脏器功能受损等，其后果极为严重。

营养素摄入与肿瘤的关系

肿瘤发生的原因十分复杂。据估计，人类肿瘤有80%～90%与环境因素有关，其中50%～90%归因于环境化学因素。随着对肿瘤病因研究的进展，越来越多的人注意到饮食营养与肿瘤的关系。众多的研究表明，不合理的营养摄入、饮食习惯都是造成肿瘤发生与发展的原因之一。

热量

人们对高热量摄入过多可引起肥胖，导致冠心病、糖尿病等多种疾病已有了足够的认识。动物实验表明，限制进食的动物比自由进食的动物肿瘤的发病率低。长期高热量摄入，是易患肿瘤的因素之一。流行病学调查显示，在减少热量的同时，若缺乏蛋白质和其他营养素，则会影响机体抵抗肿瘤的能力。因此，对于中老年人来说，适当地减少总热量，摄足蛋白质、维生素、无机盐，可增强抗肿瘤能力。

脂肪

低脂饮食有助于预防癌症，这是科学家们最早研究的课题。大量流行病学调查表明，人类结肠癌、乳腺癌、前列腺癌、胰腺癌的发病率均与脂肪含量呈正相关，动物实验结果也基本类似。研究资料也表明，脂肪的摄入量与结肠癌、乳腺癌的发病率呈正相关。膳食中不饱和脂肪酸增加，会抑制体内自然杀伤细胞的活性，影响机体防癌功能。在抑制大鼠乳腺癌发病的研究中发现，适当限制热量比

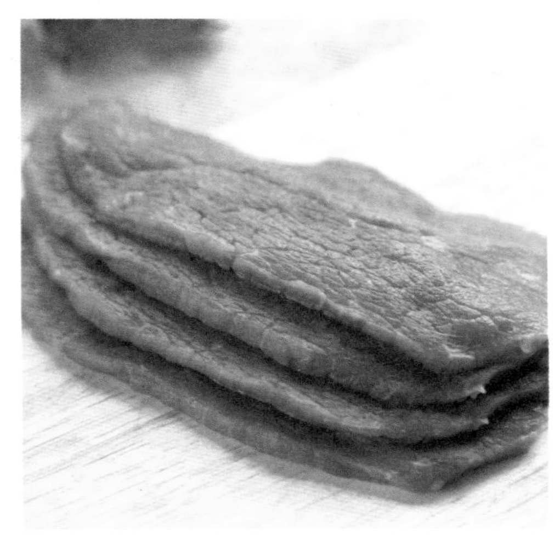

控制脂肪摄入量更为有效，故应控制热量的摄入，保持适宜体重。日常膳食中脂肪摄入量应占总热量的20%～25%，饱和脂肪酸、单不饱和脂肪酸、多不饱和脂肪酸的比例以1∶1∶1为宜。

维生素

维生素类参与体内各种物质代谢，对调节生理功能、提高机体抵抗力、维持健康发挥重要作用。

维生素A

维生素A对多种化学致癌物诱发的上呼吸道、胃、食管和皮肤等肿瘤均有抑制作用。通过对吸烟人群的调查发现，维生素A摄入越低，肺癌发病率越高。动物实验表明，维生素A对亚硝胺、多环芳烃诱发的癌症有明显的抑制作用。β-胡萝卜素在体内能转变为维生素A，并且较大剂量也不会引起中毒。它能清除体内的自由基，是细胞内的抗氧化剂，能抑制致癌物的致突变作用和癌细胞的增殖。

维生素E

维生素E是体内一种较强的抗氧化剂，与微量元素硒有协同作用，可促进微粒体酶蛋白合成，加强混合功能氧化酶的活性，改变致癌物的代谢途径，并能有效地阻断致癌物亚硝胺在体内的合成，这已在动物和人体试验中得到完全证实。

B族维生素

B族维生素为人体生理功能及代谢所必需，当缺乏时，就会干扰机体的正常功能，影响机体免疫系统，影响蛋白质、碳水化合物的代谢，常可增加机体对某些肿瘤的敏感性。

维生素C

维生素C能增强机体免疫功能，提高对传染性疾病的抵抗力。维生素C能阻止亚硝胺的合成，增强正常组织对癌细胞侵袭的防御能力，可以解除外来致癌物的毒性，抑制致癌物的致突变作用。

微量元素

人体所需的微量元素很多，虽是微量，但必不可少。近年来对微量元素与肿瘤关系的研究最为活跃，其成果也令人鼓舞。

1 硒

硒能调节维生素A、维生素E、维生素K、维生素C在机体的吸收与消耗，并有很强的抗氧化能力。硒可增强免疫功能，提高机体对癌症的抵抗力。膳食中适量增加硒，对多种肿瘤都有明显的预防作用。实验表明，硒可减少致癌物的代谢活性，生成不致癌或弱致癌的代谢物，特别是对自发性乳腺癌有抑制作用，并可抑制移植肝癌的生长。

2 碘

饮食中缺少碘，可增加患恶性肿瘤的机会。有动物实验报道，如给众多饮食中缺碘的大鼠注射致癌物，便很快产生乳腺癌。流行病学调查也发现，在缺碘地区，乳腺癌的发生率也较高。因此有人认为，乳腺癌与缺碘之间有着肯定而明确的关系。

3 钙

钙与脱氧胆酸等结合形成不溶性钙盐，可保护胃肠道免受损伤。钙有抑制脂质过氧化作用。一般认为钙的摄入量与结肠癌、直肠癌呈负相关。

4 锌

在肺癌、食管癌、胃癌等患者的血清中，均发现铜高锌低现象。补锌可增强人体免疫力。动物实验表明，补锌可增强抵御致癌剂的能力。但锌的摄入量过高也会降低免疫力，还会影响硒的吸收，故锌的摄入量符合标准要求即可。

5 铁

资料表明，铁明显缺乏可诱发肿瘤。但体内铁过多，也会被肿瘤细胞所利用。体内游离形式的铁可使自由基的产生速度加快，损伤正常细胞。过多的铁可抑制免疫细胞的作用，降低机体免疫力。

碳水化合物

高淀粉膳食本身无促癌作用，但高淀粉膳食常伴随蛋白质摄入量偏低，并且高淀粉膳食摄入量较大易使胃黏膜受损。有关研究报道认为，高碳水化合物或高血糖浓度能抑制化学致癌物的致癌作用。

膳食纤维素虽不被人体吸收，但对人体确有着独特的作用，它能吸附大量水分，增加粪便重量和体积，并稀释肠道内的各种致癌物，减少它们与肠黏膜的接触或吸收，从而减弱其致癌或促癌作用。纤维素可刺激肠蠕动，缩短粪便通过肠道的时间，减少肠道中致癌或促癌物形成，促进排出，从而降低结肠癌的患病率。

引发肿瘤的膳食因素

膳食习惯因素在癌症发病方面起着非常重要的作用，不良的饮食习惯是导致癌症的主要因素之一。膳食以肉类等动物性食物居多，在家炒菜时吸到油烟雾气等，都有致癌的可能性。高居我国癌症发病率前五位的肺癌、胃癌（女性为乳腺癌）、肝癌、结肠或直肠癌和食管癌，都与不良的饮食习惯有关。

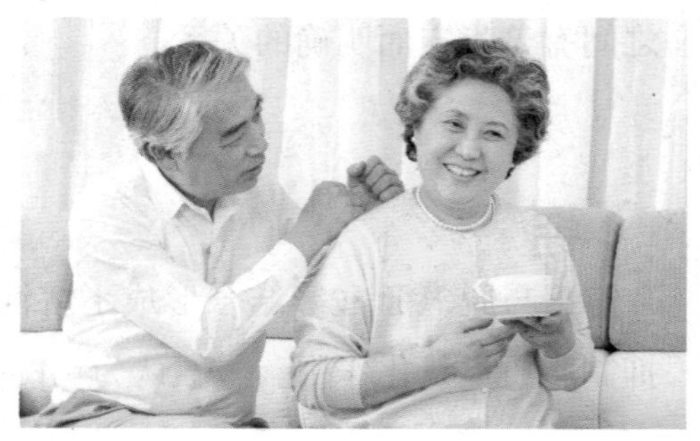

1 常吃腌制食品

在我们食用的食物中，都或多或少存在一定量的硝酸盐，在存放过程中，细菌和酶可使其还原成亚硝酸盐。食物中的硝酸盐含量主要与土壤环境有关。食物中的蛋白质可在其酶的作用下分解生成胺及酰胺，再与亚硝酸盐结合，形成具有致癌作用的物质——亚硝基化合物，所以应该尽量选择新鲜食物食用，不吃或者尽量少吃不新鲜的食物或者腌制食物。

2 常吃霉变食品

霉变食物是要坚决杜绝的食物。霉菌可以产生多种有毒有害的代谢产物，其中以黄曲霉毒素的毒性最强，它是黄曲霉和寄生曲霉的代谢产物，可以导致原发性肝癌。一般高温高湿地区易污染，主要污染的食品有花生、玉米、大米及花生油。

3 喜食过热食品和吃饭过快

经常吃过热的食物可破坏口腔和食管的黏膜，经常刺激、破坏消化道黏膜可导致细胞癌变。吃饭快容易使食物咀嚼不充分，粗糙的食物易损伤消化道黏膜，产生慢性炎症；另外，吃饭快，进食的食物体积就大，易对食管和贲门等消化道产生较强的机械刺激，久之会引起损伤甚至癌变。

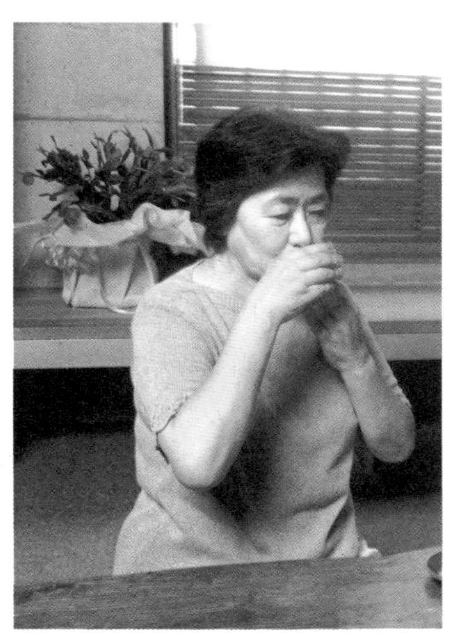

4 喜食高盐饮食

世界卫生组织的艾罗拉博士曾以日本为对象，研究了南北两地癌症发病率的差异，研究确定盐的消费量与癌症发生率存在着一定的关系。过多的钠盐致癌可能是因为钠会抑制免疫系统，如白细胞减少等，故现在有的专家提出的抗癌食谱就是严格控制食盐的摄入量。癌症患者一定要控制盐的摄入量，以免加重病情。

5 常吃烧烤食品

烧烤是目前比较流行的一种饮食方式，很多人乐此不疲，只知其香，不知其害。在烧烤和烟熏过程中，鱼或肉类等富含蛋白质的食物的表面可形成多环芳烃类及杂环胺类致癌物质，经常食用这样的食物，会增加患食管癌和胃癌的危险。

肿瘤的饮食防治原则

改进食物构成，倡导合理、平衡膳食

饮食结构要合理，在食物种类尽量多样化和满足热量需要及丰富副食供应的基础上，增加有益的营养素摄入。中老年人要坚持以植物食品为主（多食谷类、薯类、大豆及其制品）、动物性食品为辅，适量摄取油脂（占总热量的20%～25%），粗细粮搭配得当，多摄取蔬菜、水果的合理饮食结构。精细饮食习惯会减少微量元素的摄入或破坏微量元素的吸收。

饮食上要多吃天然食物，注意补充身体所需的B族维生素、维生素C、维生素E、烟酸、胡萝卜素、碘、铜、硒、钙、镁等营养成分。这些营养成分有抑制癌症细胞发展扩散的功效，对防癌抗癌大有益处。

多食用有利于防癌的食物

食物中某些营养成分具有一定的防癌、抗癌作用，如维生素A（包括

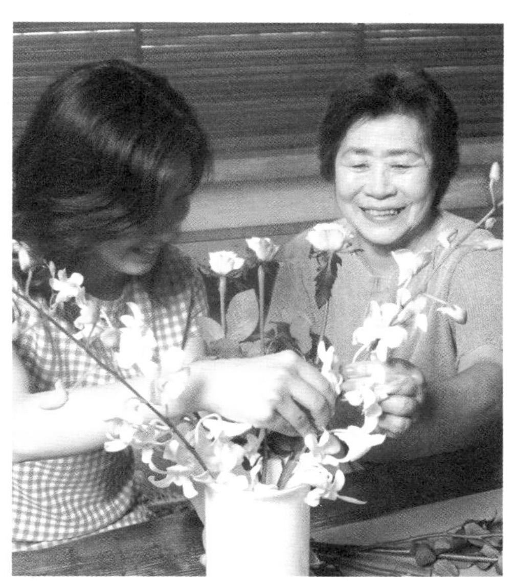

β－胡萝卜素）、维生素C、维生素E、B族维生素及硒、钙、锌等矿物质和膳食纤维等。因此，中老年患者在日常饮食中应该注意多食用富含上述营养素的食物，多吃含维生素、无机盐较高和具有防癌、减轻化疗放疗毒副反应作用的食物，如新鲜蔬菜水果和粗加工的谷类食物。

培养良好的饮食和生活习惯

为了避免上述引发肿瘤的膳食因素，应多食用多种新鲜蔬菜和水果，以减少患癌症的概率。如果一些中老年人实在难以改变多年的饮食习惯，也要注意以下几个问题：食用咸鱼时，最好先用水煮一下，或者采用日光照射法除去鱼体表面的亚硝胺与亚硝酸胺；食用泡菜时，也须用水煮法消除泡菜中的亚硝基化合物。另外，中老年人一定要注意不要总是吃剩菜（尤其是韭菜等绿叶蔬菜），剩菜存放过久会产生大量亚硝酸盐，易诱发癌症。中老年人一定要戒烟限酒，还要加强锻炼。

宜用食品

芦笋

芦笋对高血压、心脏病、心动过速、疲劳、水肿、膀胱炎、排尿困难等症均有一定疗效。近年来，美国学者发现，芦笋具有防止癌细胞扩散的功能，对淋巴肉芽肿瘤、膀胱癌、肺癌、皮肤癌以及肾结石等均有特殊疗效。

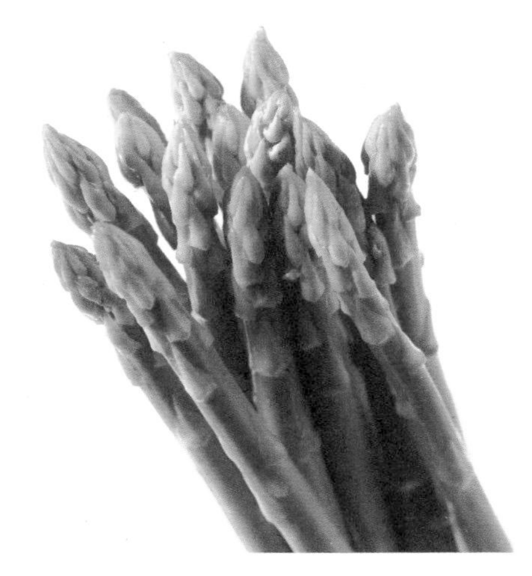

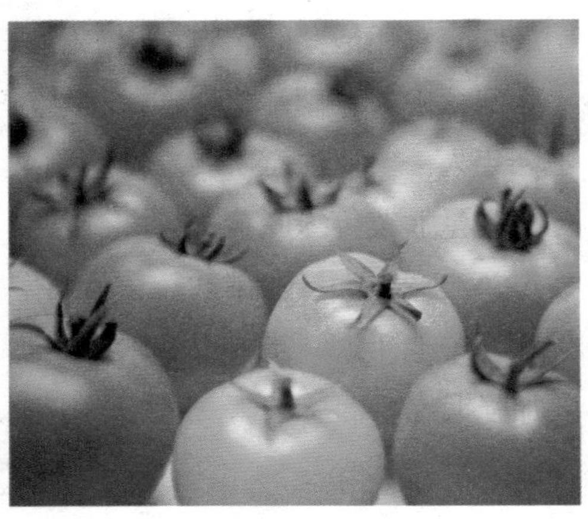

番茄

番茄是防癌抗癌的首选果蔬。现代生物学和生理学研究表明，人体获得维生素C的量是控制和提高机体抗癌能力的决定因素之一，癌症患者对维生素C的需要显著增加。番茄内的苹果酸和柠檬酸等有机酸，既有保护所含维生素C不被烹调所破坏的作用，还有增加胃液酸度、帮助消化、调整胃肠功能的作用。番茄还富含番茄红素（是食物中一种天然色素成分，是给予番茄红颜色的一种物质，在西瓜、葡萄、柚中含量也很高），其强大的抗氧化活性可以消灭促使癌细胞生长的自由基，防止癌细胞的增殖，具有良好的抗癌、防癌效果，特别是对前列腺癌、肺癌、胃癌、乳腺癌和其他食道方面的癌症等，均有较好的预防作用。

沙棘

沙棘原果中含有多种化学成分，具有延缓和防治癌变的作用。沙棘汁能抑制肝癌前病灶生长，对肝癌的防治有一定效果。沙棘油在体内有抗人类白细胞株的直接细胞毒作用，对胃癌、白血病等癌症都有明显的抑制作用。沙棘果的抗癌作用除去其通过免疫机制或其他途径所引起的作用外，还有直接抑制癌细胞以及阻断致癌因素的作用。

胡萝卜

国内外近年的研究表明，胡萝卜具有明显的防癌抗癌作用。胡萝卜中所富含的胡萝卜素能转变成维生素A，因此，可以有效地预防肺癌的发生，甚至对已转化的癌细胞也有阻止其进展或使其逆转的作用。研究还发现，胡萝卜中含有较丰富的B族维生素——叶酸，也具有抗癌作用；胡萝卜中的木质素，也有提高机体抗癌的免疫力和间接杀灭癌细胞的功能。

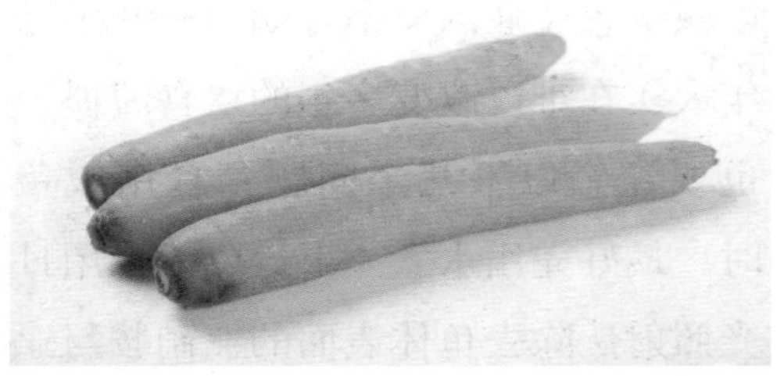

大豆及其制品

大豆异黄酮是一种与雌激素相似的物质，也具有防癌作用。其防癌机制可能是其具有抗氧化作用和诱发癌细胞凋亡等作用。尤其是黄豆中含有天然的异黄酮，它与人体的性激素很相像，能够占据乳癌的性激素受体，让人体的性激素无法刺激乳癌细胞，所以大豆和豆制品中的雌激素可抑制乳腺癌、前列腺癌、结肠癌。动物实验表明，黄豆的蛋白质能使乳腺癌发病率降低一半。经常食用豆制品的人群患食管癌、胃癌的机会比少吃或不吃者要低得多。

苦荞麦

苦荞麦中有一种活性成分——维生素E，它具有较强的抗氧化作用，可抑制和消除人体内过剩的自由基，活化巨噬细胞，消除皮肤的色素沉积，增强人体免疫功能，减轻抗癌药物的副作用；苦荞麦中还含有其他谷类作物缺乏的硒，有利于防癌。

柑橘类水果

柑橘类水果存在多酚类，含有丰富的类黄酮、胡萝卜素等各种抗癌活性物质，能抑制肿瘤的生长，可以防止肿瘤细胞的癌变。柑橘类水果保护人体免受癌细胞侵袭的主要原因，在于其具抗氧化及增强人体免疫系统功能的作用。如果每天坚持吃一个柑橘类水果，则可以预防某些癌症的发生。研究结果还显示，经常食用柑橘类水果，可以降低50%患口腔癌、喉癌和胃癌的机会。

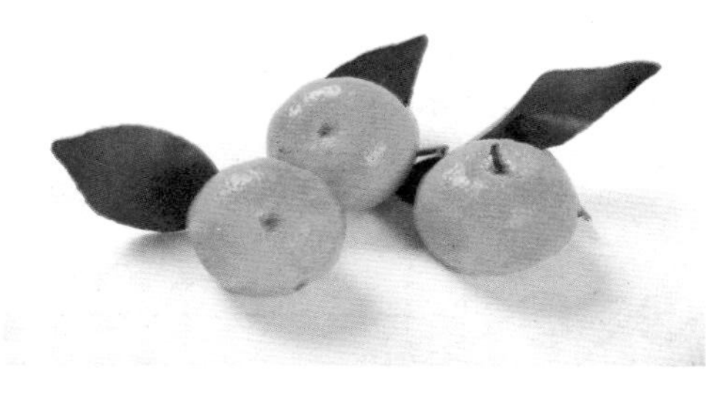

茶叶

茶叶中的活性物质主要是一些黄酮、类黄酮及茶多酚等。多酚类化合物是一类抗氧化剂，可以影响多种酶的活性，清除自由基，有抗氧化、抗诱变、抑制肿瘤发生的作用。茶叶（特别是绿茶）含有阻止癌生长、降血压和降胆固醇的成分；绿茶还可诱导人体产生一种特殊的蛋白质，它可以保护健康细胞，并同时破坏癌细胞。中老年人常喝茶，尤其是饮用绿茶，能明显减少癌症特别是胃癌的危险性。人群实验也证明，经常饮茶特别是绿茶，可以预防癌症的发生。

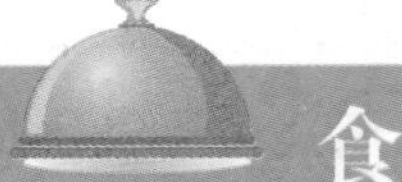

食疗方

冬虫夏草米粥

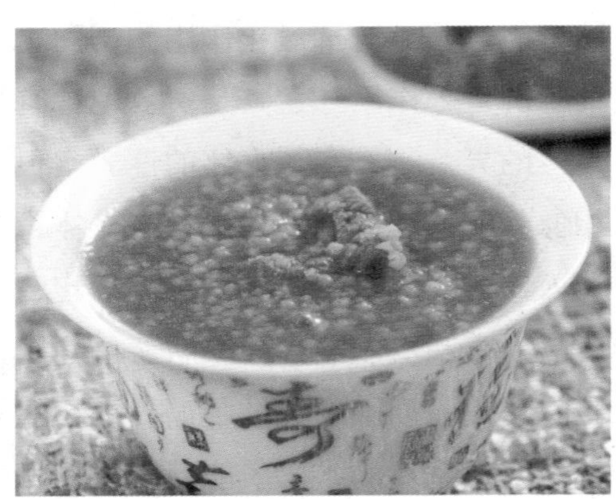

原料：冬虫夏草10克，瘦猪肉50克，小米100克。

制作：

1 将冬虫夏草用布包好；瘦猪肉切成细片。

2 将药包与小米、瘦猪肉同煮粥，待粥熟，取出药包，喝粥吃肉。

功效解说

此粥能补虚损、益精气、润肺补肾。适用于肺肾阴虚、虚喘、痨嗽、咯血、自汗盗汗、阳痿遗精、腰膝酸痛、病后久虚不复等症。冬虫夏草是一种传统的名贵滋补中药材，有调节免疫系统功能、抗肿瘤、抗疲劳等多种功效。

番茄豆腐鱼丸汤

原料：鱼肉120克，番茄150克，豆腐1块，葱1根。

制作：

1 将番茄洗净，切块；豆腐洗净，切小块；葱去须，洗净，切葱花；鱼肉洗净，沥干水剁烂，调味，搅匀后做鱼丸。

2 把豆腐放入锅内，加清水适量，武火煮沸后放番茄，再煮沸几分钟后，放鱼丸、葱花，煮熟调味即可。

功效解说

此汤清润生津，开胃消食，适用于癌症放疗、化疗者及治疗后胃津不足者。

枸杞子乌骨鸡

原料：枸杞子30克，乌骨鸡100克，葱、姜、盐各适量。

制作：

1 乌骨鸡宰杀后去内脏，洗净；枸杞子洗净；葱、姜洗净，分别切成段、片备用。

2 锅内加清水，放入乌骨鸡、葱段、姜片，大火煮至鸡肉五成烂时，放入枸杞子同炖至熟，加盐调味。

功效解说

此菜具有补虚强身、滋阴退热功效，适用于食管癌患者。

鹅血泥鳅粥

原料：鹅血50克，泥鳅150克，薏苡仁200克，生姜、葱、盐、味精各适量。

制作：

1 将活泥鳅用清水养一天，使其吐尽泥沙。

2 将薏苡仁洗净，放入锅内，加清水适量，武火煮沸，加入鹅血、活泥鳅、生姜、葱同煮沸，改文火煮至肉烂米熟，加盐、味精调味即可。

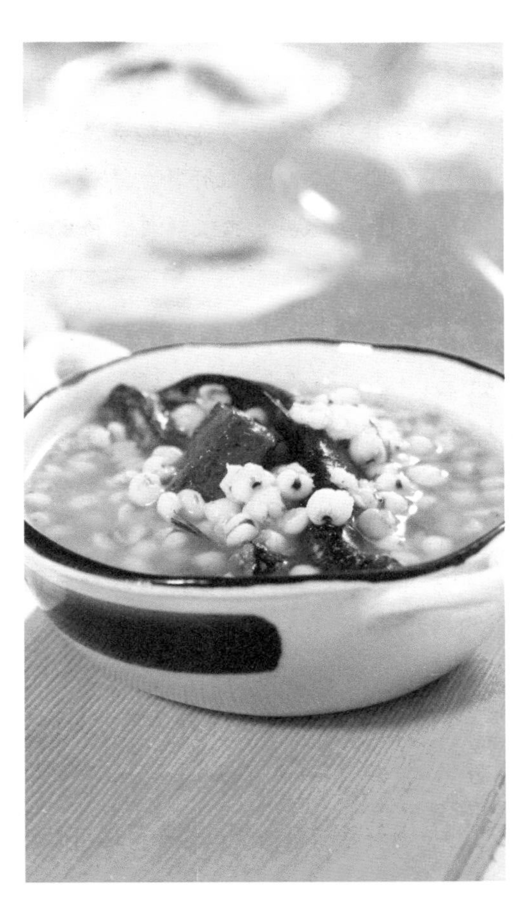

功效解说

此粥健脾，补血，解毒，适于肠癌便血者食用。泥鳅有补益脾肾、利水、解毒的功效，对治疗脾虚泻痢、热病口渴、消渴、小儿盗汗水肿、小便不利、阳事不举、病毒性肝炎、痔疮、疔疮、皮肤瘙痒均有疗效。

芋艿糯米糕

原料：糯米粉350克，粳米粉150克，芋艿500克，熟猪油、白糖各适量。

制作：

1 将糯米粉与粳米粉混合，加白糖、水搅成厚糊。

2 芋艿煮熟后去皮切丁，拌入糊内。

3 盛器内涂上一层猪油，将芋艿糊放入，上笼蒸20~25分钟。

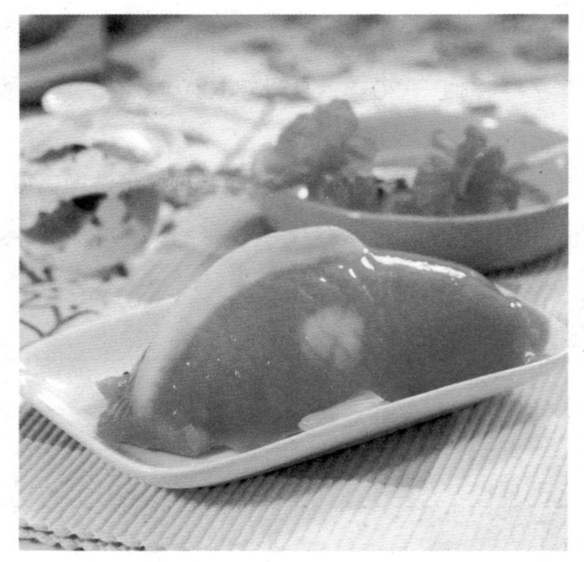

功效解说

此粥软坚散结，可作为癌症患者之膳食。中医食疗认为，芋艿具有益胃、宽肠、通便散结、补中益肝肾、添精益髓等功效。对辅助治疗大便干结、甲状腺肿大、瘰疬、乳腺炎、虫咬蜂蜇、肠虫癖块、急性关节炎等病症均有一定的作用。

紫草绿豆汤

原料：紫草15克，绿豆30克，白糖1匙。

制作：

1 先将紫草加水煎汤，煮沸10分钟后滤去头汁，再加水煎沸15分钟，滤取二汁。

2 将紫草头汁、二汁混合，放入绿豆同煎煮，将绿豆烧烂。若水不足可再加水，约剩汁500毫升时离火。

3 加白糖少许，即可食用。

功效解说

此汤解毒凉血，活血透疹，适用于乳腺癌患者。

灵芝炖乳鸽

原料：灵芝10克，活乳鸽2只，料酒10毫升，盐3克，葱10克，生姜5克。

制作：

1 将活乳鸽宰杀，去毛及肠杂，洗净；生姜切片；葱切段。

2 将乳鸽放入沸水锅中焯去血水，再将头、爪折向鸽腹，放入汤碗内，加入灵芝、料酒、盐、葱段、生姜片，上笼用武火蒸1小时后取出。

功效解说

此菜有补中益气、补血养心、调节免疫功能、延缓衰老、镇静、镇痛、降血脂等作用，适用于肿瘤、贫血、冠心病、失眠、气喘等病症的辅助治疗。灵芝是最佳的免疫功能调节和激活剂，它可显著提高机体的免疫功能，增强患者自身的抗癌能力。

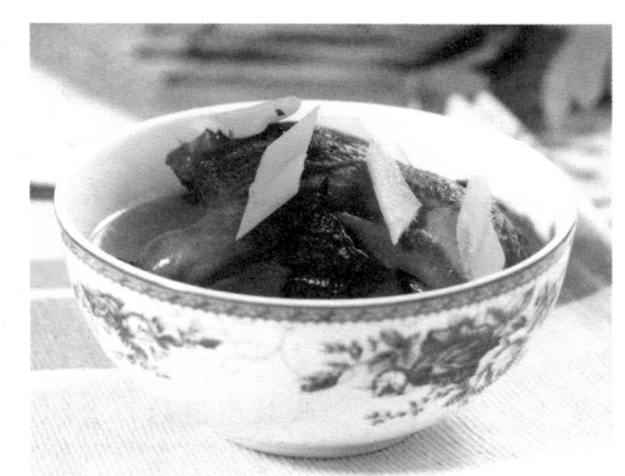

猪蹄瓜菇汤

原料：豆腐500克，香菇30克，丝瓜250克，猪蹄1只，姜丝、味精、盐各适量。

制作：

1 将香菇以水泡后洗净；丝瓜洗净切片；猪蹄洗净剁开。

2 先将猪蹄放入锅中，加水适量煮10分钟，再加入香菇、姜丝，慢炖20分钟后下豆腐、丝瓜煮5分钟，调入少许味精、盐即可。

功效解说

此汤能抗癌降脂、养血通络、提高机体抵抗力，适用于癌症的辅助治疗。现代医学证明，香菇中的香菇多糖能通过提高辅助性T细胞的活力从而增强人体体液免疫功能，达到抗癌防癌的效果。

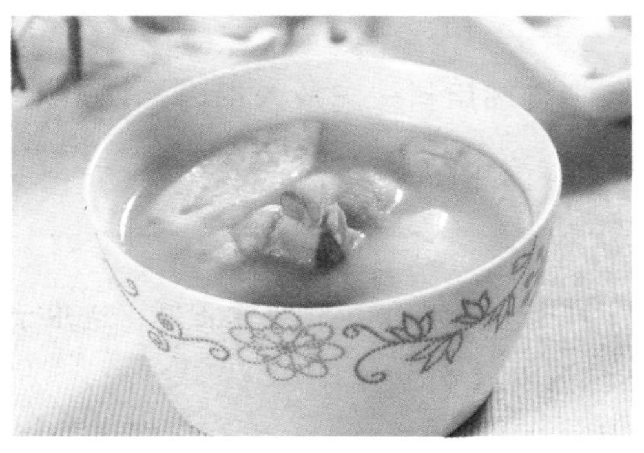

牡蛎豆腐汤

原料：牡蛎肉100克，豆腐100克，香菇50克，枸杞子10克，盐、味精、葱、生姜各适量。

制作：将牡蛎肉、豆腐、香菇、枸杞子、生姜同放汤锅内，加清水适量，按常法煮汤，加入葱、盐、味精调味后即可食用。

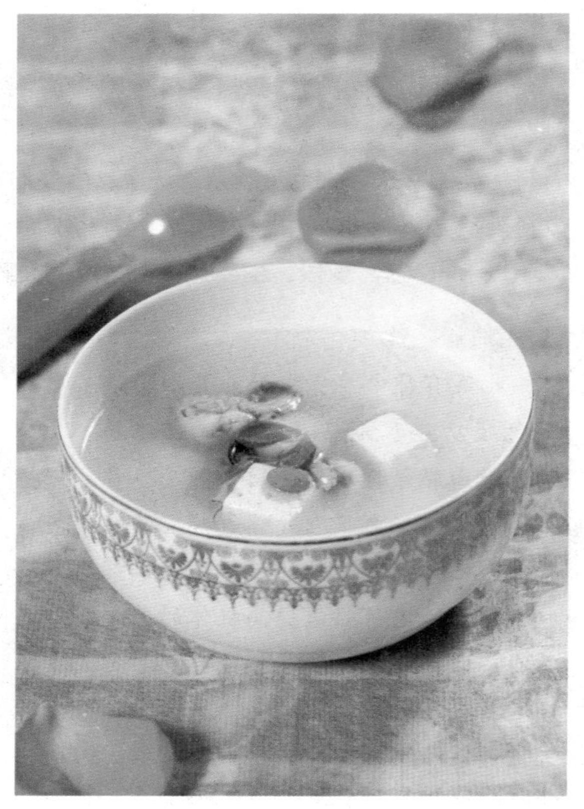

功效解说

牡蛎具有平肝潜阳、镇惊安神、软坚散结、收敛固涩的功效，适用于早、中期食管癌的辅助调养。

胡萝卜马蹄竹蔗汤

原料：胡萝卜、马蹄各250克，竹蔗1条。

制作：

1 将胡萝卜去皮，洗净，切厚片；马蹄去皮，洗净，切两半；竹蔗削皮，斩段，破开。

2 把全部用料一起放入锅内，加清水适量，武火煮沸后，文火煮2小时即成。

功效解说

此汤滋润解热，生津止渴，适用于各种癌肿、放化疗期间热盛伤津者。每次服用100毫升，每日3次。

党参熟地山慈粥

原料：党参10克，熟地黄10克，山慈姑10克，粳米100克，白糖适量。

制作：

1 将党参、熟地黄、山慈姑洗净，一并放入沙锅中，文火煎煮15分钟后，去渣取汁备用。

2 将粳米淘洗干净，武火煮至米熟，加入药汁与白糖，略煮即可。

功效解说

此粥补气养血，抗肿瘤。用于结肠癌后期合并气血两虚，伴少气懒言、心悸气短、脱肛、肝硬化后期的辅助治疗。

蘑菇炒鸭血

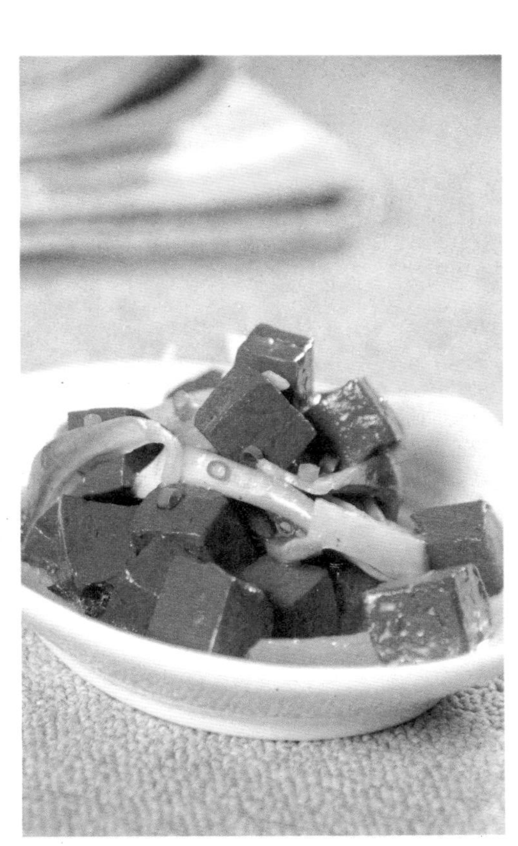

原料：鸭血250克，洋葱、蘑菇各100克，蒜、姜、葱、盐、水淀粉、香油各适量。

制作：

1 洋葱、蘑菇、鸭血均切成丁。

2 蒜切成末；姜切成片；葱切成段。

3 蘑菇、鸭血加姜片稍煮，捞出。

4 油锅烧热，炒香蒜末、葱段、洋葱、蘑菇、鸭血，加盐调味，用水淀粉勾芡，淋香油即可。

功效解说

此菜具有清热解毒和补血作用，可用于防治消化道肿瘤，并能提供较多的蛋氨酸。

葵树子粥

原料：葵树子50克，瘦猪肉50克，大米100克，盐3克。

制作：葵树子洗净，捣碎；瘦猪肉切小块；大米淘洗干净，三者同放入锅内，加清水适量，加盐，同煮为粥。

功效解说

此粥滋补，抗癌细胞，用于食管癌术后的辅助治疗。葵树子含酚类、还原糖、鞣质及三酰甘油，有败毒抗癌、消瘀止血的功效，对脑瘤尤为有效。

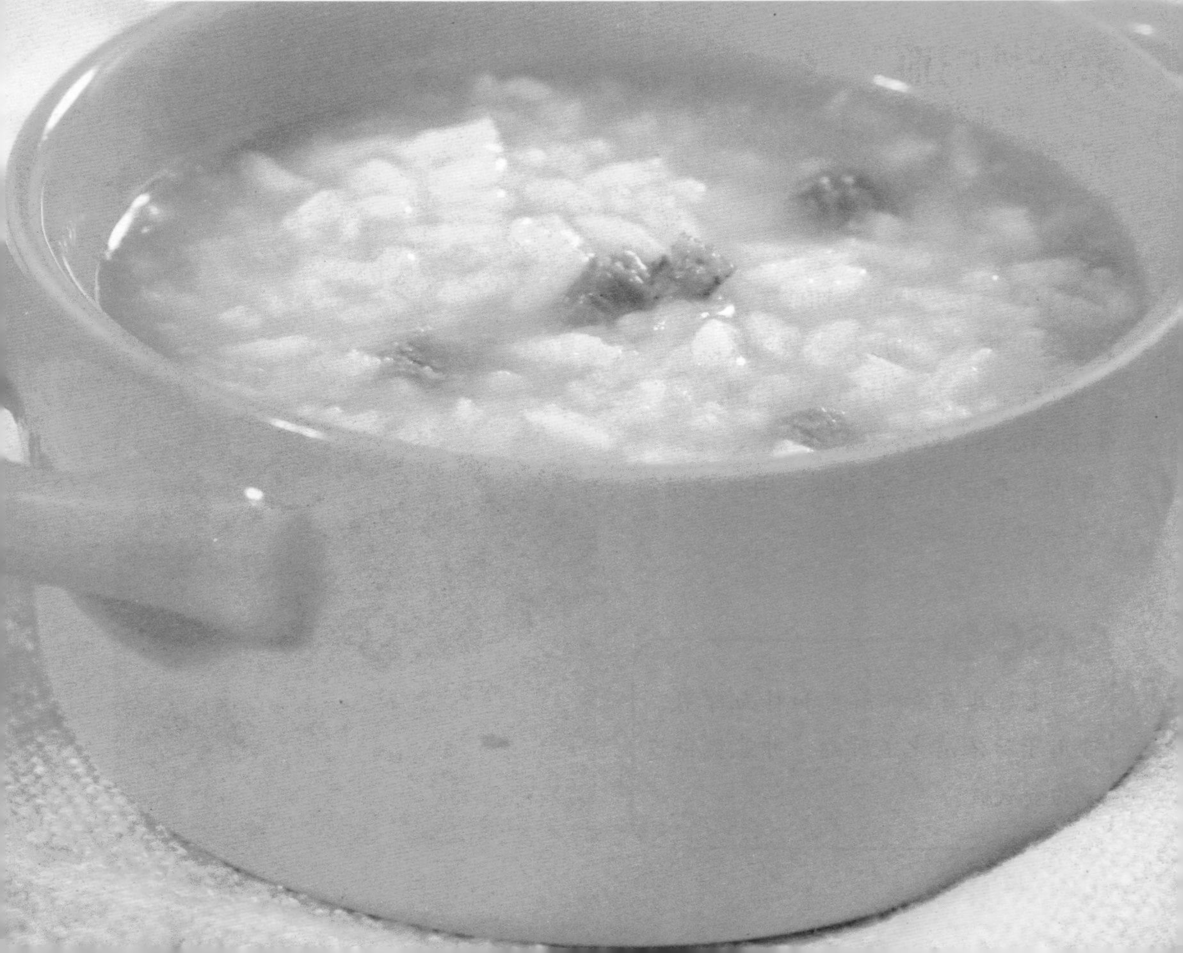

肝病的中医食疗

肝病是指发生在肝脏的病变。包括病毒性肝炎、酒精性肝炎、药物性肝炎、肝硬化、脂肪肝、肝癌等多种肝病。它是一种常见的危害性极大的疾病，应以积极预防为主。

病毒性肝炎最为常见

病毒性肝炎是指由几种不同的嗜肝病毒所引起的肝脏损伤和炎症的传染性肝病，目前公认的肝炎有5种：甲、乙、丙、丁、戊型肝炎，其中又以乙肝为最。

乙肝是全球性的传染病，也是人类最常见的肝病，其危害性大于其他类型的肝炎。我国是乙肝的高流行区，据统计，仅乙肝患者及其病毒携带者就占我国全部人口的9.09%，约为1.2亿人，我国乙肝病毒感染率约为57.6%，其中乙肝病毒表面抗原携带率为9.8%。人体感染乙肝病毒后，如不及时治疗，病毒就会在肝内不断复制，导致肝细胞不断坏死，肝脏正常结构会被损害，最后很可能病变成肝硬化，并出现肝腹水、肝脾肿大等并发症，继而癌变。这就是所谓的“乙肝三部曲”。

此外，丙肝抗体在我国人口中的阳性率约为3.2%，每年因感染甲肝病毒和戊肝病毒而发病的患者也不时还会在局部地区暴发和流行。

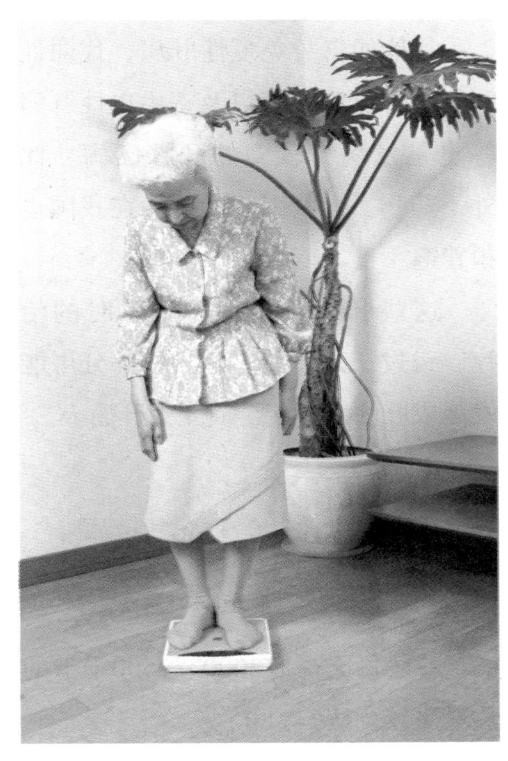

脂肪肝也越来越常见

脂肪肝是除病毒性肝炎以外最为常见的一种肝病，它包含酒精性和非酒精性两类，长期大量饮酒或者肥胖均可能引起脂肪肝。脂肪肝在城市中的发病率已达城市人口总数的8%～10%，以北京、上海等大城市为甚，且患者以中青年人居多。随着人们生活水平的改善，脂肪肝患者还有向低龄化发展的趋势，目前肥胖儿童发生脂肪肝已相当常见。未来，脂肪肝有可能代替病毒性肝炎，成为我国最常见的肝脏疾病。

其他如自身免疫性肝病、代谢性和先天性肝脏疾病以及寄生虫性肝病等也是发病率较高的肝脏疾病。此外，药物、毒物引起的肝病在我国也很普遍，且日渐增多。

这些肝病如果得不到及时的治疗，经过长期发展，相当一部分可能发展成肝硬化，甚至演变为肝癌。

肝病的饮食防治原则

饮食结构要合理

一般每天摄取2000～2500千卡的热量比较合适。

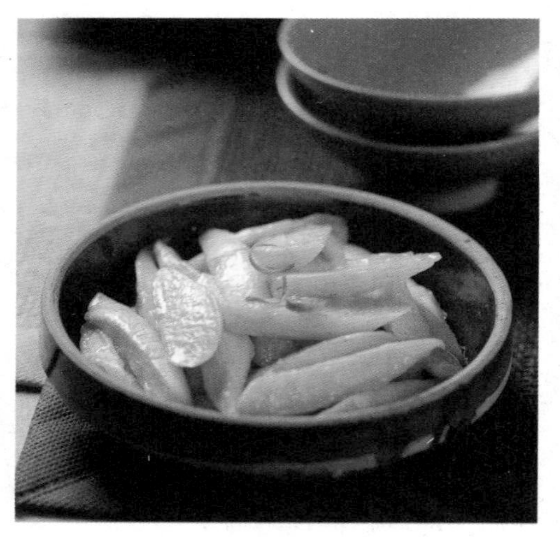

肝病患者的饮食要综合营养，一日三餐要合理搭配，荤素相间，避免养成偏食、挑食的不良习惯，挑食、偏食对肝病是很不利的。尽可能少食辛辣等刺激性较强的食物以及避免食用麻辣火锅、海鲜发物、油炸油煎、动物内脏等不易消化的食品。同时，要禁酒戒烟。

肝病患者每天不妨坚持喝1杯牛奶，吃1个鸡蛋、1块豆腐，2个水果（苹果、梨等不限）、100～150克精瘦肉（猪、鱼肉均可），每天两种蔬菜（扁豆、菠菜等）任意搭配。

食量要恰当

暴饮暴食对肝脏、胃肠功能都不利，肝病患者的消化功能往往会有所减弱，吃得过饱常常容易导致消化不良，也会加重肝脏负担，因此每次吃到八分饱是比较合适的，还可以采用少量多餐的方法来控制合适的食量。

炒菜宜清淡

炒菜的时候应少放油，可以注意烹调方法，增进食物的色、香、味、形来达到促进食欲的目的，尽量避免吃过于油腻的食品，同时要少吃油炸食品，生冷、刺激性食品。像肉汤、鸡汤等含氮浸出物高的食品也应尽量避免，以免加重肝脏负担。

充足的液体供给

肝病患者应适当多喝一些果汁、米汤、蜂蜜水、西瓜汁等液体饮料，以加速毒物排泄，保证肝脏的正常代谢功能。

此外，肝病患者如果伴随有消化功能不良的症状时，不妨多进食一些流质或易消化的食物如清淡的粥、豆腐类食物等。

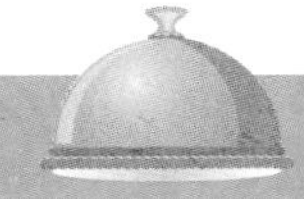

食疗方

紫菜南瓜汤

原料：紫菜10克，老南瓜100克，虾皮20克，鸡蛋1个，黄酒一大匙，酱油一大匙，醋一小匙，鸡精、植物油适量。

制作：

1. 紫菜撕碎，洗净备用；老南瓜去皮，去瓤，洗净，切成2厘米见方的块；虾皮用黄酒浸泡；鸡蛋打入碗内，用筷子搅打至起泡。
2. 锅内放入少许植物油，烧热，倒入酱油炝锅，加入适量清水，捞出黄酒中浸泡的虾皮放入锅内，投入老南瓜块，煮30分钟。
3. 加入紫菜，继续煮10分钟，打入搅好的鸡蛋液，调入醋、鸡精，淋上少许香油即可。

功效解说

紫菜是保护肝脏、凉血清热的极好食物，所以特别适合慢性肝炎患者食用。老南瓜有理气护肝、降血糖、解毒等功效，对于慢性肝炎也有辅助治疗效果。

西红柿炒蘑菇

原料：鲜蘑菇300克，西红柿2个，料酒一小匙，盐、白糖、鸡精各适量。

制作：

1 鲜蘑菇择洗干净，撕成小块；西红柿洗净，切成2厘米见方的小块。

2 锅内放入适量清水，烧开，放入鲜蘑菇，焯片刻，捞出控净水，晾凉备用。

3 锅洗净，烧热后放入适量香油，倒入西红柿块，炒至熟，倒入焯好的鲜蘑菇，调入料酒、盐、鸡精、白糖，大火烧开，转小火，稍焖即可。

功效解说

此菜有益气养肝的功效。在洗鲜蘑菇之前，用淘米水将蘑菇浸泡十分钟可以使蘑菇洗得更干净。

蒜薹炒五花肉

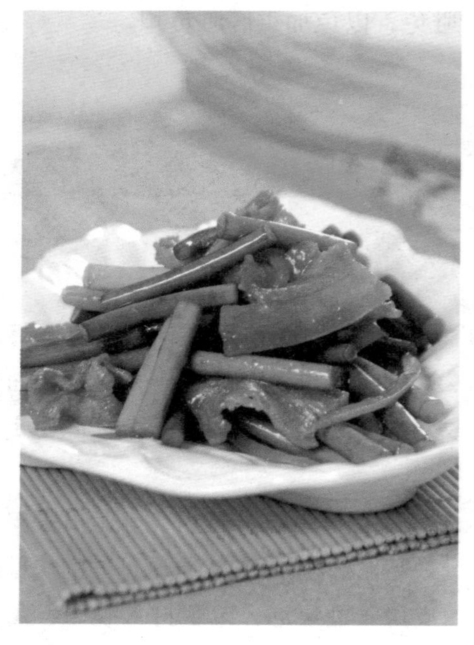

原料：鲜蒜薹50克，五花肉300克，葱1根，姜1片，酱油一大匙，水淀粉一小匙，盐、鸡精各适量。

制作：

1 鲜蒜薹择洗干净，控净水，切成3厘米长的段备用；五花肉洗净，切薄片；葱洗净，切成段；姜洗净，切成丝。

2 锅内放入适量植物油，烧至七成热，投入葱段、姜丝，炒至出香味，加入肉片，翻炒至熟，投入蒜薹段，翻炒片刻。

3 调入酱油、盐、鸡精，并用水淀粉勾芡，颠翻几下即可。

功效解说

此菜很适合辅助治疗包括甲肝、乙肝等导致的腹胀、恶心、黄疸、尿赤、乏力、食欲不振等症状。此外，鲜蒜薹洗净，浸泡数小时后挤汁服用，对治疗黄疸及慢性肝炎效果也很好。

炝黄瓜条

原料：黄瓜500克，高汤少许，料酒和醋各一大匙，干辣椒10克，花椒5克，盐、白糖各适量。

制作：

1 黄瓜洗净，去头、尾，剖成两半，去籽，切成6厘米长、1.5厘米宽的条；干辣椒切成段。

2 取一个空碗，放入料酒、醋、盐、白糖、高汤，兑成味汁。

3 锅内放入适量植物油，烧热，放入花椒，炸至出香味，捞出不用，下入干辣椒段，炸至呈棕红色，放入黄瓜条，翻炒均匀，淋上适量香油，盛起晾凉，浇上兑好的味汁即可。

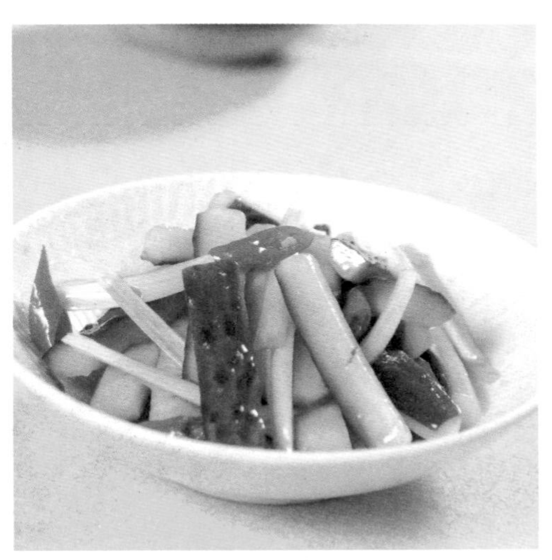

功效解说

此菜可解酒毒，黄瓜中所含的丙氨酸、精氨酸和谷胺酰胺可防止酒精中毒，特别适合酒精性肝炎患者作为辅助食疗。

菱角茯苓红枣粥

原料：粳米50克，红枣（去核）10枚，菱角粉、茯苓粉各30克，蜂蜜或白糖适量。

制作：

1 粳米淘洗干净，加适量水煮沸，放入红枣煮成粥。

2 取菱角粉和茯苓粉加凉白开打成糊，加入红枣粥中煮熟，加适量蜂蜜或白糖调味。可随意分几次饮服或做早餐和点心。

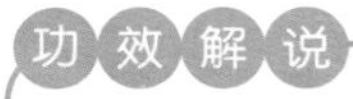

此粥能清热解毒、健脾除湿，调中止泻，适合饮酒过量损伤胃津者。

萝卜蔗汁粥

原料：新鲜白萝卜1个，鲜甘蔗一根，粳米50克。

制作：

1 白萝卜洗净切小块，加水煮熟后滤去渣滓。

2 甘蔗去皮榨汁，取250毫升。

3 粳米淘洗干净，加入萝卜汤中煮粥，粥将成时放入甘蔗汁稍煮片刻即成。

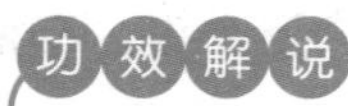

此粥清邪热、生津液，并能消食理气、宽中止渴，还有助排酒毒、护肝顺肠之用。

酱爆双耳

原料：黑木耳50克，白木耳50克，蒜1瓣，生抽一小匙，甜面酱、植物油适量。

制作：

1 黑木耳用清水浸泡至软，择洗干净，控净水；白木耳用清水浸泡至软，择洗干净，控净水；蒜去皮，洗净，切成末。

2 锅内放入适量植物油，烧热，下蒜末，爆至出香味，倒入黑木耳、白木耳，翻炒片刻，调入生抽、甜面酱，翻炒至木耳熟即可。

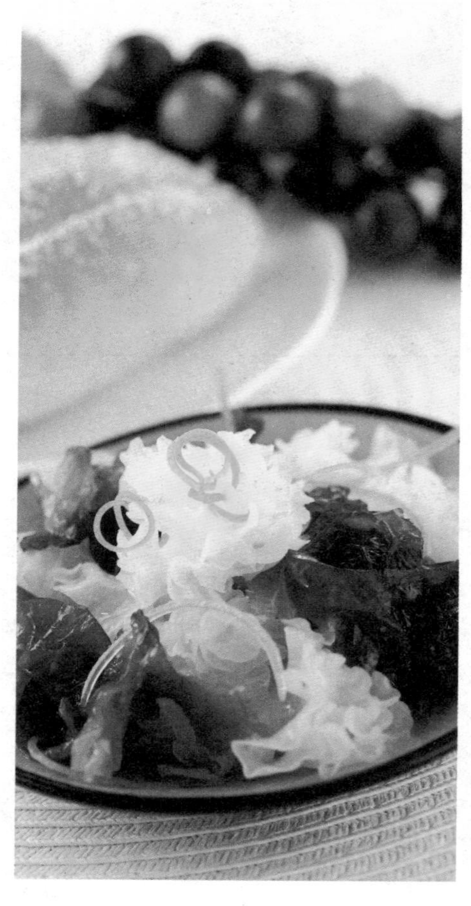

功效解说

黑木耳中含有的胶质成分可帮助清除体内的有毒物质，白木耳富含硒等微量元素，它也能提高肝脏的解毒能力，保护肝脏功能。黑木耳与白木耳搭配，可使得木耳的养生解毒功效得到更大的发挥。

香菇小油菜

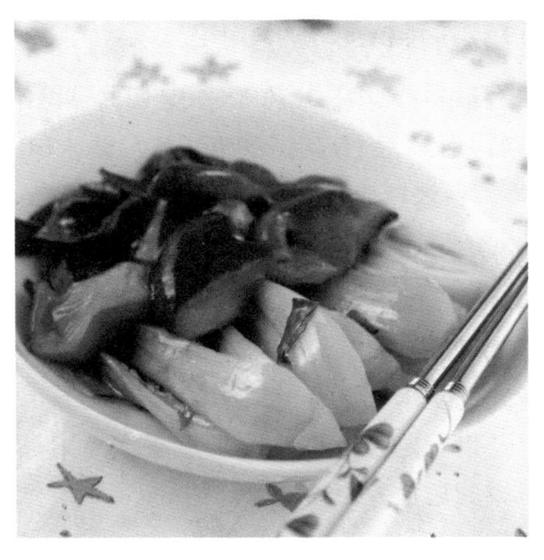

原料：油菜300克，香菇15克，蒜1瓣，盐、鸡精各适量。

制作：

1 油菜择洗干净，切成段；香菇洗净，用清水浸泡至软，去蒂，备用；蒜去皮，洗净，切成末。

2 锅内放入适量植物油，烧热，放入蒜末，爆至出香味，放入切好的油菜、泡好的香菇，翻炒片刻，调入盐，炒匀即可。

功效解说

油菜含有膳食纤维，能减少人体对脂肪的吸收，故可防止肝脏脂肪堆积。油菜还能增强肝脏的排毒机制，香菇有降胆固醇的作用，对于预防脂肪肝发展为肝硬化尤其有作用。

麻酱白菜帮

原料：大白菜帮子6片，蒜1瓣，果仁少许，芝麻酱两大匙，生抽一小匙，醋一小匙，花椒油少许，盐、白糖、鸡精各适量。

制作：

1 大白菜帮子洗净；蒜去皮，洗净，切成末；果仁压碎。

2 锅内放入适量清水，调入一小匙盐，烧开，放入大白菜帮子，焯熟，捞出，过凉水，控净水，切成小块，码在盘子中。

3 取一个空碗，放入所有调味料，搅拌均匀，至成糊状，浇于码好的白菜帮子上，撒上果仁即可。

功效解说

白菜是对肝脏十分有益的食物，其中数白菜帮子最有营养价值，预防和治疗脂肪肝靠的就是白菜帮子，患有脂肪肝、动脉硬化、心血管疾病的人可以多吃，有助于病情康复。

山药扁豆芝麻粥

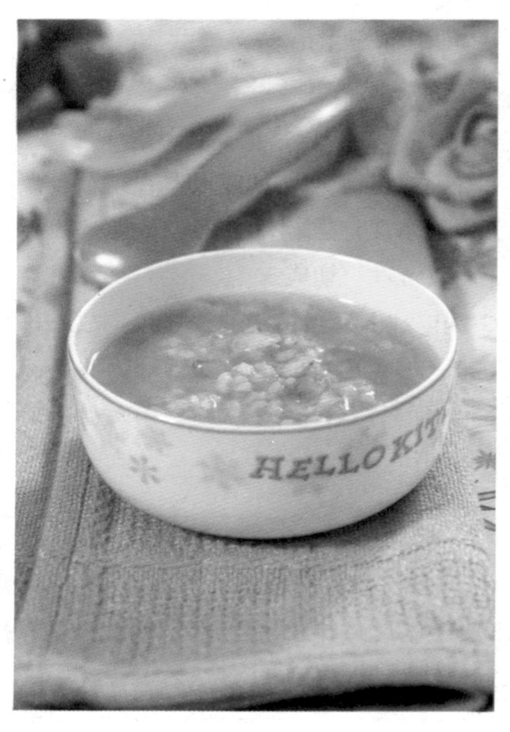

原料：新鲜怀山药（去皮切片）30克，白扁豆15克，芝麻8克，粳米50克，白糖适量。

制作：

1 将芝麻入锅炒香，白扁豆拣去杂质，洗净。

2 粳米淘洗干净，与淮山药、白扁豆、芝麻一起放入锅中，加适量水煮粥，粥成后放入白糖调味。

功效解说

此粥补益脾胃、调中固肠，对药物中毒性肝炎患者来说，有协助排毒、护肝保肝之效。

豆浆西兰花

原料：豆浆1杯，西兰花300克，火腿50克，西红柿少许，盐适量。

制作：

1 西兰花择洗干净，掰成小块；火腿切成丝；西红柿洗净，切小块。

2 锅内放入适量清水，烧开，放入掰好的西兰花块，炒1分钟，捞出过凉水，控净水。

3 锅洗净，加入豆浆、火腿丝，烧开，放入焯好的西兰花块、西红柿块，调入盐，煮2分钟即可。

功效解说

西兰花除了具有良好的抗癌作用外，还含有丰富的维生素C，可增强肝脏的解毒能力，此外，西兰花还是蔬菜中营养价值特别高的一种菜，搭配上富含优质蛋白质的豆浆，做出的豆浆西兰花不仅十分具有新意，而且对于药物性肝炎患者可以起到特别好的调养作用。

枸杞子青笋肉丝

原料：猪瘦肉200克，青笋100克，枸杞子50克，花生油100毫升，食盐6克，味精3克，干淀粉5克，绍酒、酱油各适量。

制作：

1 枸杞子洗净，待用；猪瘦肉洗净，片去筋膜，切成细丝；青笋择洗干净，切成细丝。

2 炒锅烧热，用油滑锅，再放入花生油，将肉丝、笋丝同时下锅滑散，烹入绍酒、酱油、食盐、味精搅匀。

3 再投入枸杞子翻炒片刻，用淀粉勾薄芡，淋入麻油，推匀即可。

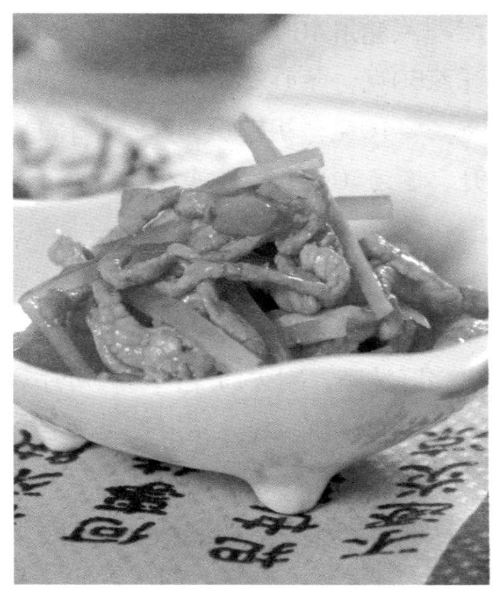

功效解说

枸杞子能滋肝补肾、明目抗衰；猪肉能滋阴补血、强壮身体，再配以营养丰富的青笋，可明目健身、补阴补血。

平菇烩鱼肚

原料：平菇200克，鱼肚（即鱼鳔，是鱼的沉浮器官，经剖制晒干而成）100克，油菜心100克，冬笋50克，火腿25克，料酒一小匙，水淀粉一小匙，盐、鸡精各适量。

制作：

1 平菇去蒂，去杂质，洗净，切成大片；鱼肚用油发法泡发，放入温水中稍浸泡，捞出，控净水，批切成大片；油菜心洗净，剖成两半；冬笋择洗干净，切成片；火腿切成片。

2 锅内放入适量高汤、鱼肚片、平菇片、油菜心、火腿片、冬笋片，烹入料酒，大火烧开，转小火。

3 烧至汤汁浓白，调入盐、鸡精，用水淀粉勾芡即可。

功效解说

平菇中含有抗肿瘤细胞的硒、多糖体等物质，对肿瘤细胞有很强的抑制作用，可以防止肝硬化患者进一步发展为肝癌，油菜能增强肝脏的排毒机制。平菇与油菜搭配可有效提高免疫效用。

洋葱煎猪肝

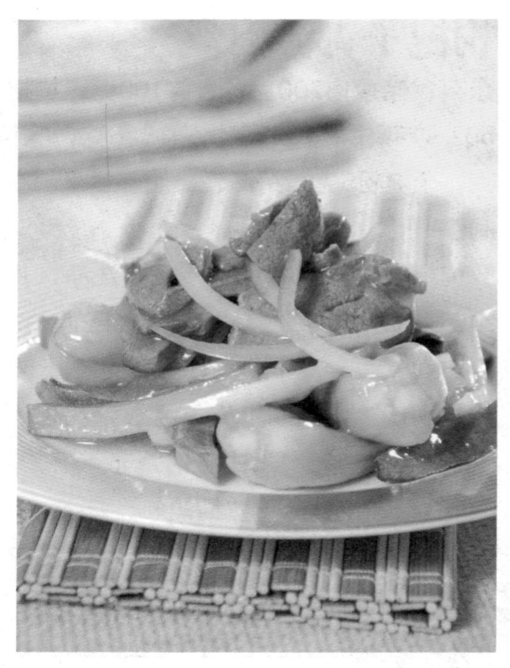

原料：猪肝400克，炸土豆条280克，洋葱50克，菜心250克，盐5克，味精2克，姜10克，胡椒粉3克，辣酱油10毫升，老汤50毫升，黄油20克。

制作：

1 菜心择去老叶，用水洗干净；洋葱切成细丝；姜切成片。

2 猪肝洗净，剔去筋皮，切成薄片。

3 锅内油烧热，投入猪肝煎至变色，盛出。

4 洋葱入锅炒黄，调入辣酱油，再放入煎好的猪肝、姜片，加入黄油和其他调味料，加热片刻即成。

功效解说

此菜郁香适口、松软鲜嫩，有补肝明目、降脂降压、抗动脉硬化、防止血栓形成、抗衰老等功效。然而不可过多食用，以免发生胀气和排气过多。肺、胃发炎、阴虚目昏者不宜食用。

火腿末炒三丝

原料：白萝卜400克，鲜橘皮15克，海带15克，熟火腿30克，葱花、姜末、味精、盐、油各适量。

制作：

1 白萝卜洗净切丝，鲜橘皮洗净切丝，海带洗净切丝，熟火腿切末。

2 锅内放入适量油，烧热后放入白萝卜丝、鲜橘皮丝、海带丝和熟火腿末炒熟，放入盐和味精调味。

功效解说

此菜咸香诱人，可理气解郁、化痰降脂，适合肝郁气滞型脂肪肝患者。

冬瓜虾皮汤

原料：冬瓜300克，虾皮50克，葱1根，姜1片，蒜1瓣，盐适量。

制作：

1 冬瓜去皮，去瓤，洗净，切成滚刀块；虾皮洗净；葱洗净，切成末；姜洗净，切成末；蒜去皮，洗净，切成末。

2 锅内放入适量植物油，烧热，放入姜末、蒜末，炒至出香味，倒入冬瓜块，煸炒2分钟，加入适量清水，煮沸。

3 大火烧至冬瓜微烂，倒入虾皮，煮到虾皮近熟，加入盐、葱末即可。

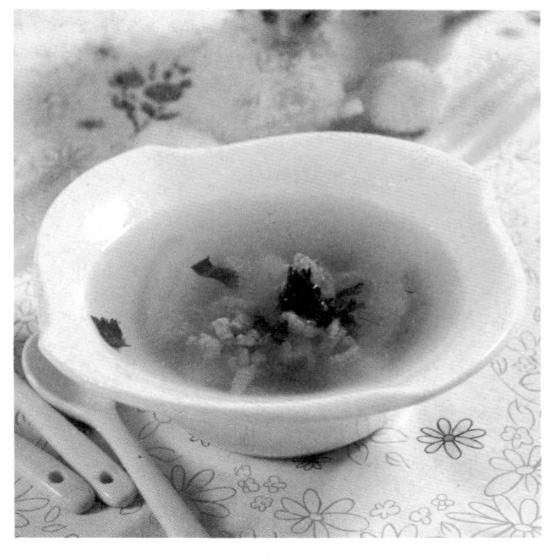

功效解说

冬瓜不仅具有解毒的功效，而且还可诱生干扰素，因而具有一定的抗癌防癌效果，是一种药食俱佳的抗癌蔬菜。

荠菜豆腐汤

原料：豆腐200克，荠菜100克，胡萝卜25克，香菇（干）20克，高汤适量，姜2片，水淀粉1小匙，盐、鸡精各适量。

制作：

1 豆腐洗净，切成小丁；荠菜择洗干净，切成细末；胡萝卜洗净；香菇用清水泡发，择洗干净，切成小丁；姜洗净，切成末。

2 锅内放入适量清水，烧开，放入胡萝卜，焯熟，捞出晾凉，切成小丁。

3 炒锅内放入适量植物油，烧热，放入高汤、豆腐丁、胡萝卜丁、香菇丁、荠菜末、姜末，调入盐，烧沸，调入鸡精，用水淀粉勾薄芡，淋上适量香油即可。

功效解说

荠菜中所含的二硫酚硫酮具有抗癌作用，其中丰富的维生素C还可防止硝酸盐和亚硝酸盐转变成致癌物质亚硝胺。此汤还有豆腐这一抗癌明星，不仅鲜嫩味美，更有不错的抗癌功效，因此，肝癌患者可以适当食用。

手撕圆白菜

原料：圆白菜300克，肉末少许，蒜1瓣，姜2片，干辣椒少许，酱油、醋各一小匙，盐适量。

制作：

1 圆白菜放在盐水中浸泡5分钟，用清水洗净，撕成小片；蒜去皮，洗净，切成末；姜洗净，切成末；肉末用酱油腌一下。

2 锅内放入适量清水，烧开，放入撕好的圆白菜，焯一下，捞出过凉水，控净水，装盘，撒上蒜末、姜末，调入醋、盐。

3 炒锅内放入适量植物油，烧热，放入干辣椒，煸炒至出香味，捞出辣椒不要，放肉末炸一下，最后将炸好的肉末油汁淋在圆白菜上即可。

功效解说

圆白菜能抑制癌细胞，在抗癌蔬菜中，位居第5，相当显赫，因此抗癌功效也特别好。这道手撕圆白菜不仅符合肝癌患者的胃口，而且还可提高癌症患者的生活指质量。此外，肝癌患者在秋天可适当多吃一些圆白菜，因为秋天种植的圆白菜对癌细胞的抑制率相对高。

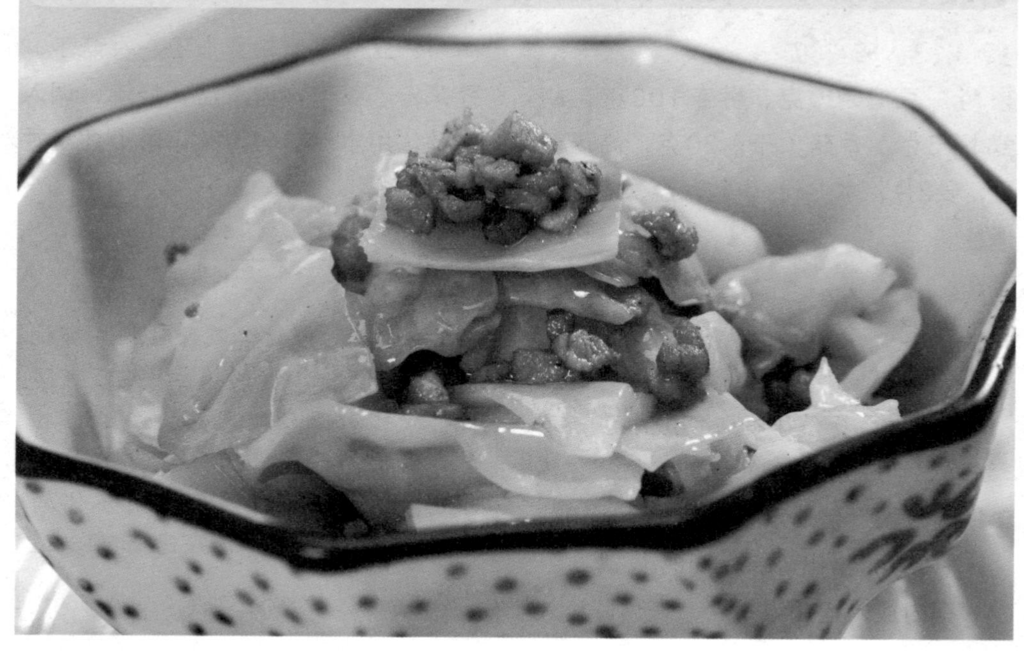

附录

常用食物相生相克表

类别	食物	相生	相克
蔬菜	胡萝卜	菠菜	醋、白酒、山楂
	白萝卜	豆腐	水果、柑橘、胡萝卜
	菠菜	鸡血	豆腐、瘦肉、乳酪
	土豆	牛肉、豆角	柿子、石榴
	番茄	芹菜、菜花、鸡蛋	猪肝、土豆、鱼肉、胡萝卜
	韭菜	绿豆芽、蘑菇、猪肝	蜂蜜、牛奶、菠菜、牛肉
	菜花	鸡肉、蘑菇	牛奶、猪肝
	黄瓜	木耳	辣椒、番茄、菠菜
	南瓜	绿豆、莲子	辣椒、羊肉
	黑木耳	豆腐、鲫鱼	茶、田螺
	芹菜	番茄、牛肉	黄瓜、兔肉
	香菇	猪肉、金针菇、豆腐	野鸡、驴肉
	竹笋	鸡肉、鲍鱼	羊肉、红糖
	莴苣	蒜苗、黑木耳	蜂蜜、石榴
	茄子	黄豆、苦瓜、猪肉	螃蟹、墨鱼
	空心菜	红辣椒、鸡爪	枸杞子、牛奶
	冬瓜	芦笋、蘑菇、猪肉	红豆、鲫鱼

水果	柑橘	木耳、白糖	萝卜、牛奶、毛蟹、兔肉
	苹果	牛奶、洋葱、鱼肉	萝卜
	香蕉	燕麦、苹果、巧克力	土豆、酸牛奶、红薯、芋头
	梨	冰糖、蜂蜜、核桃	羊肉、开水、芥菜、蟹肉
	菠萝	盐	萝卜、牛奶、鸡蛋
	李子	红糖、冰糖	鸭蛋、鸡肉、青鱼
	柿子	黑豆、蜂蜜	红薯、海带、鹅肉、紫菜
	红枣	牛奶、核桃	海蟹、虾皮
	芒果	鸡肉、猪瘦肉	大蒜
	荔枝	白酒、红枣	黄瓜
	山楂	排骨	胡萝卜、猪肝、海味
肉禽蛋	猪肉	芋头、南瓜、竹笋	香菜、大豆、田螺、虾
	猪蹄	花生、西芹、章鱼	黄豆
	猪肚	豆芽、莲子	啤酒
	牛肉	葱、鸡蛋	猪肉、白酒、栗子
	羊肉	生姜、香菜、杏仁	乳酪、醋、西瓜、南瓜
	鸡肉	冬瓜	芥末、大蒜、鲤鱼
	鸭肉	山药、酸菜	甲鱼、栗子
	狗肉	胡萝卜、花椒	茶、大蒜、鲫鱼、鲤鱼
	兔肉	白菜、芹菜	芥末、鸡蛋、生姜
	猪肝	菠菜、白菜	菜花、鹌鹑肉
	鸡蛋	韭菜	白糖、茶叶、豆浆
	鸭蛋	百合、银耳、马齿苋	李子、桑椹、甲鱼

水产	田螺	白菜	香瓜、玉米、蚕豆、牛肉
	螃蟹	冬瓜、蒜	花生、茄子、柿子、鸡蛋
	甲鱼	蜂蜜	猪肉、鹅肉、红薯
	鲫鱼	番茄、豆腐	猪肉、猪肝、冬瓜、蜂蜜
	鲤鱼	白菜	咸菜、甘草、毛豆
	虾	油菜、白菜	红枣、芹菜
	蛤	豆腐	啤酒、田螺、柑橘
	泥鳅	苹果、豆腐	毛蟹、狗血
	黄鱼	苹果、乌梅、竹笋	花生、南瓜、荞麦、洋葱
	鳗鱼	山药、芦笋	干梅、醋、牛肝、银杏
	带鱼	木瓜	南瓜、菠菜、葡萄
	海带	虾、排骨	柿子、猪血
五谷杂粮	黄豆	榨菜	芹菜、菠菜、猪肉、虾皮
	花生	红酒、猪蹄	黄瓜、螃蟹
	莲子	猪肚、红薯、木瓜、南瓜	甲鱼
	栗子	鸡肉、红枣	牛肉、杏仁
	绿豆	大米、南瓜	番茄
	红豆	鸡肉	羊肚、大米、盐
	杏仁	牛奶	猪肉、菱
饮品	白酒	荔枝、杨梅、芦荟	韭菜、牛奶、生姜、牛肉
	牛奶	木瓜	菠菜、酸性饮料、药物
	茶	菊花、蜂蜜、西瓜	药物、羊肉、酒、白糖
	豆浆	荸荠、大白菜	蜂蜜、红糖、鸡蛋、药物

图书在版编目（CIP）数据

中老年膳食营养 / 代敏编著 . -- 上海 : 上海科学普及出版社 , 2014.2（2024.1 重印）
（养生全说系列）
ISBN 978-7-5427-5937-5

Ⅰ . ①中… Ⅱ . ①代… Ⅲ . ①中年人 – 膳食营养②老年人 – 膳食营养 Ⅳ . ① R151.4

中国版本图书馆 CIP 数据核字 (2013) 第 283603 号

责任编辑　胡伟

养生全说系列
中老年膳食营养
代敏 编著

上海科学普及出版社出版发行
（上海中山北路 832 号　邮政编码 200070）
http://www.pspsh.com

各地新华书店经销　唐山玺鸣印务有限公司印刷
开本 710 × 1000　1/16　印张 18　字数 326 000
2014 年 2 月第 1 版　2024 年 1 月第 2 次印刷

ISBN 978-7-5427-5937-5　定价：78.00 元